中医经典名著临证精解丛书

『小儿药证直诀』临证精解

赵　健　乔晨曦　主编

中国健康传媒集团
中国医药科技出版社

内 容 提 要

　　《小儿药证直诀》为中医儿科专著，分上、中、下三卷。上卷论述脉证治法，中卷记载钱乙医案 23 例，下卷为"诸方"，列钱乙所制方剂 110 余首，理论与实践并重。钱乙认为，小儿脏腑柔弱，易虚易实，易寒易热，故遣方用药寒温适度，补泻并用，扶正祛邪兼顾，以柔养脏腑为本。本次整理选取底本版本精良，对书中条文进行注释、提要和精解，并加入临床医案，附有按语解读。本书有助于临床医生更好地学习中医儿科理论，对指导临床治疗儿科疾病、提高临床疗效具有重要意义。

图书在版编目（CIP）数据

《小儿药证直诀》临证精解 / 赵健，乔晨曦主编 .
北京：中国医药科技出版社，2025.4. --（中医经典名
著临证精解丛书）. -- ISBN 978-7-5214-5177-1

Ⅰ. R272

中国国家版本馆 CIP 数据核字第 2024W4S551 号

美术编辑　陈君杞
版式设计　也　在

出版　**中国健康传媒集团** | 中国医药科技出版社
地址　北京市海淀区文慧园北路甲 22 号
邮编　100082
电话　发行：010-62227427　邮购：010-62236938
网址　www.cmstp.com
规格　710 × 1000mm $^1/_{16}$
印张　15 $^1/_4$
字数　280 千字
版次　2025 年 4 月第 1 版
印次　2025 年 4 月第 1 次印刷
印刷　河北环京美印刷有限公司
经销　全国各地新华书店
书号　ISBN 978-7-5214-5177-1
定价　**49.00 元**

获取新书信息、投稿、
为图书纠错，请扫码
联系我们。

本书编委会

主　编　赵　健　乔晨曦

副主编　杨　帆　王竹鑫　于晨曦

编　委　胡铭臻　李孟祺　刘　洋

　　　　宋凯奇　王嘉慧　张　璐

　　　　王艺蓓　张奥岚　王龙宇

　　　　李佳如　卢琦宇

前　言

　　《小儿药证直诀》是由宋人阎孝忠整理钱乙的医论、医案、医方而成。钱乙（1037—1119），字仲阳，山东东平人，北宋著名医家。少随姑父吕氏学医，尤擅儿科，医名远扬。元丰间，治愈长公主女儿之疾，奏授翰林医官。次年，皇子仪国公患瘈疭，多方医治不效，经长公主推荐，钱乙以"黄土汤"治愈，擢为太医丞并赐紫衣金鱼袋。钱乙诊务繁忙，几无虚日，晚年因患周痹告老还乡，后半身不遂，但仍读书不辍，且每日求治者众，享年83岁。阎孝忠（一作季忠），字资钦，河南开封人，幼年体弱多病，数经钱乙治愈，对其颇为敬仰，后搜集民间流传的钱乙方论，将其理论和经验整理编成《小儿药证直诀》一书，并于1119年刊行。

　　《小儿药证直诀》系统反映了钱乙的学术思想，是一部理论与实践并重的中医儿科专著，《四库全书总目提要》称钱乙为"幼科之鼻祖"。《小儿药证直诀》是我国乃至世界医史上最早以原本形式保存下来的儿科医书，比西方医学史上最早出现的意大利巴格拉尔德1472年出版的《儿科集》（*Libellus de aegritudinibus et remediis*

1

infantium）早 351 年，对宋代以后儿科学的发展具有重要影响。

《小儿药证直诀》共 3 卷，上卷论述脉证治法，中卷记载钱乙医案 23 例，下卷为"诸方"，列钱乙所制方剂 110 余首；前有原序、重刻钱氏小儿药证直诀序、钱仲阳传，后附阎孝忠《阎氏小儿方论》1 卷、董汲《小儿斑疹备急方论》1 卷。钱乙称董汲《小儿斑疹备急方论》所载内容正是自己"平昔之所究心者"，并欣然为之作跋。

《小儿药证直诀》卷上、卷中原文只有方名，未涉及方剂的组成和运用，且缺乏医案支撑。本书将卷下的方剂附于卷上、卷中相关方名下，以便阅读；将卷中 23 则病案酌情附于卷上相关段落后，用钱氏的医案自证其说（按语仍置于卷中），以便读者理解。凡方药中涉及现代禁用药物（如犀角等）之处，为保持内容原貌，未予改动，但在临床应用时，应使用相关代用品。

本书正文内容（卷上、卷中）包括 5 个部分，原文、注释、提要、精解和医案举隅。【原文】依照原著的段落划分，收录著作原文，其中卷上、卷中的方剂为卷下移入，并非原貌；【注释】针对原文中的疑难字词进行解释，不做医理上的过多发挥；【提要】主要概括原文的内容要旨，简明扼要；【精解】详细分析原文内容含义，并对其中的要点予以提示；【医案举隅】针对原文中的医理、脉证、治法、方剂等举医案说明，末附按语点出医案的精彩之处。书中卷下"诸方"以及书后所附《阎氏小儿方论》和《董氏小儿斑疹备急方论》均不含【医案举隅】。本书卷上【医案举隅】主要采取古今医案结合的形式（包括钱氏自己的医案），论述古今医家对于钱氏儿科理论的理解和运用；卷中【医案举隅】多选用宋以后医案，论述后世医家对儿科临证的继承与发挥。古代医案主要通过"古今医案云平台"和《中华医典》进行检索，现代医案主要通过中国知网和读秀检索论著进行补充。

本书以清代起秀堂刊刻的《小儿药证直诀》为底本，结合编者经验和体会整理而成。所有"剉"字，均改为"锉"；所有与"丸"同义的"圆"，通改为"丸"。

由于时间有限，书中难免存在失当之处，敬请读者批评指正。

编 者
2025 年 1 月

目　录

原　序

【原文】医之为艺诚难矣，而治小儿为尤难。自六岁以下，黄帝不载其说，中古以还[1]，始有《颅囟经》[2]，以占寿夭死生之候，则小儿之病，虽黄帝犹难之，其难一也。脉法虽曰八至为和平，十至为有病，然小儿脉微难见，医为持脉，又多惊啼，而不得其审，其难二也。脉既难凭，必资外证，而其骨气未成，形声未正，悲啼喜笑，变态不常，其难三也。问而知之，医之工也。而小儿多未能言，言亦未足取信，其难四也。脏腑柔弱，易虚易实，易寒易热，又所用多犀、珠、龙、麝，医苟难辨，何以已疾？其难五也。种种隐奥，其难固多。余尝致思于此，又目见庸医妄施方药而杀之者，十常四五，良可哀也！盖小儿治法，散在诸书，又多出于近世臆说，汗漫[3]难据，求其要妙，岂易得哉！太医丞钱乙，字仲阳，汶上人。其治小儿，该括[4]古今，又多自得，著名于时。其法简易精审，如指诸掌。先子[5]治平中登第，调须城尉识之。余五六岁时，病惊疳癖瘕，屡至危殆，皆仲阳拯之，良愈。是时仲阳年尚少，不肯轻传其书。余家所传者，才十余方耳。大观初，余筮仕汝海，而仲阳老矣。于亲旧间，始得说证数十条。后六年，又得杂方。盖晚年所得益妙。比于京师，复见别本。然旋著旋传，皆杂乱。初无纪律，互有得失，因得参校焉。其先后则次之，重复则削之，讹谬则正之，俚语则易之。上卷脉证治法，中卷记尝所治病，下卷诸方，而书以全。于是古今治小儿之法，不可以加矣。余念博爱者，仁者之用心，幼幼[6]者圣人之遗训，此惠可不广耶！因复取所自著小儿说及平日经验方附其后[7]，将传之好事者，使幼者免横夭[8]之苦，老者无哭子之悲，此余之志也，因以明仲阳之术于无穷焉。

宣教郎大梁阎孝忠序

1

【注释】

[1] 中古以还：据起秀堂本补。

[2]《颅囟经》：我国现存最早的儿科学专著。

[3] 汗漫：渺茫貌。

[4] 该括：概括。

[5] 先子：此指阎孝忠之亡父。

[6] 幼幼：爱护小儿。语出《孟子》："幼吾幼，以及人之幼。"

[7] 因复取……附其后：据起秀堂本补。

[8] 横夭：因意外而早亡。

【提要】本序系阎孝忠自序，先论治小儿之"五难"，次述其整理《小儿药证直诀》的始末。

【精解】阎孝忠提出治小儿有五难，可概括为：稽古难、平脉难、辨证难、问病难、用药难。古人鲜有为儿科立论者，难有参照，是为"稽古难"；小儿肢小脉小，又兼情绪不定、气血多变，其脉难候，是为"平脉难"；小儿体位、声音、啼笑往往不能直接反映病痛，疾苦难测，是为"辨证难"；小儿思维、言语难以联系实际，交流困难，是为"问病难"；小儿体质与成人殊异，用药困难，是为"用药难"。孝忠幼时，蒙钱乙治疗而得痊，后多方搜集钱氏方论，对其中存在的重复、错误、方言等进行删改，辑为《小儿药证直诀》。

重刻钱氏小儿药证直诀序

【原文】小儿药证直诀三卷，宋太医丞钱仲阳所著，同时宣教郎阎孝忠所次也。治小儿之难，与仲阳之术之工，阎序详矣。吾兄怀三，精通禁方，而其读书也，必自源达委[1]，深恶近代妄庸论著[2]，悉屏[3]不观。尝论仲景书为医之圣，而仲阳乃幼科祖。然钱非实有缪巧也，盖亦熟张文而神明之者，八味金匮方也，去桂、附，以治小儿，后世不能难焉。不精二家，不可为医。然其书自元以还，多亡失窜易，既得《玉函经》[4]刻之，而[5]此又求之三十年，近始获焉。手自厘正，还其旧贯，次第开行。《书》曰：若保赤子，心诚求之。儿之在毂[6]，男唯女俞，寒饥暖饱之不知，而况遇疾乎？医无师法，又求之不诚甚，唯盛傔舆[7]，要酬报，仓促下药，宛转怀负。其卒与哺之以砒而杀之以刃何异！吾兄疗男妇十全八九，而救小儿决死生期，无一失者，而世或未之知也。夫人血气脏腑，虽有幼小壮老之不同，而医逢其源，则审其气候[8]而处方，未有不可通者。专门云者，道常该贯，而用一以名尔。扁鹊过邯郸为带下医，过洛阳为耳目痹医，入咸阳为小儿医，随俗为变，唯其伎之通也。使专而不能该，岂足为良医哉？仲景、仲阳，哀人之札瘥夭昏[9]，以垂[10]厥[11]书，仁者之功也。吾兄于医，学人异说家殊，书之时，尊信而表章之，抑非古人慈幼之盛心欤。业是者，得而潜心焉，投之所往，其为医也，思过半矣。

己亥三月望日弟汝楫书于射观西塾

【注释】

[1]自源达委：由本及末。

[2]妄庸论著：一本作"庸医妄论著"，据起秀堂本改。

[3]屏：排除。

［4］《玉函经》：指《金匮玉函经》，为《伤寒论》的另一传本。

［5］而：一本作"二"，据起秀堂本改。

［6］鷇（kòu 扣）：幼鸟，引申为幼儿。一本作"鷇"，据起秀堂本改。

［7］傔舆：泛指排场。傔，侍从。舆，车。

［8］气候：气机运行的情况。

［9］札瘥夭昏：因疫病早死。札、瘥，俱言死于疫；夭、昏，皆早死之意。《左传·昭公十九年》载："寡君之二三臣札瘥夭昏。"

［10］垂：流传。

［11］厥：其，代指"仲景、仲阳"。

【提要】本序系陈汝楫为其兄陈怀三重刻的《小儿药证直诀》所作。序中认为学儿科者必先精通张仲景、钱乙之说，并介绍重刻《小儿药证直诀》的原委，提出医学各科之理实则相通。

【精解】本序从两方面对医学的"源流"进行论述：其一是指出医学理论上的源流，即从钱乙对张仲景的继承与发展，提出学儿科者必先精通张仲景与钱乙的学说，进一步托出陈怀三所刊刻的《金匮玉函经》与《小儿药证直诀》；其二是医学临证全科与专科的"源流"关系，先批判当世庸医横行的现象，以反衬出精通各科的良医陈怀三形象，随后借古之扁鹊作比，提出医学各科之理本自相通，医者钻研到精深处则对临证各科均能得心应手。

钱仲阳传

【原文】钱乙，字仲阳。上世钱塘人，与吴越王有属。俶纳土，曾祖斌随以北，因家于郓。父颢，善针医，然嗜酒喜游。一旦匿姓名，东游海上，不复返。乙时三岁。母前亡，父同产姑[1]，嫁医吕氏，哀其孤，收养为子。稍长读书，从吕君问医。吕将殁，乃告以家世。乙号泣，请返迹父。凡五六返，乃得所在。又积数岁，乃迎以归。是时乙年三十余。乡人惊叹，感慨为泣下，多赋诗咏其事。后七年，父以寿终，丧葬如礼。其事吕君，犹事父。吕君殁，无嗣，为之收葬行服[2]，嫁其孤女，岁时祭享，皆与亲等。乙始以《颅囟方》[3]著山东。元丰中，长公主女有疾，召使视之，有功，奏授翰林医学，赐绯。明年，皇子仪国公病瘈疭[4]，国医未能治。长公主朝，因言钱乙起草野，有异能，立召入，进黄土汤而愈。神宗皇帝召见，褒谕，且问黄土所以愈疾状。乙对曰：以土胜水，木得其平，则风自止；且诸医所治垂愈，小臣适当其愈。天子悦其对，擢太医丞，赐紫衣金鱼。自是戚里贵室，逮士庶之家，愿致之，无虚日。其论医，诸老宿[5]莫能持难，俄以病免。哲宗皇帝复召宿直禁中。久之，复辞疾赐告，遂不复起。

乙本有羸疾，性简易嗜酒。疾屡攻，自以意治之辄愈。最后得疾愈甚，乃叹曰：此所谓周痹也。周痹入脏者死，吾其已夫！已而曰：吾能移之，使病在末。因自制药，日夜饮之，人莫见其方，居亡何，左手足挛不能用，乃喜曰：可矣！又使所亲登东山，视菟丝所生。秉火烛其下，火灭处，斫之，果得茯苓，其大如斗。因以法啖之，阅月而尽。由此，虽偏废而气骨坚悍，如无疾者。退居里舍，杜门不冠屦，坐卧一榻上，时时阅史书杂说，客至酌酒剧谈。意欲之适，则使二仆夫舆之，出没闾巷，人或邀致之，不肯往也。病者日造门，或扶携襁负，累累满前。近自邻井，远或

5

百数十里，皆授之药，致谢而去。

初，长公主女病泄痢，将殆，乙方醉，曰：当发疹而愈。驸马都尉以为不然，怒责之，不对而退。明日，疹果出，尉喜以诗谢之。

广亲宗室子病，诊之曰：此可无药而愈。顾其幼曰：此儿旦夕暴病惊人。后三日过午无恙，其家恚曰：幼何疾？医贪利动人乃如此。明日果发痫甚急，复召乙治之，三日愈。问：何以无疾而知？曰：火急直视，心与肝俱受邪。过午者，心与肝所用时[6]，当更也。

宗室王子病呕泄，医以药温之，加喘。乙曰：病本中热，脾且伤，奈何以刚剂燥之？将不得前后溲。与石膏汤，王与医皆不信，谢罢。乙曰：毋庸复召我。后二日，果来召，适有故，不时往。王疑且怒，使人十数辈趣[7]之，至曰：固石膏汤证也。竟如言而效。

有士人病咳，面青而光，其气哽哽。乙曰：肝乘肺，此逆候。若秋得之可治，今春不可治。其家祈哀，强之与药。明日，曰：吾药再泻肝而不少却，三补肺而益虚，又加唇白，法当三日死。然安谷者过期，不安谷者不及期，今尚能粥。居五日而绝。

有妊妇得疾，医言胎且堕。乙曰：娠者五脏传养，率六旬乃更。诚能候其月，偏补之，何必堕。已而子母皆得全。

又乳妇因大恐而病。病虽愈，目张不得瞑。人不能晓，以问乙，乙曰：煮郁李酒饮之，使醉则愈。所以然者，目系内连肝胆，恐则气结，胆衡[8]不下，唯郁李去结，随酒入胆，结去胆下，目则能瞑矣。如言而效。

一日，过所善翁，闻儿啼。愕曰：何等儿声？翁曰：吾家孪生二男子也。乙曰：谨视之，过百日乃可保。翁不怿。居月余，皆毙。

乙为方博达，不名一师。所治种种皆通，非但小儿医也。于书无不窥，他人靳靳[9]守古，独度越纵舍[10]，卒与法合。尤邃本草，多识物理，辨正缺误，人或得异药，或持疑事，问之必为言。出生本末，物色名貌，退而考之，皆中。末年挛痹浸剧，其嗜酒喜寒食，皆不肯禁。自诊知不可为，召亲戚诀别，易衣待尽。享年八十二，终于家。所著书有《伤寒论指微》五卷，《婴孺论》百篇。一子早世[11]，二孙今见为医。

刘跂曰：乙非独其医可称也，其笃行似儒，其奇节似侠，术盛行而身隐约，又类夫有道者。数谓余言：襄学六元五运，夜宿东平王冢巅，观气象，至逾月不寐。今老且死，事诚有不在书者，肯以三十日暇从我，当相授。余笑谢弗能。是后，遂不复言。呜呼！斯人也，如欲复得之，难哉！没后，余闻其所治验尤众，东洲人人能言之，剟[12]其章章[13]者著之篇。

异时史家序方术之士，其将有考焉。

河间刘跂撰

【注释】

［1］同产姑：同母姐妹。

［2］收葬行服：丧葬的重要流程，用以代指整个丧葬仪式。《贞观政要·李绩传》载："及李密反叛伏诛，发丧行服，备君臣之礼，表请收葬。"一本作"收行葬服"，据起秀堂本改。

［3］《颅囟方》：即《颅囟经》。一说"颅囟方"代指儿科著作，小儿初生颅囟未合，故以"颅囟"为小儿代称。

［4］瘛疭（chìzòng 赤粽）：抽搐、搐搦。指筋脉拘急抽搐，手足伸缩抽动不已。

［5］老宿：年长而资深的医者。

［6］心与肝所用时：古代将一昼夜分为十二时，卯、酉、子、午称为"四正时"，与四时、四方、五脏对应，卯时与春、东方、肝对应，午时则与夏、南方、心对应，过午则心始衰，进入下一脏对应的时辰，所以说"过午者，心与肝所用时当更也"。

［7］趣（cù 促）：古同"促"，催促。

［8］衡：古通"横"。

［9］靳（jìn 进）靳：吝啬貌。一本作"勒勒"，据起秀堂本改。

［10］度越纵舍：军事术语，比喻钱乙临证的灵活辨治。度越，安全越过险地；纵舍，为了全歼故意放走敌人。

［11］早世：即"早逝"。

［12］劙：通"掇"，择取。

［13］章章：昭著貌。

【提要】本传为钱乙所结交的士人刘跂所作，从生平、德行、医术几方面塑造了钱乙的神医形象。

【精解】从刘跂自述与钱乙的交流来看，二人颇有交情，因而本序塑造的钱乙形象极为生动。序的开篇讲述钱乙自幼跟随姑父长大，侍奉姑父如生父，后寻回生父，在姑父与生父去世时均按礼节进行祭奠，深受儒家"孝"与"礼"思想的影响；随后以一则医案引出钱乙"诸医所治垂愈，小臣适当其愈"言论，展现了其高尚的德行。其后通过钱乙的几则医案，展示了其高超的医术和高洁的风骨。从学术价值来说，医案中隐含的脏腑辨证思想，可与本书正文互参，正如传记最后所谓，留待"异时史家序方术之士"考证。

脉证治法

卷上

小儿脉法

【原文】脉乱，不治。气不和，弦急。伤食，沉缓。虚惊[1]，促急。风，浮。冷，沉细。

【注释】

[1] 虚惊：小儿慢惊之脾虚阳衰证。

【提要】本节论述小儿6种病理脉象。

【精解】小儿手臂较短，常采用"一指定三关"的方法诊察脉象。本节以小儿脉的浮沉、迟数、有力无力辨别病证。脉象散乱表示正气已散，属于病危，难以治疗。脉弦急为肝气不和，弦为肝脉，急为脉数，可由邪气外客或肝气横逆所致。伤食表现为脘腹痞闷、嗳腐吞酸等，饮食停滞脾胃则气滞，故脉沉缓。虚惊指小儿慢惊，为大病或吐泻后脾虚阳衰、肝木乘脾、气机上逆所致，或见神昏、抽搐、流涎、肢厥、两目上视。浮脉轻取即得，为外感风邪。冷为里寒，故脉沉细。汪机《医学原理》言："数则为热，迟则为寒，浮则为虚为风，沉则为实为积，浮而数者为乳痈，牢而革者为便秘，沉而弦者为食积，为腹痛；紧而弦者为气急，为风寒；洪数者为热，伏结者为伤食；软细者为虫蚀、痫，若散无伦次者，死不治。"可参。

【医案举隅】

一、痢案

遗风庞　便痢未除，脉弦急，气不和，舌浓黄滑，潮热。姑宜清暑和中八月十四号戊申初三日。

焦六曲四钱　青蒿子钱半　大腹皮三钱　藿香梗二钱　六一散三钱　扁豆衣三钱　省头草二钱　通草钱半　川朴一钱　炒麦芽三钱　仙半夏钱半

清煎，三帖。

邵兰荪. 重订邵兰荪医案［M］. 北京：中国中医药出版社，2019.

按语：暑湿痢是由于湿热郁滞肠胃所致，每至午后潮热，治以清暑渗湿，最为适当。

二、伤寒案

刘姓子，暑月患病，痰气上壅，充塞咽喉，口鼻出血，目闭不开，声如鼾睡。闵君文思延余诊治。六脉沉细微弱，四肢厥冷。余曰："此阴寒直中之症。寒客太阴，则痰蔽胸膈，神识昏迷；寒客少阴，阴火上冲，凝结喉间，颈筋粗大，逼血上溢。急宜真武汤大剂煎成冷饮，收龙雷之火，归其窟宅，厥疾可瘳。"其父疑此方不合时令，未敢遽服。余大声呼曰："救此逆症，如拯焚济溺，刻不容缓，若再踌躇，恐无及矣。余在此坐待，以壮君之胆。"督令灌之，一剂苏，三剂愈。

方略. 尚友堂医案［M］. 上海：上海中医学院出版社，1993.

按语：本案为阴寒直中，痰蔽胸膈，当温阳利水，宜用真武汤。

变　蒸

【原文】小儿在母腹中，乃生骨气，五脏六腑成而未全。自生之后，即长骨脉，五脏六腑之神智也。变者，易也。《巢源》云：上多变气。

又生变蒸[1]者，自内而长，自下而上，又身热，故以生之日后，三十二日一变。变每毕，即情性有异于前。何者？长生腑脏智意故也。何谓三十二日长骨添精神？人有三百六十五骨，除手足四十五碎骨外，有三百二十数。自生下，骨一日十段而上之，十日百段。三十二日计三百二十段，为一遍，亦曰一蒸。骨之余气，自脑分入龂中，作三十二齿。而齿牙有不及三十二数者，由变不足其常也。或二十八日即至，长二十八齿，以下仿此，但不过三十二之数也。凡一周遍，乃发虚热，诸病如是。十周则小蒸毕也。计三百二十日生骨气，乃全而未壮也。故初三十二日一变，生肾生志。六十四日再变，生膀胱。其发耳与尻[2]冷。肾与膀胱俱主于水，水数一，故先变。生之九十六日三变，生心喜。一百二十八日四变，生小肠。其发汗出而微惊，心为火，火数二，一百六十日五变，生肝哭。一百九十二日六变，生胆。其发目不开而赤。肝主木，木数三。二百二十四日七变，生肺声。二百五十六日八变，生大肠。其发肤热而汗或不汗，肺属金，金数四。二百八十八日九变，生脾智。三百二十日十变，生胃。其发不食，肠痛而吐乳。此后乃齿生，能言知喜怒，故云始全也。太仓云：气入四肢，长碎骨于十变。后六十四日长其经脉，手足受血，故手能持物，足能行立也。经云：变且蒸，谓蒸毕而足一岁之日也。师曰：不汗而热者，发其汗。大吐者，微下。不可余治。是以小儿须变蒸。蜕齿者，如花之易苗。所谓不及三十二齿，由变之不及。齿当与变日相合也，年壮而视齿方明。

【注释】

[1]变蒸：首见于西晋王叔和《脉经》，指婴儿在生长过程中，出现身体微微发热、脉乱、汗出等症，且情智随之变化的生理现象。

[2]尻（kāo 靓）：脊骨末端，屁股。

【提要】本节论述小儿1岁以内变蒸的历程及相应的生理变化。

【精解】钱氏认为，1岁以内小儿生长发育迅速，此过程中或可出现连续的周期性生理改变，即自出生之日始，每32天为一变，64天为一蒸，每一蒸皆有相应脏腑的表现，并有发热汗出的自然现象。"十变五蒸"共320天，脏腑、血脉、筋骨、情志及功能随之发展健全。具体变蒸历程如表1所示。

表1 变蒸历程

阶段	时间（天）	所生脏腑	神志	表现	脏腑生长顺序依据
一变	32	肾	志	—	肾与膀胱俱主于水，水数一，故先变
再变	64	膀胱	—	耳与尻冷	
三变	96	心	喜	—	心为火，火数二
四变	128	小肠	—	汗出而微惊	
五变	160	肝	哭	—	肝主木，木数三
六变	192	胆	—	目不开而赤	
七变	224	肺	声	—	肺属金，金数四
八变	256	大肠	—	肤热而汗或不汗	

阶段	时间（天）	所生脏腑	神志	表现	脏腑生长顺序依据
九变	288	脾	智	—	脾与胃皆属土，土数五（据《小儿药证直诀笺正》补）
十变	320	胃	—	不食，肠痛而吐乳	

由于体质及生长环境差异，小儿出现相应表现的程度和时长不一。如孙思邈《备急千金要方》云："其变蒸之候，变者上气，蒸者体热，变蒸有轻重……单变小微，兼蒸小剧。"并认为小儿每次出现变蒸的表现约持续 5~10 天。一说此后又有三大蒸，即第一、二大蒸各 64 天，再 128 天第三大蒸，合计 576 天，变蒸结束。实际上，并非所有小儿皆可出现以上表现。

历代许多医家对变蒸持否定态度，如张介宾认为小儿脏腑"凡长养之机，则如月如苗，一息不容有间，百骸齐到，自当时异而日不同。岂复有此先彼后，如一变生肾，二变生膀胱，及每变必三十二日之理乎"？又如陈复正《幼幼集成》言："婴儿之生，风土不侔，赋禀各异，时令有差，膏藜非一，而以此等定局，以限其某时应变，某时应蒸。予临证四十余载，从未见一儿依期作热而变者，有自生至长，未尝一热者，有生下十朝半月而常多作热者，岂变蒸之谓乎？凡小儿作热，总无一定，不必拘泥。后贤毋执以为实，而以正病作变蒸，迁延时日，误事不小，但依证治疗，自可生全。"他认为，将疾病误认作变蒸而不予治疗，以致病情迁延，反而会有损于小儿生长发育。

另有部分医家对变蒸的历程有不同说法。对于变蒸时间，孙思邈提出"九变四蒸"共 288 天，万全提出"十二变"共 384 天；且变蒸中出现生理变化的顺序尚有争议，如刘昉《幼幼新书》提出："一蒸肝生魂，肝为尚书，蒸后魂定令目瞳子光明；二蒸肺生魄，肺为丞相，上通于鼻，蒸后能令嚏嗽；三蒸心生神，心为帝王，通于舌，蒸后令儿能语笑；四蒸脾生智，脾为大夫，藏智，蒸后令儿举动任意；五蒸肾生精志，肾为列女，外应耳，蒸后儿骨髓气通流；六蒸筋脉伸，蒸后筋脉通行，九窍津液转流，儿能立；七蒸骨神定，气力渐加，蒸后儿能举脚行；八蒸呼吸无停息，以正一万三千五百息也，呼出心肺，吸入肾与肝，故令儿呼吸有数，血脉流通五十周也。"

综上，变蒸之说提示了小儿生长发育的周期性变化历程，变蒸结束后小儿的生长发育趋于平稳。临床上应针对具体情况灵活处理，不能固守变蒸之说而不予治疗。

【医案举隅】

一、万密斋变蒸案

万密斋治楚臬之子，九月发热，恐是痘疹。召万往，视之非痘，乃变蒸也。曰：何以辨之？万曰：以日计之，当有变蒸之期，以症察之，亦无痘疹之候。曰：痘症云何？万曰：痘者，五脏之液毒也，故每脏各见一症。呵欠惊悸，心也；项急烦闷，肝也；咳嗽喷嚏，肺也；吐泻昏睡，脾也；身体皆凉，肾也。今公子无之，知非痘，乃变蒸将退也。次日果安。

魏之琇. 续名医类案［M］. 北京：人民卫生出版社，1984.

按语： 本案提示临床需将变蒸的生理性表现与疾病相鉴别。小儿 9 个月仍处于变蒸进程中，出现发热且无痘疹的相兼症状，无需做特殊治疗，故不药而愈。

二、变蒸案

刘某，女，5 个月。

［病史］夜啼，不乳，已 4 天，偶尔有吐乳，上唇正中有一小疱，如半粒米状，余无特殊。

［方药］符合"变蒸"现象，给予紫苏、薄荷 5 克，蝉衣 5 克，砂仁 3 克。

2 剂而愈，复诊时以沙参、怀山药各 10 克以健脾养胃。

赵伯琴. 变蒸浅述［J］. 泸州医学院学报，1987（03）：197-198.

按语： 调理小儿变蒸宜药味少、药量轻，透达轻灵，顺应生长规律，调理气机，固护脾胃，对证治疗即可。

五脏所主

【原文】 心主惊，实则叫哭发热，饮水而搐，虚则卧而悸动不安。

肝主风，实则目直，大叫，呵欠，项急，顿闷[1]；虚则咬牙多欠，气热则外生气，气温则内生气。

脾主困，实则困睡，身热饮水；虚则吐泻生风。

肺主喘，实则闷乱喘促，有饮水者，有不饮水者；虚则哽气[2]，长出气。

肾主虚，无实也。唯疮疹，肾实则变黑陷[3]。

更当别虚实证，假如肺病又见肝证，咬牙多呵欠者，易治。肝虚不能胜肺故也。若目直大叫哭，项急顿闷者，难治。盖肺久病则虚冷，肝强实而反胜肺也。视病之新久虚实，虚则补母，实则泻子。

【注释】

［1］顿闷：指急惊风时，突然昏倒、胸闷气短甚至气绝。

［2］哽气：哽通"梗"，声气阻塞。

［3］黑陷：痘证五陷之一，因痘疮毒火太盛，煎熬气血，毒邪陷伏入里而成。症见痘疮晕脚干枯，中有黑脐。治宜凉血解毒，泻火清营。

【提要】本节论述儿科五脏辨证理论体系。

【精解】钱乙提出儿科五脏辨证纲领，为钱氏主要学术思想之一，他在脏腑辨证的基础上加入了儿科常见病理表现辨证，强调辨明虚实，并提出虚则补母、实则泻子的治疗法则，对后世产生了深远影响。此外，钱氏在疳证、疮疹等辨治中都运用了五脏辨证。

心主神明，五行属火，小儿心常有余，实证多为心火亢盛，表现为惊叫啼哭、发热、烦渴等。子令母实，心热生风则发为惊搐（即小儿急惊风)，《素问·举痛论》云："惊则心无所倚，神无所归，虑无所定，故气乱矣。"虚证多为阴血不足，心神失养，肢体拘挛，表现为喜卧、悸动不安等。

肝属风木而主筋，其性主动，实证常为肝经实热、热极生风、风痰上扰证，表现为直视、哭叫、呵欠、颈项强急、胸闷气短等，甚则角弓反张。呵欠者，《灵枢·口问》云："阴气积于下，阳气未尽，阳引而上，阴引而下，阴阳相引，故数欠。"一说肝气郁结，欲得条达，故多呵欠。虚者多肝阴虚、肝血虚，表现为咬牙、呵欠多。《保婴撮要》云："气热则外生风，气温则内生风。"肝热气盛则风动于外，表现为惊风抽搐等；若肝阴不足、肝阳偏亢，则虚风内动、筋失濡养，出现震颤、手足蠕动、昏仆等表现。一说此处为"湿则内生气"，脾土侮木，出现肠风便血等症。

脾主困，主四肢肌肉。实证多为湿邪困脾，运化不利，清阳不升，肢体不能受气于胃，可见神疲嗜睡、四肢沉重、不思饮食；或食积化热，损伤津液，出现发热、多饮等症。虚证多为脾气虚弱、升降失调之吐泻、纳呆，损伤胃阴、虚风内动而成慢惊风。

肺为娇脏，小儿多出现风寒或风热犯肺、痰热闭肺之实证，肺之宣降失常表现为喘嗽、胸闷、气急等，痰浊壅肺或内有寒饮者不欲饮水，热毒炽盛者煎灼津液，故欲饮水。肺气虚者失于肃降，表现为声气哽塞，呼多吸少。

肾属水，小儿真阴真阳未充，故多虚证，实证仅见于小儿火毒内盛，肾阴枯涸，疮疹黑陷。

肺病见肝虚，为金克木，顺证易治，虚则补其母；肝实肺虚，木反侮金，为逆证难治，实则泻其子。对于五行生克补泻的运用当结合临床实际情况，不可拘泥。

【医案举隅】

一、吐泻案

一小儿数岁间，每停食，辄服峻利之药，后肚腹膨胀、呕吐泄泻。先用六君子汤，诸症渐愈；又用补中益气汤而安。

龚延贤．万病回春［M］．北京：人民卫生出版社，2007．

按语：小儿脏腑娇嫩，成而未全，全而未壮，若每有饮食积滞便用猛剂消积化滞，甚至攻下，则会损伤脾胃，导致气机升降失调，故而吐泻。先治以六君子汤益气健脾，再予补中益气汤升阳止泻。

二、**重症小儿肺炎案**

薛某，女，2个月，1961年3月15日初诊。

［病史］患儿于1961年3月15日因发热、烦躁、喘促住入院。住院检查显示：两肺满布水泡音，体温39℃，脉搏180次/分，呼吸80次/分，面青，口唇青紫。临床诊断：重症肺炎。会诊时，患儿身热无汗，烦躁不安，喘促而面青黯，舌淡，苔白微腻，脉浮数。

［诊断］属感受风寒，肺卫郁闭。

［治法］治宜辛温解表。

［方药］麻黄三分，杏仁八分，甘草二分，前胡五分，桔梗五分，僵蚕一钱，葱白（连须）一寸。

二诊（次日）：患儿体温微降，手心润，面已红润，微烦躁，喘促减，舌质微红，腻苔减，脉细数。

［方药］原方加生石膏一钱，再服一剂。

三诊：热退，喘平，烦止，微咳有痰，舌淡无苔，脉滑。

［诊断］此表邪已解，肺胃未和。

［治法］调和肺胃，清气化痰。

［方药］法半夏一钱，化橘红八分，甘草三分，川贝母一钱，杏仁一钱，竹茹一钱，枇杷叶二钱。

服后，诸证悉愈，观察2天出院。

蒲辅周．蒲辅周医案［M］．北京：人民卫生出版社，2023．

按语：本案初诊虽发热、烦躁、喘促、脉浮数，但舌淡苔白，面及口唇青紫，为风寒闭肺之寒喘，当先用辛温之品解表散寒，宣肺定喘。复诊表寒已减，尚有邪热壅肺，则加石膏清热除烦。三诊诸症减轻，清热理气化痰而愈。

五脏病

【原文】肝病，哭叫目直，呵欠顿闷，项急。

心病，多叫哭惊悸，手足动摇，发热饮水。

脾病，困睡泄泻，不思饮食。

肺病，闷乱哽气，长出气，气短喘息。

肾病，无精光[1]畏明，体骨重。

【注释】

[1] 精光：指眼中的光亮、神采。

【提要】本节论述五脏主病的证候特点。

【精解】本节与上节相参，论述小儿五脏辨证及运用。肝、心、脾、肺病与上节相同，小儿疾病在肾者多先天不足，多见目少神采、羞明畏光。"五轮学说"中瞳仁属肾，《灵枢·大惑论》曰："五脏六腑之精气，皆上注于目而为之精。"脏腑精气不足则双目少神；肾精不注于骨，故体骨沉重。治疗方面，鲁伯嗣《婴童百问》云："大抵肝病以疏风理气为先，心病以抑火镇惊为急，脾病当温中消导，肺病宜降气清痰，肾则补助真元，斯得其治法之大要也。"

【医案举隅】

一、汗证案

一小儿自汗，目直项强顿闷，余谓肝经实热，先用柴胡栀子散，随用六味地黄丸而愈。后因惊自汗，咬牙呵欠，属肝经虚热生风，用六味地黄丸、补中益气汤而痊。后又惊，自汗怔悸，面赤发热，悉属肝经虚热，用六味丸而愈。

薛铠，薛己. 保婴撮要［M］. 北京：中国中医药出版社，2016.

按语：本案患儿自汗、目直项强顿闷，为肝热生风，气机不畅，予疏肝清热、滋养肝肾；切牙呵欠、自汗怔悸等为肝经虚热，治以养阴清热之法。

二、厌食案

陈某，女，16个月，2009年6月13日初诊，自幼食欲不振至今。

［病史］患儿混合喂养，长期厌食，进食量少，曾诊断为乳糖不耐受。7个月断母乳，现已不喂配方奶，进零食不多，大便日行，质偏干，无恶心呕吐，平素性情急躁，寐时易惊醒，刚寐时汗多。舌苔薄白中腻。

［诊断］湿困脾阳，运化失职。

［治法］燥湿助运。

［方药］佩兰6克，生薏苡仁10克，苍术6克，白术6克，煅龙骨15

克，煅牡蛎 15 克，炙鸡内金 6 克，茯苓 6 克，决明子 6 克，莱菔子 10 克，焦山楂 10 克，焦神曲 10 克，炒谷芽 12 克，炒麦芽 12 克。7 剂，煎服，日 1 剂。

二诊（2009 年 6 月 20 日）：患儿家长诉患儿进食有增，大便质调，入寐有好转，仍多汗。舌淡苔薄白中稍腻。证属同前。

［方药］苍术 6 克，白术 6 克，陈皮 3 克，煅龙骨 15 克，煅牡蛎 15 克，炙鸡内金 6 克，苏梗 6 克，枳实 6 克，莱菔子 10 克，太子参 4 克，焦山楂 10 克，焦神曲 10 克，炒谷芽 12 克，炒麦芽 12 克。7 剂，煎服，日 1 剂。

三诊（2009 年 6 月 27 日）：患儿进食量可，大便质又偏干，日 1 行，寐尚安，汗出较前减少。舌淡苔薄。

［方药］苍术 6 克，白术 6 克，佩兰 6 克，生薏苡仁 10 克，炙鸡内金 6 克，苏梗 6 克，莱菔子 10 克，太子参 4 克，焦山楂 10 克，焦神曲 10 克，炒谷芽 12 克，炒麦芽 12 克，荷叶 10 克，决明子 10 克。14 剂，煎服，日 1 剂。

徐珊，汪受传."脾主困"理论内涵及其在汪受传教授临证中的应用［J］.辽宁中医药大学学报，2010，12（8）：180-181.

按语： 患儿由于湿邪困遏脾阳，饮食难以运化，故食欲欠振。治以健脾化湿、消食导滞，取效佳。

肝外生感风

【原文】呵欠顿闷，口中气热。当发散[1]，大青膏主之。若能食，饮水不止，当大黄丸微下之。余不可下。

大青膏

治小儿热盛生风，欲为惊搐，血气未实，不能胜邪，故发搐也。大小便依度，口中气热，当发之。

天麻末，一钱　白附子末，生，一钱五分　青黛研，一钱　蝎尾去毒，生，末　乌蛇梢肉酒浸，焙干，取末，各一钱　朱砂研　天竺黄研

上同再研细，生蜜和成膏。每服半皂子大至一皂子大。月中儿粳米大。同牛黄膏、温薄荷水化一处服之。五岁以上，同甘露散服之。

大黄丸

治风热里实，口中气热，大小便闭赤，饮水不止，有下证者，宜服之。

川芎半两，锉[2]　黑牵牛半两，半生熟炒　大黄一两，酒洗过，米下蒸热，切片曝干　甘草一分，锉炙

上为细末，稀糊和丸，如麻子大。二岁每服十九，温蜜水下，乳后服，以溏利为度；未利加丸数再服。量儿大小虚实用之。

【注释】

［1］发散：此指祛邪。

［2］锉（cuò 错）：铡切。

【提要】本节论述肝外感生风的证治。

【精解】小儿为少阳之体，秉生发之气，外感热邪易循肝经而发，或本有内热，外邪引动，热极生风，可见小儿多呵欠、突然胸闷气短、口中呼出热气，为欲发急惊之象，应当祛散风邪，用大青膏清热息风、凉肝止痉。若多食多饮，或见大便不下，为热邪由肝传胃，致胃热里实，当用大黄丸清热泻火。若无胃热里实则不可用，否则易伤及正气。

肝　热

【原文】手寻衣领及乱捻物，泻青丸主之。壮热饮水，喘闷，泻白散主之。

泻青丸

治肝热搐搦，脉洪实。

当归_{去芦头，切、焙、秤}　龙脑_{焙，秤}　川芎　山栀子仁　川大黄_{湿纸裹，煨}羌活　防风_{去芦头，切、焙、秤}

上件等分为末，炼蜜和丸，鸡头大，每服半丸至一丸，煎竹叶汤同砂糖温水化下。

泻白散_{又名泻肺散}

治小儿肺盛气急喘嗽。

地骨皮_{洗去土，焙}　桑白皮_{细锉炒黄，各一两}　甘草_{炙，一钱}

上锉散，入粳米一撮，水二小盏，煎七分，食前服。

【提要】本节论述肝热的证治。

【精解】小儿手寻衣领或乱捻物，烦躁不安，为内有郁热、化火生风之象，还可见眨眼皱眉、左腮红、目赤多泪、山根上现青筋、惊痫抽搐、胆怯多怒、小儿多动症等。周学海《脉义简摩》云："肝藏魂，肝热，手寻衣领，胡乱捻物，甚则撮空摸床，此丧魂之病也。"泻青丸又名泻肝丸，功效清肝泻火，可治疗上述肝经郁热生风证。此外，当归芦荟丸亦为治疗肝经实热的常用方。若身热多饮、胸闷喘促，属于木火刑金，致肺经实热，损伤津液，当用泻白散清泻肺热，止咳平喘。

小儿肝常有余，钱氏有泻肝之泻青丸方，而无补肝之剂，肝虚者常用地黄丸肝肾同补、壮水荣木。

【医案举隅】

一、发搐案

一儿发搐，医以二陈汤、姜汁、竹沥治之不效。万视其外候，三关青气，两颊赤色，目常直视，指如捻物。曰：此得之外感，未与发散，热入于里。钱氏曰，肝有热，则目直视，得心热，则发搐。又曰：颊赤而目直视，必作惊风。小儿肝常有余，又乘木旺之时，当与泻肝。若二陈汤、陈皮、半夏、生姜之辛，皆助肝之物，经曰以辛补之，所以无效。乃用泻青丸泻肝木之有余，导赤散以泻心经之火，一服而搐即止。因其胎禀素怯，脾胃且弱，恐后作搐，便成痫疾。又与琥珀丸，常服而安。

魏之琇. 续名医类案 [M]. 北京：人民卫生出版社，1984.

按语： 小儿肝常有余、心常有余，外感风热易致风火相煽，本案方用泻青丸息风清热、导赤散清泻心火，又以琥珀丸常服镇惊安神、清热化痰，防止复发。

二、热惊厥案

周某，女，2岁10个月，2012年11月21日初诊。

[病史] 患儿主诉为高热抽搐。患儿3天前受凉后出现鼻塞、流涕症状，当日夜间发热，体温上升至39.8℃时突发抽搐，症见牙关紧闭，目光呆滞，四肢轻微抽搐，意识不清，症状持续2分钟左右缓解，遂就近诊治，诊为"高热惊厥""上呼吸道感染"，予苯巴比妥、赖氨酸阿司匹林等对症治疗。11月20日晨起热退，仍流涕、咳嗽，遂至我院就诊。现症见：流涕、咳嗽、有痰、不热，家长诉患儿平素烦躁易怒，寐欠佳、纳少、小便黄、大便头干。个人史：患儿系足月顺产，无窒息、否认脑外伤。既往史：热惊厥（患儿1岁及1岁半时因发热分别抽搐1次）。家族史：其父小时热惊厥史。查头颅CT、动态脑电图示无异常。查体示：神经系统检查未见异常，心肺（－），指纹青紫，舌红、苔黄。

[诊断] 西医诊断：高热惊厥。中医诊断：惊风，证属肝热动风。

[方药] 治以泻青丸，每次1丸，每天2次，服药1个月。

患儿服药期间发热1次，最高温度39.5℃，未发作抽搐，嘱继用药1个月。

随访1年，期间发热2次，均未发作抽搐。

蔡秋晗，魏小维. 泻青丸验案举隅［J］. 湖南中医杂志，2015，31（11）：114-116.

按语： 小儿热惊厥属于中医学"急惊风"范畴，是儿科常见急症，多出现于呼吸道感染及肠道感染后。冬春之季气候多变，小儿易感受外邪，因脏腑娇嫩，形气未充，故邪易传变，郁而化火，引动肝风，出现高热、抽搐症状。治疗以清肝泻火、息风止痉为要。

肺　热

【原文】手掐眉目鼻面，甘桔汤主之。

甘桔汤

治小儿肺热，手掐眉目鼻面。

桔梗二两　甘草一两

上为粗末，每服二钱，水一盏，煎至七分，去滓，食后温服。加荆芥、防风，名如圣汤。热甚加羌活、黄芩、升麻。

【提要】本节论述肺热的证治。

【精解】肺气通于鼻，小儿用手掐眉目鼻面，是由于肺热上薰或风热犯肺致局部不适，又可见咽喉疼痛、胸满咳嗽、大便干结、舌尖红等。选用甘桔汤治疗，方中桔梗微苦、微凉，苦泄开通，泻上焦之热；甘草甘平，清热泻火。二药同用，可治疗上焦热证。钱氏治疗肺实热证常用泻白散、甘桔汤二方，泻白散偏于清泻，甘桔汤偏于开泄。

【医案举隅】

感冒案

张某，男，3岁，2016年9月28日初诊。

［病史］家长诉患儿近1年多反复感冒，现咳嗽、咯痰，夜间尤甚，面色少华，纳呆，口气臭秽，夜寐磨牙，便秘。查体：咽红，舌质红、苔薄黄，指纹淡红。

［诊断］西医诊断：反复呼吸道感染。中医诊断：感冒，辨证属痰热内郁型。

［治法］治以清热化痰，降逆止咳。

［方药］给予加味甘桔汤加减（中药免煎颗粒）治疗。旋覆花、忍冬藤、桑白皮、地骨皮、苦杏仁、枇杷叶、桔梗、前胡、葶苈子、槟榔、僵蚕、蝉蜕、焦山楂各8克，浙贝母、海浮石、瓜蒌、莱菔子、白鲜皮、五味子各10

克，鱼腥草 12 克。每天 1 剂，每次 100ml，开水冲服，每天 3 次，4 剂为 1 疗程。

嘱患儿服药期间清淡饮食，忌冷饮，少食辛辣油腻之品。

李伟伟，雷露，史正刚．史正刚治疗小儿反复呼吸道感染经验介绍［J］．新中医，2019，51（01）：289-291.

按语：患儿咳嗽、咯痰、咽红、舌红苔薄黄、指纹淡红，为外感风邪，痰热壅肺，肺气失宣。故用加味甘桔汤加减清上焦之热，兼化痰止咳。

肺盛复有风冷

【原文】胸满短气，气急喘嗽上气。当先散肺，后发散风冷。散肺，泻白散、大青膏主之。肺不伤寒则不胸满。

【提要】本节论述肺气实而复感风冷的证治。

【精解】胸满短气、气促咳嗽、喘急上逆，为肺气本盛又感受风寒邪气，肺失宣肃、气机壅上所致，首当调畅肺气，用泻白散、大青膏，然后疏散风寒邪气。胸满为气机壅塞所致，若仅有外感风寒邪气，则胸闷气短之症不显。此外，钱氏提出"夫嗽者，肺感微寒"，认为咳嗽为肺稍感风寒，病情较轻。

【医案举隅】

风寒痰热案

一女，未及周岁。身热夜啼，时多烦躁，多汗神昏，不省人事，兼之痰涎壅塞，惊之兆也。此内有积痰，外感风寒所致。宜清火散风，火清而肝平，肝平而风热自退。

紫金锭

柴胡、防风、前胡、新会皮、法半夏、枳壳、黄芩、胆星、钩藤钩。

秦昌遇．幼科医验［M］．上海：上海科技出版社，2004.

按语：患儿外感风寒郁而化热，兼之痰涎壅塞，痰热互结欲发惊厥，治以疏风清热、化痰息风。

肺虚热

【原文】唇深红色，治之散肺。虚热，少服泻白散。

【提要】本节论述肺虚热的证治。

【精解】小儿口唇呈深红色，常为肺虚火上炎，予少量泻白散清泻肺热，多服则易损伤正气。

【医案举隅】

咳嗽案

罗某，女，2 岁 6 个月。

[病史] 咳嗽反复发作，时轻时重，晨起或夜间熟睡后发作，伴鼻孔干红，唇红而干，大便干，痰少难咯，纳差，舌质红，苔黄稍厚腻。

[诊断] 此是以肺热为主的咳嗽，因其伴有少痰、纳差等症状，如果忽视其夹痰的一面，疗效不佳。

[方药] 以加味泻白散为主方，佐以化痰之品。桑白皮 10 克、地骨皮 10 克、牛蒡子 10 克、知母 5 克、川贝 5 克、青黛 10 克、栝楼 10 克、莱菔子 15 克、桔梗 8 克、杏仁 10 克、前胡 15 克、甘草 5 克。

2 剂后，病情明显缓解。

王会宁. 李秀亮教授从痰治咳经验撷英 [J]. 中医药学刊，2004（05）：803.

按语： 本案患儿为肺热咳嗽，以泻白散为主方；兼有痰邪为患，故加化痰理气之品。

肺脏怯

【原文】唇白色，当补肺阿胶散主之。若闷乱气粗，喘促哽气者，难治，肺虚损故也。

脾肺病久，则虚而唇白。脾者，肺之母也，母子皆虚，不能相营，故名曰怯肺。主唇白，白而泽者吉，白如枯骨者死。

阿胶散 又名补肺散

治小儿肺虚气粗喘促。

阿胶一两五钱，麸炒 黍粘子[1]炒香 甘草炙，各二钱五分 马兜铃五钱，焙 杏仁七个，去皮尖，炒 糯米一两，炒

上为末，每服一二钱，水一盏，煎至六分，食后温服。

【注释】

[1] 黍粘子：即牛蒡子。

【提要】本节论述肺虚证的证治。

【精解】钱氏认为，唇白为肺阴血亏虚，或可见咽干、痰中带血。肺喜润恶燥，当养阴清肺、止咳平喘，用阿胶散。若久病迁延不愈，出现胸闷、烦

躁、气粗、喘急、哽气等，为真气欲脱，难以治愈。脾为肺之母，若脾肺皆虚，则脾土无法资生肺金，气血化生乏源，难以输布全身，故体虚唇白。治疗应肺脾同补，使得外固皮毛，内有化源，母子互利。通过望诊判断疾病的预后时，有无光泽是重要参考因素之一。唇白有光泽则有生机，预后较好；若唇白如枯骨，则预后较差。

【医案举隅】

一、咳喘案——静香楼医案

风热不解，袭入肺中，为咳为喘，日晡发热，食少体倦，渐成虚损，此虚中夹实，颇难调治。勉拟钱氏阿胶散，冀其肺宁喘平，方可再商他治。

阿胶、茯苓、马兜铃、薏仁、杏仁、炙草、糯米、芡实。

再诊：青蒿、丹皮、鳖甲、茯苓、石斛、甘草、归身、广皮、白芍。

柳宝怡. 柳选四家医案［M］. 北京：中国医药科技出版社，2023.

按语：咳喘迁延日久，日晡潮热，是肺阴不足，证属虚实夹杂，选用阿胶散养阴润肺、止咳平喘。

二、咳血案

殷某，男，5岁。

［病史］顿咳久延，伤阴动血。咳则痰中带红，鼻衄，左眼球结膜下出血，便燥溲少，唇舌干红，脉细数。

［诊断］证属阴虚火盛，肺络受损。

［治法］法当养阴润肺，清热止血。

［方药］玄参9克，生地黄10克，麦冬10克，生白芍9克，生甘草3克，川贝母末（冲）1.5克，山栀仁3克，藕节炭10克，杏仁9克，薄荷（后入）2.4克。2剂。

二诊：药后咳血、鼻衄已止，唇舌干红转润，痉咳减轻。

［诊断］火势已挫，肺阴初固。

［治法］治以养阴润肺宁嗽。

［方药］原方易玄参为北沙参，去薄荷、栀仁、藕节炭，加蛤粉炒阿胶12克，鲜藕、梨汁各一小酒盅，兑服。3剂。

三诊：火势已平，阴津渐复，痉咳缓解，舌红转淡，微布薄苔，二便如常。

［治法］予培土生金法以善其后。

［方药］太子参10克，茯苓10克，生薏苡仁10克，怀山药15克，生白芍10克，白莲肉10克，干石斛（先煎）10克，川百合10克，川贝末（冲）1.5

克，生甘草 3 克，5 剂。

服完即愈。

孙浩. 医学存心录［M］. 北京：人民军医出版社，2015.

按语：本案患儿咳嗽日久，肺阴亏虚，用阿胶散养阴清热、润肺止咳，达到止血之效。三诊培土生金，调理脾胃以善后，与钱氏补母益子思想相合。

心　热

【原文】视其睡，口中气温，或合面睡^[1]，及上窜^[2]咬牙，皆心热也，导赤散主之。

心气热，则心胸亦热，欲言不能，而有就冷之意，故合面卧。

导赤散

治小儿心热，视其睡，口中气温，或合面睡，及上窜咬牙，皆心热也。心气热则心胸亦热，欲言不能，而有就冷之意，故合面睡。

生地黄　甘草_生　木通_{各等分}

上同为末，每服三钱，水一盏，入竹叶同煎至五分，食后温服。一本不用甘草，用黄芩。

【注释】

［1］合面睡：即俯卧。

［2］上窜：此指心经火热上炎。

【提要】本节论述心经火热的证治。

【精解】火气通于心，小儿心常有余，多表现为心经火热，胸部灼热喜凉、口渴面赤、躁扰不寐、小便赤涩等；或由于心气通于舌，而出现吐舌、口舌生疮等；甚或热盛动风，症见口中气温、咬牙等。王肯堂《证治准绳》云："心热者，额上先赤，心烦心痛，掌中热而哕，或壮热饮水，巳午时益甚，宜泻心汤、导赤散、安神丸。"夏鼎《幼科铁镜》云："心热额色红燥，或舌红紫，或舌红而肿，或小便赤，赤而涩，涩而痛，或烧热，皆心热也。"钱氏治以导赤散清心利水养阴，心与小肠相表里，故可将心经火热引至小便而解。周学海《脉义简摩》云："夫导赤乃泻小肠之药也，心为君主，不可犯之，泻其腑者以避嫌也。"

【医案举隅】

尿频案

陈某，男，6 岁，2017 年 3 月 12 日就诊，患儿尿频数周。

　　［病史］患儿数周前出现白天小便频次增多，无尿急尿痛感，无发热腹痛，尿量不多。辅助检查：尿常规及泌尿系B超正常，腰骶平片无骶骨隐裂。刻下症：尿频，小便量少，易怒多汗，舌尖红，苔白腻，脉滑数。

　　［诊断］西医诊断：神经性尿频。中医诊断：尿频病，证属热移小肠。

　　［治法］治以清热利湿。

　　［方药］生地黄、淡竹叶、生甘草、蒲公英、郁金、制麻黄、连翘各6克，白茅根、石菖蒲各10克，炒白芍9克，灯心草3克，共7剂。

　　二诊：白天小便次数明显下降，夜尿稍多，每夜约3次，仍有多汗症状。

　　［方药］在原方基础上加菟丝子6克、黄芪9克、大枣10克，续服2周。诉目前尿频症状基本控制。

　　许斌斌，邵征洋. 邵征洋应用导赤散治疗儿科疾病验案举隅［J］. 浙江中西医结合杂志，2018，28（4）：261-263.

　　按语：神经性尿频是小儿常见的一种心理行为性疾病，多发于学龄前儿童，主要表现为每天小便次数增加或特定环境中次数增加而无尿量增加，入睡后则缓解，无尿痛，实验室检查无明显异常。本案患儿尿频尿短、烦躁易怒、舌赤而脉数，为心火循经移热于小肠，小肠泌别清浊功能失常，出现尿频症状。故治以清热利湿，临床可采用导赤散化裁，药用生地黄、淡竹叶、白茅根、生甘草、灯心草、石菖蒲及郁金。若夜尿较多，可加菟丝子、益智仁，固肾缩尿；若汗出较多，可加黄芪、白术，益卫固表；若兼阴虚，可加知母凉心去热、滋阴降火，加枸杞补肾益精。

心　实

　　【原文】心气实则气上下行涩，合卧则气不能通，故喜仰卧，则气得上下通也。泻心汤主之。

泻心汤

　　治小儿心气实，则气上下行涩，合卧则气不得通，故喜仰卧，则气上下通。

黄连一两，去须

　　上为末，每服五分，临卧取温水化下。

　　【提要】本节论述心经实热的证治。

　　【精解】小儿心气盛易化热，心经实热则肺气失宣，气机失于条达，故俯卧自觉呼吸不畅，而采取仰卧位。或可伴见血热吐衄、目赤肿痛、心烦不寐、牙痛口疮等，甚则出现高热神昏。治以一味黄连清热泻火，诸症遂安。

肾 虚

【原文】儿本虚怯[1]，由胎气[2]不成，则神不足。目中白睛多，其颅即解[3]囟开也，面色㿠白。此皆难养，纵长不过八八之数。若恣色欲多，不及四旬而亡。或有因病而致肾虚者，非也。又肾气不足，则下窜，盖骨重唯欲坠于下而缩身也。肾水，阴也。肾虚则畏明，皆宜补肾，地黄丸主之。

地黄丸

治肾怯失音，囟开不合，神不足，目中白睛多，面色㿠白等方。

熟地黄炒，秤八钱　山萸肉　干山药各四钱　泽泻　牡丹皮　白茯苓去皮，各三钱

上为末，炼蜜丸，如梧子大，空心，温水化下三丸。

【注释】

［1］虚怯：体质或脏腑之气虚弱。

［2］胎气：胎儿在母体内所受精气。

［3］其颅即解：即解颅。小儿后囟一般在2~4个月时闭合，前囟在1~1.5岁时闭合。若逾时未闭，头缝开解，头颅异常增大，即为解颅。

【提要】本节论述小儿肾虚的证治。

【精解】小儿由于先天禀赋不足，脑髓脏腑之气不充，或父精母血亏虚、孕时患病、药物所伤等，致肾气亏损，视之缺乏神气，或出现目珠下垂而白多黑少、囟门不能应期闭合、面色白而虚浮、体格生长及智力发育缓慢。《诸病源候论》云："肾主骨髓，而脑为髓海，肾气不成，则髓海不足，不能结成，故头颅开解也。"此类患儿常有智力发育障碍、视力及嗅觉下降、精神萎靡、反复呕吐等临床表现，预后不良。急性者可因痉挛在出生前至1周岁内死亡；慢性者即便长大成人，一般不过64岁，若又不节制色欲，真阴被劫，则寿命常不足40岁。上述为先天解颅的病机。后天解颅常由清浊升降失常、火与水湿相搏结而成，现代医学认为其常继发于脑膜炎。"如风邪扰及肝肾，入于骨髓，水不胜火，火气上蒸，伏于脑海，脊髓之路受阻，清阳不得上升，浊阴不得下降，清浊相混，髓热脑火，颅骨自破而成解颅。"国医大师王静安常用《伤寒瘟疫条辨》升降散加味治疗，以升清降浊、行气利水。若因后天失养、生病所致肾虚者，则不至于此。由于肾气不足，病势向下，小儿骨重难以站

立，故常呈蜷缩状。肾阴不足者易畏光羞明，当填精滋阴补肾，选用地黄丸。

【医案举隅】

夜啼案

一小儿三岁，面白夜啼，小便青而数。此肺肾虚弱。朝用补中益气汤加肉桂一分，夕用地黄丸而愈。大凡小儿面色青，黑睛少，或解颅足热者，出痘多在肾经，预用地黄丸补肾气，多得无恙者。

薛铠，薛己. 保婴撮要［M］. 北京：中国中医药出版社，2016.

按语： 小儿面色白、目睛白多黑少，为肺肾虚证，入夜阳与阴争，故烦热夜啼。朝用补中益气汤益气补肺，晚用地黄丸滋阴补肾，故可服之而愈。

面上证

【原文】 左腮为肝，右腮为肺，额上为心，鼻为脾，颏[1]为肾。赤者，热也，随证治之。

【注释】

［1］颏（kē 科）：指承浆穴至下颌骨下缘，即下巴。

【提要】 本节论述面部五部与五脏的对应关系。

【精解】 儿科自古以来被认为是哑科，因此历代儿科医家都十分重视望诊，夏禹铸《幼科铁镜》云："小儿病于内，必形于外，外者内之著也，望形审窍自知其病。"小儿难以表达自己的不适，但皮肤嫩薄，反应灵敏，面部又为十二经脉血气汇聚之处，故望诊尤显重要。钱氏提出，左肝右肺，左、右两腮（面颊）分别对应肝、肺，心、脾、肾分属上、中、下焦，在面部分别对应额、鼻、颏，与中医基础理论中土五行脏腑配属一致。临床应用时常将面部望诊与五色主病相结合，如万全《育婴家秘》曰："青主惊风红主热，黄为伤食白主疳，若中恶时其面黑。"若某部颜色为病理性红色，表示该脏有热，当辨证论治。此外，小儿望诊要点还有山根色青主食积、人中色黄主伤食吐泻、耳郭色黑主肾虚热等。

【医案举隅】

小便不通案

一小儿小便不通，服五苓之类不应，颏间及左腮色赤。乃肝肾虚热也。用四物、山栀及地黄丸而愈。后因感冒误汗，小便仍不利，余用补中益气汤加麦门、五味而安。

盛维忠. 薛立斋医学全书［M］. 北京：中国中医药出版社，2015.

按语：本案将面部望诊与五脏对应，进而辨证处方，是对钱乙儿科理论的应用。

目内证

【原文】赤者，心热，导赤散主之。

淡红者，心虚热，生犀散主之。

青者，肝热，泻青丸主之。浅淡者补之。

黄者，脾热，泻黄散主之。

无精光者，肾虚，地黄丸主之。

生犀散

治目淡红，心虚热。

生犀二钱，锉末 　地骨皮自采者佳 　赤芍药 　柴胡根 　干葛锉，各一两 　甘草炙，五钱

上为粗末，每服一二钱，水一盏，煎至七分，温服，食后。

泻黄散又名泻脾散

治脾热弄舌。

藿香叶七钱 　山栀子仁一钱 　石膏五钱 　甘草三两 　防风四两，去芦，切，焙

上锉，同蜜酒微炒香，为细末，每服一钱至二钱，水一盏，煎至五分，温服清汁，无时。

【提要】本节论述小儿望目的诊断要点及辨治方药。

【精解】望目包括黑睛、白睛、瞳仁、目眦、目胞等，《灵枢》云："五脏六腑之精气，皆上注于目而为之精。精之窠为眼，骨之精为瞳子，筋之精为黑眼，血之精为络，其窠气之精为白眼。"本节主要论述白睛、黑睛颜色变化对于疾病的反映，以目色及颜色深浅辨脏腑寒热虚实。目赤为心经实热，淡红为心经虚热；目青为肝热，青色浅淡为肝气不足；目黄为脾热、黄疸；目无神采为肾虚。李梴《医学入门》提出："白而混者，肺热。"同时，若有目色相兼提示病变脏腑相兼，如"目赤兼青者，欲发搐"，提示心肝热盛欲动风。除望目色、神外，望目还包括望形态，如斜视、连眨、露睛、畏明、翳膜等。

【医案举隅】

一、面疮案

一小儿右颊患疮，作渴饮冷，目黄唇裂，此脾胃实热也，用泻黄散而愈。后伤食作渴，遍身皆黄，少用泻黄散，黄退而渴益甚，此热退而真气虚也，用

白术散而痊。

薛铠，薛己. 保婴撮要［M］. 北京：中国中医药出版社，2016.

按语：患儿面疮口渴，提示内有蕴热，目黄，提示病位在脾胃，当用泻黄散清泻脾胃伏火。

二、胬肉攀睛案

周某，男，15岁，1993年6月24日初诊。

［病史］咳喘反复发作12年，近感新邪，咳呛阵作，痰阻气促而喘，目睑浮肿，两目白睛赤脉纵横，上有胬肉高起红赤，已达黑睛边缘，纳和便调，舌红苔薄腻，两脉细滑数。

［诊断］辨证为肺经有热，风邪外袭，痰火上壅。

［方药］方用泻白散加味。桑白皮9克，地骨皮15克，清甘草3克，粳米（包）30克，甜葶苈10克，侧柏叶9克，陈皮3克，姜半夏9克，竹茹6克，白茅根30克，7剂。

二诊：药后，患者两目胬肉渐消，咳减喘和，苔化薄白。

［治法］前法初效，续增清肃肺金之剂。

［方药］上方去葶苈、侧柏、陈皮、半夏、竹茹，加桑叶6克、枇杷叶（包）9克、冬瓜子10克、紫菀6克，7剂。

三诊：胬肉消退，结膜转消，咳瘥，呼吸如常，苔净，两脉细软。

［治法］病去七八，再拟清润肺气以泄余热。

［方药］上方去紫菀，加黄芩5克、北沙参9克。

王霞芳. 董廷瑶推理论病治验二则［J］. 辽宁中医杂志，1996，23（04）：181.

按语：《灵枢》云："五脏六腑之精气，皆上注于目而为之精。"又云："白眼赤脉，法于阳也。"提示目疾与脏腑关系密切。后世发展出"五轮"学说，阐明白睛为风轮，属肺。本案患者白睛红赤，为肺经有热，又见痰阻气喘，当为痰火上壅之证，急以泻肺祛痰为要。法宗钱乙泻白散合肃肺涤痰止咳之品，标本同治。三诊后热退肺宁，胬肉净消，咳喘旋平。

肝病胜肺

【原文】肝病秋见一作日晡[1]，肝强胜肺，肺怯不能胜肝，当补脾肺治肝。益脾者，母令子实故也。补脾，益黄散；治肝，泻青丸主之。

28

益黄散又名补脾散

治脾胃虚弱及治脾疳，腹大身瘦。

陈皮_{去白，一两}　丁香_{二钱，一方用木香}　诃子_{炮去核}　青皮_{去白}　甘草_{炙，各五钱}

上为末，三岁儿，一钱半，水半盏，煎三分，食前服。

【注释】

［1］日晡（bū 逋）：申时，即午后三时至五时。

【提要】本节论述木旺侮金的证治。

【精解】钱氏灵活运用五行生克及虚实补泻理论，并将五脏疾病与四时结合。肝木生发向上，肺金清肃沉降，脾胃居中斡旋阴阳。肺气旺于秋，金能克木，今反而出现肝病，或为肝气盛实，木坚金缺，历代医家多称之为"横"，如喻昌《尚论篇》云："肝木乘肺金，名曰横，发热、啬啬恶寒者，太阳之本证也。"尤怡《金匮要略心典》曰："然肝虽著，而气反注于肺，所谓横之病也。"或为肺气虚弱，不能胜肝，表现为"目直大叫哭，项急顿闷"。肝气横逆影响肺的肃降，肺气虚弱影响肝的疏泄，治疗当补益脾肺、清肝泄热。脾为肺之母，脾气健运则肺气得充，即培土生金，虚则补其母可减少虚不受补之弊。同时用泻青丸以泻肝气，使得肺能胜肝。

【医案举隅】

吞酸案

一小儿十三岁，吞酸，每食碗许，稍多则泻或腹胀，面色黄或青白。此脾肺虚，肝木所胜，用六君、干姜、柴胡、升麻，间佐以补中益气汤而痊。毕姻后，兼勤于功课，仍吞酸唾痰，服清热药，大便不实，嗜卧少食，而似肉痿，用前药各百余剂而痊。

薛铠，薛己. 保婴撮要［M］. 北京：中国中医药出版社，2016.

按语：患儿肺脾虚则木旺侮金、乘土，故以六君子汤及补中益气汤补脾肺而愈。

肺病胜肝

【原文】肺病春见_{一作早晨}，肺胜肝，当补肾肝，治肺脏。肝怯者，受病也。补肝肾，地黄丸；治肺，泻白散主之。

【提要】本节论述金旺乘木的证治。

【精解】本节与上节相参，春季或早晨主生发，木气旺盛，若肺金乘肝木，则提示肝气虚衰。何梦瑶《医碥》云："若浊阴壅塞胸中，不肯下降，则肝气被遏，欲升不能，是谓无降无升；肺金肃敛太过，有秋无春，是纯降不升。无降无升、纯降不升皆肺金克肝木也。"治以补益肝肾、清泻肺热。肾为肝之母，用地黄丸补肝肾之阴、滋水荣木，同时用泻白散清泻肺实，使得肝肺调和，疾病可愈。

【医案举隅】

肝肾气绝不治案

一小儿患前症久不愈，面色㿠白，左颊为甚。余谓：前症属肝木，面白属肺金，左颊属肝经，乃金来克木为贼邪，况小便如淋，乃肝肾二经气绝也。辞不治。后果殁于金旺之日。盖肝为肾之子，肾为肝之母，设预为调补肾水，必不致于危也。

薛己. 薛立斋医学全书［M］. 北京：中国中医药出版社，2015.

按语：此案是对金旺乘木之五行生克及虚实补泻理论的应用。虽然肝病见面色白，病色相克，为难治，但若能及早治疗，尚有一线生机。

肝有风

【原文】目连札[1]不搐，得心热则搐。治肝，泻青丸；治心，导赤散主之。

【注释】

［1］札：同"眨"。一本作"扎"，起秀堂本为繁体"劄"，可简化为"扎""札"二字，表示"眨眼"当规范为"札"。

【提要】本节论述肝风的证治。

【精解】肝属风木而主动，小儿肝风入目，表现为连续眨眼而未发搐，若遇心经实热则发搐，此为心火引动肝风，出现动摇之象，属于"瘛疭""筋惕肉瞤"一类。治疗应清肝心火热，分别用泻青丸、导赤散治之。傅仁宇《审视瑶函》云："此恙有四：两目连札，或色赤，或时拭眉，此胆经风热，欲作肝疳也，用四味肥儿丸加龙胆草而瘥。有雀目眼扎，服煮肝饮，兼四味肥儿丸，而明目不扎也。有发搐目札，属肝胆经风热，先用柴胡清肝散治，兼六味地黄丸补其肾而愈。因受惊眼札而搐，先用加味小柴胡汤，加芜荑、黄连以清肝热，兼六味地黄丸以滋肾生肝而痊。"此外，脾胃虚损、木旺乘土，或脾虚生痰、走窜经络，或肝郁气滞、五志化火，或肺经火热、循肝经而走，或肝血亏虚、肝风内动等亦可导致发病。现代医学认为，频频眨眼为"抽动秽语综合征"的主要症状，多发于12岁以下儿童，以头面部抽动及行为异常多见，继而逐步出现肩颈及躯干抽动，可周期性缓解或复发，除药物治疗外应辅助一定的心理疗法。

【医案举隅】

一、发搐案

一小儿周岁，发热而搐，以泻青丸投之不效。乃问其发搐之状，其母曰：搐过后则好睡，乳与之则饮，不与乳则不思乳，醒时则戏作猫儿声，见人则笑，不发搐便是好了。予曰：医要识证，药要对证，怪底前药之不效也。以导赤散服之，一剂而安。其父问是何故，予曰：心脏属火，其声为笑，火生于寅属虎，猫者虎之类也。猫声而笑，知非肝病，乃心病也，故以导赤散泻其心火而安。闻者叹服。

万全. 幼科发挥［M］. 北京：人民卫生出版社，2006.

按语： 小儿发热而搐，多见肝热生风之证，但此案患儿服泻青丸不效，当知事出有因。医者细问患儿发搐表现，方知患儿醒时戏作猫儿声、喜笑，根据中医五行理论，笑属火为心之声，寅虎（猫与虎同类）亦属火，因此断为心火，予导赤散泻心火而安。

二、肝风案

肖某，男，9岁，2012年7月初诊。

［病史］家长诉患儿平素脾气烦躁，易激惹。近半年来发现患儿开始出现挤眉、眨眼，频次逐渐增多，最近又出现做作业时注意力不集中、频繁甩手，作业经常延时完成，予以训话制止其动作，未能奏效。现四诊合参得：患儿情绪烦躁，频繁挤眉、眨眼、甩手，每分钟 4~5 次，喜饮冷水，平素胃纳不佳，眠少，大便干结，舌质红，苔黄微腻，脉实数。

［诊断］肝经郁热生风。

［治法］清肝泄热息风。

［方药］方用泻青丸加减。当归 10 克，龙胆 10 克，川芎 10 克，栀子 15克，柴胡 10 克，白芍 8 克，川大黄 8 克（后下），羌活 10 克，防风 10 克，野菊花 10 克，刺蒺藜 10 克，蝉蜕 10 克，僵蚕 10 克，生甘草 6 克。7 剂，水煎服，每日 1 剂。

二诊（1周后）： 患儿母亲诉患儿情绪较前缓和，挤眉、眨眼、甩手频次明显减少，每分钟约 1 次，纳仍较差，大便每日 1 次，质软，舌红苔腻，脉滑实。

［治法］继续清肝泄热息风，兼以健脾化湿。

［方药］因考虑龙胆味过苦，故在原方基础上去龙胆、大黄、羌活，加藿

香、木香。7剂，照前服用。

嘱患儿忌辛辣刺激饮食，患儿家长不要轻易责骂小儿，助其情志恢复平和。

后根据患者出现的症状，以祛风为总则，随症加减，前后共就诊8次，服药3个多月，患儿病情痊愈，随访至今，未再发作。

常克，肖量. 肖正安（川派中医药名家系列丛书）[M]. 北京：中国中医药出版社，2018.

按语：患儿平素性急躁、易激惹，为肝气郁滞化火的表现，家长未予重视，病情持续发展。近半年出现挤眉、眨眼、甩手等风动之象，兼见大便干、舌质红、苔黄、脉实数等一派热象，辨为肝经郁热生风之证。治以清肝息风，方选泻青丸加减，切中病机，疗效明显，后随证调理而愈。

肝有热

【原文】目直视不搐，得心热则搐。治肝，泻青丸；治心，导赤散主之。

【提要】本节论述肝热的证治。

【精解】本节与上节病机相似，唯有目连札为肝风、目直视为肝热之别，下文"肝有风甚"节解释道："若热入于目，牵其筋脉，两眦俱紧，不能转视，故目直也。"或可出现前文"手寻衣领及乱捻物"，即为肝经风热之急惊风。小儿肝常有余，肝经病变多由风、热之邪所致，历代医家多采用实则泻其子，同时清泻心肝火热之法，如王纶《明医杂著》云："若肝木自旺，则为急惊。目直视，或动摇，手足搐搦，风痰上壅等症，此为有余，宜伐木泻肝，降火清心。"此外，万全《幼科发挥》提出肝经兼证的辨治："兼见脾证，轻则昏睡，不嗜饮食，当视其大便何如。大便秘者，宜蜜导法，慎勿下之。恐下得脾虚，反为笃疾；大便润者，宜琥珀抱龙丸主之。兼见肺证，喘急闷乱，痰涎壅塞，须从大小便以利之。如喘息有声，肩耸胸高，喉中痰响者，不治。清宁散主之。"临床可参。

【医案举隅】

抽动障碍案

患者，男，7岁，2017年6月23日就诊。

[病史]患儿患抽动症1年，先后用中西药治疗，症状时轻时重。现症见烦躁，动作多，注意力不集中，眨眼，手指搐动，眠可，口臭，大便偏干，小

便短赤。舌红苔黄，脉滑。

［诊断］抽动障碍，痰火扰心。

［治法］清心平肝，化痰开窍。

［方药］方用黄连温胆汤加减。黄连3克，法半夏10克，陈皮10克，茯苓10克，枳实10克，竹茹10克，厚朴10克，栀子10克，野菊花15克，淡竹叶10克，灯心草5克，当归5克，全蝎（水洗）5克，蜈蚣1条。7剂，日1剂，水煎服（下同）。

二诊（2017年6月30日）：偶尔眨眼，仍有烦躁，但面部动作偏多，张口，搐鼻。舌红苔薄黄，脉弦。

［诊断］痰热减，而肝亢风动。

［治法］平肝息风。

［方药］予泻青丸加减。龙胆草10克，黄芩10克，栀子10克，泽泻10克，全蝎5克，川木通5克，当归10克，生地黄15克，柴胡10克，车前子5克，生甘草5克，野菊花15克，防己10克，10剂。

三诊（2017年7月12日）：偶搐鼻、张口，精力充沛，不愿学习，若强迫其学习，则搐鼻、搦手明显。舌红苔薄黄，脉滑。

［诊断］患儿病久，虑其兼有邪热入络，阻痹心窍之嫌。

［方药］上方去蒺藜，加姜黄15克，川桐皮15克，丹参15克，加强活血通络、解郁安神之力。

四诊（2017年7月25日）：服上方14剂后，偶有眨眼，口臭，口舌生疮，纳差眠可，大便干，小便短赤。舌红苔黄，脉数。

［诊断］心火上炎证。

［方药］予黄连导赤散加减以清心泻火，息风通络。黄连3克，生地黄10克，通草10克，淡竹叶10克，生甘草6克，蝉蜕10克，僵蚕10克，牡丹皮15克，青葙子10克，决明子10克，白豆蔻10克，薏苡仁15克。

服用半月后，抽动症状已经不明显。

郭军军，汪雅. 常克治疗儿童抽动障碍经验［J］. 内蒙古中医药，2019，38（3）：38-39.

按语：儿童抽动障碍通常病程较长，辨证常从风、痰、火入手，病位在心肝，涉及脾。本案根据患儿病情予清热化痰、平肝息风、泻火安神等，疗效明显。

肝有风甚

【原文】身反折[1]强直不搐，心不受热也，当补肾治肝。补肾，地黄丸；治肝，泻青丸主之。

凡病或新或久，皆引肝风，风动而上于头目。目属肝，风入于目，上下左右如风吹，不轻不重，儿不能任，故目连札也。若热入于目，牵其筋脉，两眦俱紧，不能转视，故目直也。若得心热则搐，以其子母俱有实热，风火相搏故也。治肝，泻青丸；治心，导赤散主之。

【注释】

[1]反折：指患者脊背向后反折如角弓状，全身肌痉挛，颈项强直的症状。

【提要】本节论述小儿急惊风证治及目连札、直视、抽搐的病机和选方。

【精解】钱氏认为，心肝实热、母子同病、风火相煽会出现抽搐。热极生风、外邪阻络、肝阳上亢、肝风内动等可出现角弓反张，伴高热、口渴、昏迷等，多由惊恐、痰热、外感等致热盛动风，现代医学认为临床常见于破伤风、脑膜炎、癫痫等疾病。若出现角弓反张而不抽搐，则提示心不受热，为肝经风动，当补肾以滋水涵木，选用地黄丸；泻肝以祛风止痉，选用泻青丸。不论病之新久，皆可引动肝风，由于风邪易袭阳位、肝开窍于目，故肝风上扰可出现目连札、肝热牵引筋脉而出现目直视。正如徐彦纯《玉机微义》载："洁古曰：肝主谋勇，热则寻衣捻物，目连札，直视不能转视。或极则身反强直，皆风热也。目者，肝之窍，属木，木性急，故如是。"

【医案举隅】

癫痫案

刘某，男，4岁，1963年2月14日初诊。

[病史]素禀性急，啼怒所伤，突然仆倒，不省人事。两目上视，角弓反张，面及口鼻青紫，口吐白沫，手足挛缩，四肢抽搐，口咬舌破，搐不可遏。脉沉弦紧。每三五天搐一次，年余不解。

[诊断]气郁化火，火郁凝痰，痰蒙清窍。

[治法]疏肝解郁，豁痰开窍息风。

[方药]当归12克，白芍12克，钩藤12克，胆星3克，青皮3克，川楝子6克，枣仁6克，远志0.6克，菖蒲3克，陈皮12克，生龙骨12克，生牡蛎12克，全虫0.6克，人工牛黄0.3克（分二次冲服）。泻青丸1丸（分二

次冲服）。

二诊：进上方 3 剂，隔 1 周左右始小搐一次。

［方药］效不更法，原方加石决明 20 克。

又服 3 剂，搐定脉平。为巩固疗效，原方改汤为散，每服 2 克，日 3 次。服 2 个月，病去根除。至今未复发。

孙克良. 周慕新老中医治验癫痫二例［J］. 河北中医，1983（03）：23，12.

按语：角弓反张提示肝风为甚，患儿气、火、痰郁，闭阻清窍，治疗以疏肝豁痰息风为法。

惊痫发搐

【原文】男发搐，目左视无声，右视有声。女发搐，目右视无声，左视有声。相胜故也，更有发时证。

【提要】本节论述男女惊痫发搐的临床表现。

【精解】钱氏认为，男属阳病本发于左，目左视，发搐无声；右视为右肺胜左肝，金来刑木，故发搐有声。女属阴病本发于右，目右视，发搐无声；目左视，为肺之胜肝，肝不能任，故发搐有声。现代儿科临床不能拘泥于此，当以辨证论治为准。万全曰："盖震东兑西，男女之定位也。震属乙木，兑属辛金，肝肺之分位也。男子生于寅而左行，女子生于申而右行，左右者，阴阳之道路也。今男搐左视无声，寅乃甲之旺位，乙之从甲，妹之从兄也，故为顺而无声。右则从庚，乙与庚合，金木相击而有声也。女搐右视无声，申乃庚金旺位，辛之从庚，妹之从兄也，故为顺而无声。左则从丙，辛与丙合，火金相灼而有声也。《活幼心书》顺搐散可取用之。如此观之，急惊风为顺而易治，慢惊风为逆而难治。"沈金鳌《幼科释谜》载："李杲曰：男为木，故左视木位无声，右视金位相击则有声。女为金，故右视金位无声，左视木位相击亦有声。"张山雷《小儿药证直诀笺正》对本节提出异议，认为"近今之新发明，固已凿凿有据，则古人理想空谈，本是向壁虚构，所以扞格难通，不必再辨"。

早晨发搐

【原文】因潮热，寅、卯、辰时身体壮热，目上视，手足动摇，口内生热涎，项颈急。此肝旺，当补肾治肝也。补肾，地黄丸；治肝，泻青丸主之。

【提要】本节论述早晨发搐的证治。

【精解】本节为钱乙运用人与自然相应及五脏生克制化理论的案例之一。寅、卯、辰时为早晨 3~9 点，按照五行理论，属肝木生发之气旺，此时发搐及其临床表现提示该证为肝经火热过旺、肾水不足，治以地黄丸滋水涵木、泻青丸清肝泻火。对于发搐的不同时刻代表的意义，虞抟《医学正传》云："早晨发搐，此肝木太旺，当补肾抑肝；日午发搐，此心火太旺，当补肝泻心；日晚发搐，此是肺病，当补脾而抑心肝；夜间发搐，当补脾抑心。"总结了钱氏的主要思想。明清时期，以昼夜发病时间辨证较为公认的观点是：白昼发作或病情加重为阳病、气分病，夜晚发作或加重为阴病、血分病，如赵献可《医贯》云："阳病则昼重而夜轻，阳气与病气交旺也。阴病则昼轻而夜重，阴气与病气交旺也。"临床当结合具体表现辨证论治。

【医案举隅】

一、病发搐案

一小儿寅卯时发热痰搐，服抱龙丸而愈。后复患，因自用前药，更加咳嗽气喘，不时发搐，面赤或青黄，或浮肿，或流涎。余谓：咳嗽气喘乃脾肺气虚，不时发搐，乃木乘土位，面青而黄赤，乃肝助心脾，浮肿流涎乃脾气虚弱。用益智丸以补心神；补中益气汤以补脾肺，顿愈。

薛铠，薛己. 保婴撮要［M］. 北京：中国中医药出版社，2016.

按语：患儿寅卯之时发热痰搐，属于肝热之证，服抱龙丸清热化痰则愈。后复发再服前药无效，且增加了咳嗽气喘、面赤或青黄，或浮肿，或流涎等症，此为脾虚肝乘之慢惊风，服益智丸、补中益气汤而愈。

二、高热抽搐案

患者，男，3 岁。

［病史］高热 1 天，其父诉晨起抽搐 1 次，并称此儿每于高热后有抽风现象。查患儿面目红赤，目直转动不灵，口中气热，大便干结，舌红苔薄黄，脉弦数。

［治法］清肝泻火，安神定搐。

［方药］方用泻青丸加味。龙胆草 10 克，栀子 10 克，川大黄 5 克，当归 10 克，薄荷 3 克，川芎 10 克，防风 3 克，川黄连 3 克，2 剂。

药后热退神清，予地黄丸调理。

丁耀宇. 小儿"三有余"说在儿科临床的指导作用［J］. 天津中医，1990（1）：42.

按语: 患儿晨起抽搐,为肝经火热、肾水不足,以泻青丸清肝泻火、地黄丸滋水涵木,并用川黄连泻心火,与钱氏"肝得心热则搐"学说相应。

日午发搐

【原文】因潮热,巳、午、未时发搐,心神惊悸,目上视,白睛赤色,牙关紧,口内涎,手足动摇。此心旺也,当补肝治心。治心,导赤散、凉惊丸;补肝,地黄丸主之。

凉惊丸

治惊疳。

草龙胆　防风　青黛各三钱匕　钩藤二钱匕　黄连五钱　牛黄　麝香　龙脑各一字匕[1]

上同研,面糊丸粟米大,每服三五丸至一二十丸,金银汤下。

【注释】

[1] 一字匕:字为度量单位,占五铢钱一个字的药末量,即为一钱的四分之一,约等于二分半。匕为取药工具,类似长柄汤勺。

【提要】本节论述日午发搐的证治。

【精解】巳、午、未时为日间9~15点,此时心气当旺,若有惊悸、目赤等心经有热,以及手足动摇等肝经有风的表现,则其病机为肝阴亏虚不能上济心火,心火上炎扰神动风,当选用导赤散引心火下行,同时滋补肝肾之阴,选用地黄丸。虞抟《医学正传》中另选用凉惊丸辅以清泻心肝火热、息风止痉。薛铠指出:"其流涎不止,为心火虚而脾土弱也,佐以六君子汤。"

【医案举隅】

一、日午发搐案

一小儿巳午时,搐热惊悸,发时形气倦怠,面黄懒食,流涎饮汤,此心火虚而不能生脾土也。不信,自服凉心之药,更加吐泻,睡而露睛,几成慢脾风,用六君、姜、桂,佐以地黄丸而愈。

薛铠,薛己.保婴撮要[M].北京:中国中医药出版社,2016.

按语: 患儿巳午发搐热、惊悸,为心火旺、肝阴虚风动之证,兼见倦怠、面黄、纳呆、流涎,又有心脾阳气虚惫的表现,不可更服清热凉心之药,以免虚其虚,致成慢脾风。方用六君子汤加干姜、肉桂健脾温阳,兼地黄丸滋水涵木而惊搐自止。

二、午间发搐案

刘某，女，2岁，1944年1月25日初诊。

［病史］过午猝然发热，大哭抽搐，两目圆睁。

［诊断］风邪外袭，肝胃内热。

［治法］急用散风止抽之法，加祛痰凉肝药。

先刺人中、少商穴出血，服至圣保元丹半丸，抽风止。

［方药］僵蚕8克，川羌活2克，防风5克，蝎尾0.6克，牡丹皮6克，杭芍6克，薄荷8克，川芎5克，钩藤12克，荆芥穗4克，黄芩1.2克，生甘草3克。至圣保元丹1丸（分2次服）。

服上方药1剂，未再抽，热退，汗出而愈。

赵玉贤．周慕新儿科临床经验选［M］．北京：北京出版社，1981．

按语：万密斋《幼科发挥》指出："急惊风者，肝风甚而心火从之。"本案治法适用于心经有热而肝风内动所致之抽搐昏迷，颇能应急。但对神疲倦怠、纳呆、流涎的慢惊风发痉神昏者，则不可妄用。

日晚发搐

【原文】因潮热，申、酉、戌时不甚搐而喘，目微斜视，身体似热，睡露睛，手足冷，大便淡黄水。是肺旺，当补脾治心肝。补脾，益黄散；治肝，泻青丸；治心，导赤散主之。

【提要】本节论述日晚发搐的证治。

【精解】申、酉、戌时为15~21点，肺金肃降之气当旺，发病较缓，以虚证为主。小儿斜视主要为脾胃亏损，络脉空虚，风邪入络致目系拘急，或因肝血虚不能濡养于目，或目络受阻、精血不能上荣，或因外伤气血郁滞等所致。目胞属肉轮，候脾，小儿睡露睛者为脾阳虚；喘息身热、手足冷、大便淡黄水等均为脾肺阳虚的表现。虚证发搐多属于慢惊风，可由吐下过多致脾虚、久疟久痢，或急惊风迁延而来，伴有精神恍惚、面色发黄、口鼻气寒等。由于脾气极虚，精微不能上归于肺，同时寒痰壅盛，引动肝风。徐彦纯《玉机微义》载："洁古曰：肺之位而肝强，法当补脾，恐被木之贼所克害，先泻心肝，以挫其势。"治疗当补益脾土，选用益黄散；用泻青丸抑制肝木，以助脾气恢复；用导赤散清泻心火，以助肺气清肃。

古代医家将抽搐心肝风火相煽、病势急骤者称为急惊风，将脾肾亏虚、发病较缓慢者称为慢惊风，如万全《幼科发挥》载："肝主风，木也，飘骤急疾，莫甚于风。心主惊，火也，暴烈飞扬，莫甚于火。木火阳也，故病在心肝者，谓之急而属阳。脾胃者，土也，沉重迟滞，莫甚于土。脾土者，至阴之属也，故病在于脾者，谓之慢而属阴。"同时亦可出现急惊风失治误治而转为慢惊风、慢惊风急性发作等相互转变的情况。治疗方面，万全《万氏家藏育婴秘诀》云："按钱氏、洁古论日夜发搐之证治，亦有阴阳之分。寅卯辰巳午未，阳之位也。申酉戌亥子丑，阴之位也。故肝心之搐，多用凉泻；肺脾之搐，多用温补也。"

【医案举隅】

潮热发搐案

一小儿潮热，手足发搐，痰涎上涌，手足指冷，左腮自申酉时青中隐白。此肝经虚弱，肺金所胜而潮搐，脾土虚弱而足冷也。用补中益气汤以补脾肺，六味丸以治肝肾而愈。盖病气有余，当认为元气不足。若用泻金伐肝，清热化痰则误矣。

江瓘，魏之琇. 名医类案正续编［M］. 太原：山西科学技术出版社，2013.

按语： 此案患儿发搐，不仅有脾土虚弱，还有肝经虚弱，故治以补中益气汤补脾肺、六味丸补肝肾而愈。需注意辨别病机虚实之真假，患儿发热、手足发搐、痰涎上涌、手足指冷，似热灼肝经，热极生风之实证，但热如潮水，当为虚证。

夜间发搐

【原文】因潮热，亥、子、丑时不甚搐，而卧不稳，身体温壮，目睛紧[1]斜视，喉中有痰，大便银褐色，乳食不消，多睡，不纳津液。当补脾治心。补脾，益黄散；治心，导赤散、凉惊丸主之。

【注释】

［1］目睛紧：即眼睛转动不灵活。

【提要】本节论述夜间发搐的证治。

【精解】亥、子、丑时为夜间21~3点，属于肾气当旺，若小儿脾肾不足，此时发搐亦属于慢惊风的范畴。除潮热、发搐属心肝火旺外，尚有痰鸣、大便银褐色、乳食不消、不喜饮水等脾虚湿盛的表现。治以益黄散健脾行气，用导赤散清泻心火，用凉惊丸息风止痉。小儿大病久病之后多有脾胃虚损，故慢惊风多发。

以上四节原文皆是钱乙对于因时制宜的运用，将一日之中四个时段（3~9点，9~15点，15~21点，21~3点）分属肝、心、肺、肾四脏，分别符合木、火、金、水的特性，恽树珏指出："所谓肝病者，非肝病；心病者，非心病，乃脏气病也。脏气所生者，为生、长、化、收、藏。肝病者逆生气、心病者逆长气，肺病者逆收气，肾病者逆脏气也。言寅卯、巳午、申酉、亥子者，一日之生长化收藏也。"未及脾所主，是因为脾旺于四时而主慢惊。除诊断外，有医家提出因时制宜可用于指导服药法，如温补阳气、性主生发的药物宜昼服，滋阴养血、性主收敛的药物宜夜服。

【医案举隅】

一、《保婴撮要》急惊案

一小儿印堂青黑，至夜啼搐。余谓：脾土虚寒也，用钩藤饮而安；后因惊发搐夜啼，仍用前药一剂，诸症复愈，又用异功散而痊。

薛铠，薛己. 保婴撮要［M］. 北京：中国中医药出版社，2016.

按语：面色青黑提示里寒，夜间抽搐为脾肾亏虚，治疗选用钩藤饮及异功散平肝息风、补益脾肾、扶正固本。

二、急惊案

朱某，男，4岁。

［病史］其母代诉：2天前因贪食豌豆，又感外邪，傍晚突发高热，烦躁不安，至夜即发惊厥，翌晨来院急诊。症见高热（40.6℃），神志昏迷，抽搐频作，牙关紧闭，脘腹胀满，痰鸣气粗，小便短赤，大便二日未解，舌质红苔薄黄，脉象滑数。

［诊断］痰热积滞壅塞于中，气机升降失司，致邪热上而不下，侵肝犯脑，以成惊厥。

［方药］加减凉膈散。薄荷3克，连翘10克，山栀6克，黄芩6克，大黄6克（后入），钩藤10克（后入），石决明15克（先煎），炙全蝎5克，蜂蜜20克。1剂水煎，分3次灌服。

服后约2小时许，大便通泻2次，泻下物如痰浊样，并夹有未消化的豌豆残渣，泻后高热迅速减退，惊搐停止，神志转清。宗原方去大黄，又服2剂而告愈。

谢兆丰. 王玉玲老中医治疗小儿急惊风的经验［J］. 江苏中医杂志，1983（5）：15.

按语：小儿脾肾虚弱，饮食伤脾，积滞不化而生湿热，上蒙清窍，生风动火，而致本病。方中薄荷、连翘、黄芩等清上焦热，山栀、大黄清热泻火，导壅热从二便而出，并用石决明、钩藤、全蝎等镇惊安神、息风止痉，加蜂蜜固护脾胃，故取良效。

伤风后发搐

【原文】伤风后得之，口中气出热，呵欠顿闷，手足动摇。当发散，大青膏主之。小儿生本怯者，多此病也。

【提要】本节论述小儿感冒夹惊的证治。

【精解】小儿为稚阴稚阳之体，气血未实，腠理不密，难以胜邪，伤风感冒易出现夹惊、夹滞、夹痰三种变证。此处发搐为感冒后发热，易扰神明，引动肝风，也有医家认为是"感冒病时触惊异"所致，出现口中气热、呵欠顿闷、手足动摇等气火上升征象，甚则高热惊厥、角弓反张，脉弦数、指纹青紫等。治疗应清热泻火、平肝潜阳、息风止痉，选用大青膏。若小儿素体虚弱，更难以抵御病邪，出现感冒夹惊的机会则更多。薛铠曰："若口气不热，搐而无力，属形病俱虚，宜异功散以补脾土，六味丸以滋肝木，钩藤饮以清开火。若因风邪郁热而变诸证，当清散风热。若外邪既解而诸证不愈者，当实脾土、补肺金，若竞治其风，恐脾气复伤，诸证蜂起矣。"薛氏提出本病其他情况的辨治，强调应针对小儿体质怯弱扶正固本。

【医案举隅】

伤风发搐案

一小儿伤风发搐，痰盛喘急，谓此脾肺气虚，腠理不密，而外邪所乘。用六君加柴胡、升麻、桑皮、杏仁，一剂，痰喘悉退。又一剂，去桑、杏，加钩藤而安。

魏之琇. 续名医类案［M］. 北京：人民卫生出版社，1984.

按语：患儿病本脾肺气虚，又兼外感，症见痰喘、发搐，治以六君子汤加柴胡、升麻健脾益气，桑皮、杏仁止咳化痰。一剂痰喘止，因此再剂去桑皮、杏仁，加钩藤息风止搐而愈。

伤食后发搐

【原文】伤食后得之，身体温，多唾多睡，或吐不思食而发搐。当先定搐，搐退，白饼子下之，后服安神丸。

白饼子又名玉饼子

治壮热。

滑石末一钱　轻粉五钱　半夏末一钱　南星末一钱　巴豆二十四个，去皮膜，用水一升，煮干，研细

上三味，捣罗为末，入巴豆粉，次入轻粉，又研匀，却入余者药末，如法令匀，糯米粉丸，如绿豆大，量小儿虚实用药。三岁以下，每服三丸至五丸，空心，紫苏汤下。忌热物，若三五岁儿，壮实者不以此为，加至二十九，以利为度。

安神丸

治面黄颊赤，身壮热，补心。一治心虚肝热，神思恍惚。

马牙硝五钱　白茯苓五钱　麦门冬五钱　干山药五钱　龙脑一字，研　寒水石五钱，研　朱砂一两，研　甘草五钱

上末之，炼蜜为丸，鸡头大，每服半丸，砂糖水化下，无时。

【提要】本节论述小儿食积惊风的证治。

【精解】小儿由于先天亏虚或喂养失当，脾常不足，饮食失宜则易食积化热，脾胃气机阻滞、升降失常，出现多睡等脾虚清阳不升、不思饮食等脾失健运的表现，甚则出现腹胀吐泻等症。治疗应急则治其标，疏风清热止痉，再用白饼子消积化滞和中，后用安神丸安神定志。张璐《张氏医通》云："若伤食后发搐，身温多睡，或吐不思食，宜先定搐，搐止白饼子下之。"另有医家认为当先和中消食，食积去则邪热、痰涎随之消除，如鲁伯嗣《婴童百问》曰："食痫者，食时得惊，停宿结滞……食痫则先为之消积，续以定痫等剂去之。"此时小儿脾胃已虚，消食导滞当药力适度，朱世扬《诚求集》云："若停滞已去而前症仍作，或变生他症者，脾土伤而肝木乘之也。"

【医案举隅】

一、伤食发搐案

一小儿未满月发搐呕乳、腹胀作泻，此乳伤脾胃。用五味异功散加漏芦，令母服之，儿亦服匙许，遂愈。

龚延贤. 万病回春［M］. 北京：人民卫生出版社，2007.

按语：婴儿未满月乳伤脾胃，治以异功散加漏芦健脾消食，因患儿尚不足月，少少服匙许，又令乳母服之，通过乳汁作用于患儿。

二、极重型中毒性消化不良案

冯某，男，9个月，1985年8月26日初诊。

［病史］因高热、腹泻、频呕3天，于3天前入院。入院后检查：体温

38.9℃，脉搏 110 次，呼吸 28 次，烦躁不安，眼深陷，躯干皮肤潮红，弹性差，面苍白，口唇樱桃红色，四肢厥冷，时有抽搐，心律齐，无杂音。舌质红，苔薄黄。化验：白细胞 5000/L，中性粒细胞 0.51，淋巴细胞 0.47，嗜碱性细胞 20%。大便：中性脂肪球（+++）。

［诊断］中毒性消化不良（极重型）。

［治法］补液纠酸，抗生素消炎，激素、亚冬眠降温、止痉，见尿补钾；中药清解暑热、兼化湿邪。

［方药］葛根芩连汤加减。葛根、石斛各 15 克，黄芩、佩兰、木香、甘草各 5 克，黄连 3 克，泽泻、川楝子、槟榔、太子参各 10 克。每日 1 剂，连服 3 天。

二诊：症见加重，体温 40℃，出现明显腹胀，呼吸深而快。请求会诊。症见患儿啼哭无泪，精神萎倦，高热不退，水泄如注，烦渴引饮，饮后即吐，肠鸣辘辘，腹胀如鼓，肢冷抽搐，舌质红干，苔少，脉濡滑而数，指纹红绛，已透气关。

［诊断］此乃阳虚欲脱。

［治法］应施以涩肠生津为主，佐以解肌利湿。

［方药］石榴皮 6 克，诃子 15 克，麦冬、葛根、车前子各 10 克，参须 5 克，五味子 3 克，炮姜 2 克，每日 1 剂。

4 天后热渐退，大便日 2~3 次，腹胀消失，呕止，肢温，险症皆除。会诊之后，只给适量补液，停用一切西药。

5 天始续用清热养阴，以善其后。方用：生石膏 15 克，麦冬、金银花、芦根、太子参、白扁豆各 10 克，调治 1 周，康复出院。

王志高，蒋金泉. 极重型中毒性消化不良治验一例［J］. 四川中医，1987（12）：24.

按语：小儿形体未充，饮食不当易伤脾胃，夏月暑热夹湿尤易发病。本案患儿吐泻伤津，脾胃虚弱，难以耐受黄芩、黄连之苦寒，宜涩肠固本、生津扶阳，恢复脾胃功能。

百日内发搐

【原文】真者，不过三二次必死。假者，发频不为重。真者，内生惊痫。假者，外伤风冷。盖血气未实，不能胜任，乃发搐也。欲知假者，口中气出热也。治之可发散，大青膏主之，及用涂囟、浴体法。

涂囟法

麝香一字匕　蝎尾去毒，为末，半钱。一作半字　薄荷叶半字匕　蜈蚣末　牛黄末　青黛末各一字匕

上同研匀，用熟枣肉剂为膏，新绵上涂匀，贴囟上，四方可出一指许，火上炙手频熨。百日内外小儿，可用此。

浴体法

治胎肥、胎热、胎怯。

天麻末二钱　全蝎去毒，为末　朱砂各五钱　乌蛇肉酒浸焙干　白矾各二钱　麝香一钱　青黛三钱

上同研匀，每用三钱，水三碗，桃枝一握、叶五七枚，同煎至十沸，温热浴之，勿浴背。

【提要】本节论述小儿百日内发搐的真假鉴别与证治。

【精解】婴幼儿在出生百日内出现惊风抽搐者称为胎惊。此病有真假之分，真发搐者病情危重，出现急性发作数次必至危殆，以内伤病变为主。古代医家认为，孕妇受惊吓、跌仆、恼怒、嗜酒、外感时邪、调摄失当等致胎气惊逆，胎儿脏腑未成、神气微弱，必然受其影响，表现为"至生下百日以来，儿心神不宁，睡卧不醒，壮热躁烦，啼哭无时，上视发搐，面青腰直，撮口缩腮，粪青黄水"(《小儿卫生总微论方》)。现代医学多认为真发搐是实质性颅内病变，先天得之预后不良。假发搐者发作频率较多且不甚剧烈，可因外感发热引发，小儿形气未充而无力抗邪，表现为惊搐，常为非实质性颅外病变。假发搐者口中气息发热，为体内有热引动肝风的表现，此为真假发搐的鉴别点。可用大青膏发散治疗，以及使用涂囟法、浴体法等外治法治疗。涂囟法及浴体法都是使药物经皮肤或穴位吸收的方法，尤适用于小儿外感疾患。

【医案举隅】

一、月内发搐案

一小儿月内发搐鼻塞，乃风邪所伤，以六君子汤加桔梗、细辛，子母俱服；更以葱头七茎、生姜二片，细搐摊纸上，合置掌中令热，急贴囟门，少顷鼻利搐止。

龚廷贤. 龚廷贤医学全书［M］. 太原：山西科学技术出版社，2016.

按语：此案为钱乙所论假发搐。内服六君子汤加味，补其正气以祛邪外出，同时防止因虚而复发，外用涂囟法散邪，随拨随应而愈。

二、新生儿破伤风案

周某，男，4天，1969年6月22日初诊。

［病史］因牙关紧闭，全身肌肉强直，阵发性痉挛2天多，延余诊治。诊见：患儿面色青灰，苦笑面容，全身肌肉强直，屏气青紫，腹微膨隆，二便2天未行。指纹青紫已达命关。询知患儿系一胎一产，旧法接生。

［诊断］新生儿破伤风。

［治法］依次取百会、囟门、眉心、人种、承浆、地仓（双）、颊车（双）、少商（双）、脐轮六焦及涌泉穴燃灸。灸完一次后患儿始有哭声，呼吸平稳，发绀及痉挛均已减轻。10分钟后灸第二次，患儿能张口，面色转红。急投祛风通络、镇痉之撮风散。

［方药］蜈蚣1条（去头、脚），钩藤12克，僵蚕9克，全蝎6克，大黄4克，黑、白丑各6克。

次日二便通，腹胀减，抽搐止，并能吮乳。上方化裁续服2剂而瘥。

龙万春. 灯火灸配服中药治疗新生儿破伤风［J］. 四川中医，1987（7）：52.

按语：新生儿破伤风属于儿科急危重症，稍有不慎则患儿有危殆之虞。本案医者认证精准，处置得当，先用灸法回阳救逆，再施以祛风通络镇痉之品，3剂，病退。

急　惊

【原文】因闻大声或大惊而发搐，发过则如故，此无阴[1]也。当下，利惊丸主之。

小儿急惊者，本因热生于心，身热面赤引饮[2]，口中气热，大小便黄赤，剧则搐也。盖热盛则风生，风属肝，此阳盛阴虚也，故利惊丸主之，以除其痰热。不可与巴豆及温药大下之，恐搐，虚热不消也。小儿热痰客于心胃，因闻声非常，则动而惊搐矣。若热极，虽不因闻声及惊，亦自发搐。

利惊丸

治小儿急惊风。

青黛　轻粉各一钱　牵牛末五钱　天竺黄二钱

上为末，白面糊丸，如小豆大，二十丸，薄荷汤下。一法炼蜜丸，如芡实大一粒，化下。

【注释】

［1］无阴：指阳证。

［2］引饮：口渴喜饮。

【提要】 本节论述小儿急惊风的证治。

【精解】 惊风是儿科四大证（痧、痘、惊、疳）之一。钱氏将小儿急惊风的病因总结为热、痰，诱因多为受惊，由此引动肝风，发为惊搐。小儿因为听闻大声或受到惊吓而惊搐，发作之后如常，是由于惊则气乱而生风化火，属于轻证。若心经实热、阴虚阳亢，或热邪伤津、筋脉失养而生风，则出现身热面赤、口渴喜饮、口中气热、口角流涎、二便黄赤、四肢拘急、舌红苔燥、脉弦数，甚则昏迷抽搐、角弓反张，较前严重。此外还有医家认为是外感六淫、感受疫毒、内有积滞所致。薛铠《保婴撮要》云："经曰：热则生风，风生痰。痰热客于心膈间，则风火相搏，故抽搐发动。经所谓木太过曰发生，其动掉眩颠疾是也。"应用凉泻法，清心肝火热，祛痰定惊，引邪外出，方用利惊丸。此时体内火热已经损耗津液，不可再用巴豆等温下药。在有热、痰的基础上，若听闻异声或受到惊吓，则会引起惊风急性发作。若热极生风则不需外界诱因亦可发作。

【医案举隅】

一、急惊案

一小儿发热抽搐，口噤痰涌，此胆经实火为惊风也。先用泻青丸一服，六味丸二服，诸证即退；又用小柴胡汤加芎、归、山栀、钩藤钩，次以补中益气汤而痊。

薛铠，薛己. 保婴撮要 ［M］. 北京：中国中医药出版社，2016.

按语： 本案患儿因高热引发抽搐，为热盛动风，治疗以清热泻火、平肝息风为主，并合六味地黄丸滋水涵木，又以小柴胡汤和解少阳，补中益气汤善后。

二、抽搐案

李某，男，7个月，1985年4月2日初诊。

［病史］患儿出生2个月时，因受惊吓而抽搐不止，两手握固，经各医院治疗，效果罔然。笔者于诊时见紧握的手掌已有糜烂、指纹紫红、苔黄。

［辨证］按胆虚痰热生风论治。

［方药］陈皮5克，法半夏3克，茯苓6克，甘草2克，竹茹3克，僵蚕3克，钩藤3克，生姜1片。每日1剂。

3剂之后，抽搐已止，两手松开。原方进退，调理数日而愈。

胡文章，邱德泽，陈国兰. 温胆汤临证实验录 ［J］. 四川中医杂志. 1986（9）：8.

按语：小儿抽搐以痰热生风多见，受到惊恐后易引发。胆为清净之府，本案以温胆汤化裁，清热化痰，思路与钱氏相似。

慢 惊

【原文】因病后，或吐泻，脾胃虚损，遍身冷，口鼻气出亦冷，手足时瘛疭，昏睡，睡露睛。此无阳也，栝楼汤主之。

凡急慢惊，阴阳异证，切宜辨而治之。急惊合凉泻，慢惊合温补。世间俗方，多不分别，误小儿甚多。又小儿伤于风冷，病吐泻，医谓脾虚，以温补之；不已，复以凉药治之；又不已，谓之本伤风，医乱攻之。因脾气即虚，内不能散，外不能解。至十余日，其证多睡露睛，身温。风在脾胃，故大便不聚而为泻。当去脾间风，风退则利止，宣风散主之。后用使君子丸补其胃。亦有诸吐利久不差[1]者。脾虚生风而成慢惊。

栝楼汤

治慢惊。

栝楼根二钱　　白甘遂一钱

上用慢火炒焦黄色，研匀，每服一字，煎麝香薄荷汤调下，无时。凡药性虽冷，炒焦用之，乃温也。

宣风散

治小儿慢惊。

槟榔二个　陈皮　甘草各半两　牵牛四两，半生半熟

上为细末，三二岁儿，蜜汤调下五分，已上一钱，食前服。

使君子丸

治脏腑虚滑及疳瘦下利，腹胁胀满，不思乳食。常服，安虫补胃，消疳肥肌。

厚朴去粗皮，姜汁涂，焙　甘草炙　诃子肉半生半煨　青黛各半两。如是兼惊及带热泻，入此味，如则变疳不调，不用此味　陈皮去白，一分　使君子去壳，一两，面裹煨熟，去面不用

上为末，炼蜜丸，如小鸡头大，每服一丸，米饮化下。百日以上，一岁以下，服半丸，乳汁化下。

【注释】

[1] 差：同"瘥"，治愈。

【提要】本节论述小儿慢惊风、慢脾风的证治及急、慢惊风的鉴别。

【精解】本节提出了小儿慢惊风的三种成因：其一为大病之后正气受损，其二为外感风寒而吐泻，其三为病情迁延失治误治（特别是误下）。寇平《全幼心鉴》指出："又有久痢胃气虚脱成者，有伤寒传变阴证而成者，有得之久嗽成痫者，有下积峻取而成者，有吐血泻血而成者，有感风不解误药成者，有得之发痫不已者，有得之虫积冲心者，有得之卵肿疝气腹痛。"由此伤及脾胃，出现身冷、不时抽搐、神昏嗜睡、露睛流涎、噤口咬牙、脉沉无力等表现，此为阴证，真阳虚衰，预后不良。曾世荣《活幼心书》云："阴盛生寒，寒为水化，水生肝木，木为风化，木克脾土，胃为脾之腑。故胃中有风，瘛疭渐生。"当用栝楼汤治疗。小儿急惊属于阳、热、实证，治疗应当凉泻为主；慢惊属于阴、寒、虚证，治疗适合温补。

有小儿因感受风寒而发为吐泻，本应发散风寒，医者认为其为脾虚而采用温补法，疾病未愈又改用凉药，又不效，治疗失去章法，攻伐失度致脾气虚损。患儿气机升降无法恢复正常，吐泻仍频，同时正虚难以祛邪外出，病情迁延以致出现嗜睡露睛、腹泻等慢脾风症状。慢脾风较慢惊风为甚，表明病已在脏，属于逆证，难治。此为脾虚生风，同时有脾虚而生痰涎，先用宣风散消积化痰，再用使君子丸补胃。

对于慢惊的论治，张介宾《景岳全书》云："治慢惊之法，但当速培元气，即有风痰之类，皆非实邪，不得妄行消散，再伤阳气，则必致不救。"钱氏治疗时使用了金石、苦寒之品，故此处多有争议。

此外，历代医家多将慢惊风、慢脾风与阴痫混为一谈，《全幼心鉴》指出："慢惊者，因久吐而胃气先虚……慢脾者，因久泻而脾气先虚……阴痫者，吐泻之久，脾胃俱虚。"阐明了此三证的差异。

【医案举隅】

一、久泻将成慢惊案

汪幼，久泻不止，阳气不运，以致四肢逆冷，神迷如寐，呕吐咬牙，脉形沉细。土虚木旺，将成慢惊，切勿轻视。方请儿科先生商政。

台参须五分，另煎，冲　橘红八分　炙黑草二分　煨天麻一钱　炒於术一钱五分　熟附片四分　炮姜炭四分　白茯苓三钱

刘更生. 张聿青医著大成［M］. 北京：中国中医药出版社，2019.

按语： 患儿久泻以致土虚木旺，阳气虚衰，将成慢惊，治以补脾泻肝、回阳救逆而愈。

二、婴儿痉挛案

刘某，女，7个月。

［病史］患儿点头、手足抽搐已 2 个月。起病前，发现该儿神志发呆，在发热一次后即出现不时勾头挤眼、手足抽搐，每日发作 10~20 余次，每次约 10 分钟，抽后神情萎靡，昏昏思睡，经儿童医院检查未能确诊，采用鱼肝油、维丁钙片治疗无效，脑电图检查结果示："两半球可见爆发性抑制及高度失律现象，并有爆发性高幅（200mV 以上）的棘波、尖波、多棘波等发放。符合婴儿痉挛症。"即用安定、苯巴比妥等多种药物治疗，仍勾头、手足抽搐不止。又赴另一医院检查治疗，并在该医院再次作脑电图复查。诊断意见为："两半球睡眼菱型波形成差；两半球有不少爆发性 0.5~2C/S 慢尖波，尖 – 慢复合波，棘 – 慢复合波及高幅尖波和少量棘波，可考虑婴儿痉挛症。"虽用多种解痉、镇静、抗癫痫等药物治疗效果欠佳。就诊时，可见勾头摇脑，手足不时抽搐，面色无华；睡时露睛，神情呆滞，动作迟钝，嗜睡盗汗，手足心发热，唇口干渴，指纹淡红，舌淡苔薄白。

［诊断］此乃慢惊风。症因气血不足，脾虚肝盛所致。

［治法］遵仲阳法，治以益气健脾，平肝安神。

［方药］参苓白术散、三甲散各 10 克。调匀，分成 15 包，每服 1 包，1 日 3 次，水煎服，连服 5 天。同时配合针刺神门穴，留针 1 分钟。

二诊：服上方后勾头挤眼、手足抽搐逐日减少，竟至停止，吮乳增多，精神振奋，盗汗大减，但大便反燥结，二日一行。因天气炎热，身起痱子搔痒，脉象细弦，指纹青，舌质转红苔薄腻。

［诊断］此脾已健运，肝气疏平之征。

［方药］效不更方，继服 5 日，并配针神门穴 1 次，外用黄柏、艾叶、白矾各 30 克（临床经验方，名"柏艾汤"）水煎洗澡，每日洗一剂，连洗 3 天。

马荫笃. 中医儿科临床精华［M］. 银川：宁夏人民出版社，1996.

按语：本案患儿面色无华，嗜睡露睛，手足抽搐，为脾虚肝乘，治疗以补脾益肺之参苓白术散为主，抑木扶土、佐金平木，再以针刺神门安神定志，临床疗效佳。

五　痫

【原文】凡治五痫[1]，皆随脏治之。每脏各有一兽并[2]，五色丸治其病也。

犬痫：反折，上窜，犬叫，肝也。

羊痫：目瞪，吐舌，羊叫，心也。

牛痫：目直视，腹满，牛叫，脾也。

鸡痫：惊跳反折，手纵，鸡叫，肺也。

猪痫：如尸吐沫，猪叫，肾也。

五痫重者死，病后甚者亦死。

五色丸

治五痫。

朱砂五钱, 研　　水银一两　　雄黄一两　　铅三两, 同水银熬　　珍珠末一两, 研

上炼蜜丸，如麻子大，每服三四丸，金银、薄荷汤下。

【注释】

［1］痫：为一种发作性神志异常的病证，表现为猝然昏仆、昏不知人、全身抽搐、两目直视、口角流涎或吐沫、口出异声，或角弓反张，频繁发作，醒后如常。

［2］每脏各有一兽并：指每一脏对应的痫病都兼有一种兽的叫声。并，兼。

【提要】本节论述五种痫证的临床表现及辨证治疗。

【精解】钱氏将痫证分为五种，分属五脏，选用五色丸治疗。犬痫表现为角弓反张、双目上视、面青、叫声似犬，病位在肝；羊痫表现为双目睁大、舌头吐出、惊悸面赤、叫声似羊，病位在心；牛痫表现为双目直视、面黄腹胀、叫声似牛，病位在脾；鸡痫表现为易受惊吓、角弓反张、手足抽搐、叫声似鸡，病位在肺；猪痫表现为昏不知人、口吐涎沫、叫声似猪，病位在肾。此五种痫证发作剧烈或复发更甚，均预后不良。此外，《备急千金要方》载："马痫之为病，张口摇头，马鸣欲反折。"后世多有相似论述。痫证主要病机为风痰上扰、肝风内动，秦景明《幼科金针》云："痫者因惊而作，惊则神出舍，舍空而痰聚矣。痰气入舍，神不能归。"治疗当祛痰镇惊平肝为主。陈文治《广嗣全诀》云："孕妇若遇惊恐，则必内应于胎。一月足厥阴脉养，惊则肝受病；二月足少阳脉养，惊则胆受病；三月手少阴脉养，惊则心受病；四月名为离经；五月足太阴脉养，惊则脾受病；六月足阳明脉养，惊则胃受病；七月手太阴脉养，惊则肺受病；八月手阳明脉养，惊则大肠受病；九月足少阴脉养，惊则肾受病，母之所受，因贻于儿，痫病之所以作也。"此条文说明了小儿五痫的病因，又提出风、惊、食、痰皆可引发痫证。

【医案举隅】

癫痫病案

戊辰岁，户部王缙庵公乃弟，患心痫疾数载矣。徐堂翁召予视之，须行八

法开阖方可，公如其言。而刺照海、列缺，灸心俞等穴，其针待气至，乃行生成之数而愈。凡治此症，须分五痫。此卷前载之详矣，兹不悉录。

杨继洲. 针灸大成［M］. 北京：人民卫生出版社，2006.

按语： 明代御医杨继洲继承钱乙五痫之说，运用针灸之术，施以灵龟八法中按时开阖之法，选取手太阴肺经络穴列缺，配合足少阴肾经照海穴，调节冲任二脉、五脏六腑和元神之府的功能，再配合艾灸心俞穴开窍宁神，待针刺得气再配合补泻手法，终获良效。

疮疹候

【原文】面燥腮赤，目胞亦赤，呵欠顿闷，乍凉乍热，咳嗽嚏喷，手足梢冷，夜卧惊悸，多睡，并疮疹[1]证，此天行[2]之病也。唯用温凉药治之，不可妄下及妄攻发。

受风冷，五脏各有一证：肝脏水疱，肺脏脓疱，心脏斑，脾脏疹，归肾变黑。

唯斑疹病后，或发痫，余疮难发，痫矣。木胜脾，木归心故也。若凉惊，用凉惊丸；温惊，用粉红丸。

粉红丸 又名温惊丸

天南星腊月酿牛胆中百日，阴干，取末四两别研，无酿者，只锉炒熟用　　朱砂一钱五分，研
天竺黄一两，研　　龙脑半字，别研　　坯子胭脂一钱，研，乃染胭脂

上用牛胆汁和丸，鸡头大，每服一丸，小者半丸，砂糖温水化下。

【注释】

［1］疮疹："疮"指天花，"疹"为麻疹。

［2］天行：即时行，指具有传染性的疫病、流行病。

【提要】本节论述疮疹的证治。

【精解】钱氏最早记述了麻疹症候。麻疹属于时行疫毒，侵犯人体后邪热侵犯各脏腑，初期表现为面红目赤、眼泪汪汪、呕恶等，为肝胃有热。胸闷气短、咳嗽喷嚏、鼻塞流涕、发热，为风热犯肺，时邪由口鼻而入，肺卫失宣。王肯堂《证治准绳·幼科》指出："麻疹初出，全类伤风，发热咳嗽，鼻塞面肿，涕唾稠黏，全是肺经之证。"夜间惊悸不安为热扰心神。纳少、嗜睡为邪热蕴脾，正气抗邪，此时皮疹透发全身。喜呵欠、肢末逆冷为阳气不舒，并有发疹表现。此后麻疹渐退，热去津伤。《证治准绳》将麻疹病程分为初热期、见形期、收没期三个阶段，沿用至今，并分别治以辛凉透表、清热解毒透疹、

养阴益气。钱氏提出，治疗当发散邪毒、清解毒热，选用温凉药治疗。小儿易虚易实，不能随意攻下或过度发散，以免致里虚、表虚，或造成传变、黑陷而成逆证。若风寒外束、复感外邪、正气不足等致麻疹宣透不畅，皆会导致兼变证、危重症的发生，如高热、抽搐、谵语等。如谢玉琼《麻科活人全书》云："风寒本是外来，麻证终始最宜速避，如获不谨，失于避忌，一受风寒则令肌肤干燥，腠理闭密，遂至麻毒不得发越而难出矣。"感受风寒之邪而发为疮疹可按五脏分型：水疱属肝，脓疱属肺，发斑属心，发疹属脾，黑陷属肾。上述病仅斑疹病后可能发作痫证，是由于热邪伤津，肝阳上亢，乘脾扰心所致。若因心肝火旺而发为痫证，则用凉惊丸清心肝火热、息风定惊；若因痰涎壅盛、风痰入络而发为痫证者，用粉红丸治疗。

【原文】小儿在胎十月，食五脏血秽，生下则其毒当出，故疮疹之状，皆五脏之液。

肝主泪，肺主涕，心主血，脾为裹血[1]。其疮出有五名：肝为水疱，以泪出如水，其色青小；肺为脓疱，以涕稠浊，色白而大；心为斑，主心血，色赤而小，次于水疱；脾为疹，小次斑疮，其主裹血，故赤色黄浅也。涕泪出多，故脓疱、水疱皆大。血营于内，所出不多，故斑疹皆小也。病疱者，涕泪俱少，譬胞中容水，水去则瘦故也。

【注释】

[1] 裹血：指脾有统摄血液、防止其外溢的功能。

【提要】本节论述小儿疮疹的病因及五脏辨证。

【精解】钱氏认为，胎儿在母体内感受胎毒，出生后毒邪从体表而发，故五脏之液外溢形成疮疹。至金元以后，医家多认为麻疹为时邪所致，如王肯堂《幼科全书》载："疹虽毒结，多带时行。气候暄热非令，男女传染而成。"徐春甫《古今医统大全》载："疹证之发，多在天行疠气传染之时，沿门比屋相传，轻重相等。"肝在液为泪，发为水痘，其色青形小，破溃后水液清稀似泪。肺在液为涕，发为脓疱，色白而大，内容物黏稠浑浊似涕。心主血，发为斑疹，其色红，小于水痘。脾主裹血，发为麻疹，较斑疹小，色红及浅黄。涕、泪较多，故脓疱、水痘较大；血受统摄，故斑疹较小。肾由于不食毒秽而无疮疹诸症，但此类病症若传变为逆证，则会黑陷而归属于肾。针对本节，万全《万氏家传痘疹心法》提出异议："此一脏之中，统体一五行也。既曰肝为水疱，以泪出如水，泪则肾之液也；肺为脓疱，以涕出稠浊，涕则肾之液也；心为斑，以血色赤而小，血则肾之液也（在内为血，在外为汗）。夫五脏之液，皆本于肾如此。然则痘中之水，肾乃主之，至于结痂，则土来制水而干较，所以脾主结痂，其色微黄也。肾又为封藏之本，痘之痂靥，肾又主之。"万全认为不可谓肾无证，肾主黑陷，为邪毒过旺，水不能制，煎灼津液导致变证。此外，吴砚丞《麻疹备要方论》归纳了麻疹在不同病位的表现："如邪气遏郁于脾，则泄泻不止；扰乱于心，则烦热不退而发惊；熏灼于肺，则呕嗽出血；移热于肝，则目多眵泪；归结于肾，则牙龈烂而疳蚀。"可作补充。

【原文】始发潮热三日以上，热运入皮肤，即发疮疹，而不甚多者，热留肤腠之间故也。潮热随脏出，如早食，潮热不已，为水疱之类也。

疮疹始发之时，五脏证见，唯肾无候，但见平证耳，尻凉、耳凉是也。尻耳俱属于肾，其居北方，主冷也。若疮黑陷，而耳尻反热者，为逆也。若用百祥丸、牛李膏各三服不愈者，死病也。

百祥丸—名南阳丸

治疮疹倒靥[1]黑陷。

用红芽大戟，不以多少，阴干，浆水煮软去骨，日中曝干，复内汁中煮，汁尽焙干为末，水丸如粟米大。每服一二十丸，研赤脂、麻汤下，吐利同，无时。

牛李膏—名必胜膏

治同前方。

牛李子

上杵汁，石器内，熬膏，每服皂子大，煎杏胶汤化下。

【注释】

[1]倒靥：痘疹出而不畅，甚或黑陷者。

【提要】本节论述疮疹初起时的证候表现。

【精解】疮疹初起时，小儿首先表现为潮热，3天左右热邪入于皮肤则开始出疹或水疱，由于病位尚浅，发疹较少，随潮热而渐多，疮疹的严重程度与热势相关。潮热的时间与疮疹发病类型相关，如《小儿卫生总微论方》载："其发亦自有时，随脏所主。如早晨发热不已为水疱，日午发热不已为斑，晡时发热不已为疹，日晚发热不已为脓疱。"疮疹发病初期可见肝、心、肺、脾四脏热证的表现，唯有肾脏方位属北而主冷，耳及尻骨凉为肾未受热，为顺证，预后较好。万全《万氏家传痘疹心法》云："今疮毒之火，起于三焦，煎熬脏腑，燔灼皮肉，非肾水有以制之，则慓悍之势，莫之能御。唯肾无候者，所以存生生之源，见阴阳造化之妙也。"疮疹邪毒发散升浮，而肾脏居于下焦，如果疮疹黑陷，耳及尻骨发热，则提示病邪向内向下而走，属于相火燔灼之逆证。钱氏认为肾无实证，疾病发展到肾常为重病、久病的后期阶段。治疗选用百祥丸、牛李膏，服之 3 剂不效则疾病危重难治。

【原文】凡疮疹若出，辨视轻重。若一发便出尽者，必重也；疮夹疹者，半轻半重也；出稀者轻，里外微红者轻；外黑里赤者，微重也；外白里黑者，大重也；疮端里黑点如针孔者，势剧也；青干紫陷，昏睡，汗出不止，烦躁热渴，腹胀，啼喘，大小便不通者，困也。

凡疮疹当乳母慎口，不可令饥及受风冷。必归肾而变黑，难治也。

【提要】本节论述疮疹轻重的辨别要点及调护宜忌。

【精解】疮疹发出后需要鉴别其轻重。从发疹疏密、速度、种类看，如果发疹迅速，一次出遍周身，为邪毒壅盛，病情危重；疮与疹夹杂且较前稀少，又称"痘疮夹瘄"，此为半轻半重，如《医宗金鉴》载："瘄亦疹类，但形如粟米，尖圆白硬，内含清水为异。此亦热毒所发，往往夹痘而出，宜于疏散。"出疹稀少而缓和者，为轻证，预后较好。从颜色看，疮疹里外微微发红为轻证，邪毒尚浅；外黑里赤稍重，提示毒邪已盛而气血尚充；外白里黑更重，提示热毒壅盛、煎灼血液，正气不足，病情更重；疮疹黑点如针孔者，病势较剧，提示毒邪入里，津液亏耗，正气无法托邪外透；疮疹青干紫陷、昏睡汗出、烦躁口渴、发热腹胀、啼哭喘息、二便不通等，皆是毒邪内炽、热入营血之征，病情凶险。《素问·玉机真脏论》云："脉盛，皮热，腹胀，前后不通，闷瞀，此谓五实。"即近似本证之实热闭阻五脏，预后不良。由于乳汁影响小儿的生长与康复，小儿患疮疹时乳母应当饮食清淡而营养，不摄入辛辣刺激及油腻之品，以免助长小儿内热；同时保证患儿不受饥饿，以助恢复正气，托邪外出。注意小儿护理，避免感受风冷、寒邪外束，邪毒外散不利最终会导致黑陷、真阴耗竭，属于危重症，难以治疗。

【原文】有大热者，当利小便；有小热者，宜解毒。若黑紫干陷者，百祥丸下之；不黑者，慎勿下。更看时月轻重，大抵疮疹属阳，出则为顺。故春夏病为顺，秋冬病为逆。冬月肾旺，又盛寒，病多归肾变黑。又当辨春脓疱、夏黑陷、秋斑子、冬疹子，亦不顺也。虽重病犹十活四五。黑者无问何时，十难救一，其候或寒战噤牙[1]，或身黄肿紫，宜急以百祥丸下之。复恶寒不已，身冷出汗，耳尻反热者，死病也。何以然？肾气大旺，脾虚不能制故也。下后身热气温，欲饮水者可治。以脾土胜肾，寒去而温热也，治之宜解毒，不可妄下，妄下则内虚，多归于肾。若能食而痂头焦起，或未黑而喘实者，可下之。身热烦渴，腹满而喘，大小便涩，面赤闷乱，大吐，此当利小便。不差者，宣风散下之。若五七日痂不焦，是内发热，热气蒸于皮中，故疮不得焦痂也。宜宣风散导之，用生犀磨汁解之，使热不生，必著痂矣。

【注释】

[1]噤牙：指牙关紧闭，口唇拘挛，不能饮食。

【提要】本节论述小儿疮疹的辨治及预后。

【精解】疮疹患儿中，若出现高热，当利小便，导热下行，并有减毒之功，如导赤散之类。然而有医家认为患儿已经高热，再利小便必然损耗津液，故应凉血清热。若有低热，当解毒，陈尧道《痘疹辨证》认为，宜犀角地黄汤加消毒饮，若小热利小便，反泄肾气，更泄心气，人多不知。若出现黑陷，选用百祥丸引邪外出；未出现黑陷的，不应用此法，以免误下反而导致黑陷。钱氏在后文卷中指出："所用百祥丸者，以泻膀胱之腑，腑若不实，脏自不盛也。"解释此处由于肾主虚，不可泻，故泻其腑以替代。而李时珍《本草纲目》载："肾之真水不可泻，泻其陷伏之邪毒尔。"周学海《脉义简摩》云："盖肾主液，痘中之血化为水，水化为脓，皆肾之津液所化也。若无肾水，则疮枯黑而死矣，岂可泻耶？"认为此是急泻肾中之火毒以救水。

此外，还可根据发病时节判断轻重，如春夏秉生发生长之气，此时出疹易于透发，常为顺证；秋冬主肃降收藏，疮疹难出，多为逆证。冬季肾气主令，气候严寒，疾病转归多走肾脏而黑陷。同时，疮疹形态与时令不符时亦不属于顺证，如春季出脓疱、夏季黑陷、秋季发斑、冬季发疹等，郭雍《伤寒补亡论》认为："钱氏大抵拘于脏，谓脓疱为肺金，黑陷为肾水，斑子为心火，疹子为脾土，皆克四时，故不为顺也。然则黑陷者，何时不为逆也？"上述情况无黑陷时属于逆证，较为严重，尚可救治十之四五；而出现黑陷时寒战口噤、身黄或青紫，不论发病时节，皆为危急重症，能够救活者不足十分之一。

若疮疹患儿出现恶寒、身冷汗出、耳及尻骨发热，为不治之症，这是由于此时毒热入肾，脾弱为肾所侮。服百祥丸后身热气温、口渴欲饮者，预后较好，此为脾土得温，能够制约肾水之寒，如庄应祺《补要袖珍小儿方论》载："急以四君子汤加陈皮、木香、厚朴、白姜等剂以温脾土，使脾土复旺，有胜肾水，则黑陷者，必当复起而安。"

治疗疮疹患儿应清解邪毒，不能随意使用下法，否则正气更虚，肾之邪气更旺而致黑陷。如果小儿能够饮食，疮疹结焦黑色痂，或未出现黑陷而气喘胸闷，此为热毒壅盛、脾气尚充，可以使用下法。若出现五实证并呕吐，此为实热闭阻，应当利小便；不效，再用宣风散。前文中钱氏用宣风散治疗脾土极虚之慢惊风，此处用宣风散破气化痰逐水，以通利肾之壅塞毒邪，较百祥丸缓和，如朱震亨《丹溪心法》云："盖疮发肌肉，阳明主之，脾土一温，胃气随畅，独不可消弭已泄之肾水乎。此钱氏不刊之秘旨也。"如果7天不结焦痂，提示热邪从体内蒸透而出，当用宣风散发散、用生犀角磨汁清解毒热，促进结痂。

【原文】疮疹由内相胜也，唯斑疹能作搐。疹为脾所生，脾虚而肝旺乘之，木来胜土，热气相击，动于心神，心喜为热，神气不安，因搐成痫。斑子为心所生，心生热，热则生风，风属于肝，二脏相搏，风火相争，故发搐也。治之当泻心肝，补其母，栝楼汤主之。

【提要】本节论述疮疹发搐的病机及治法。

【精解】疮疹各类型中仅斑疹可伴随发搐，钱氏提出两种病机。第一，因为疹是由脾所生，脾土亏虚，肝木乘之，肝阳扰动心神，心主火，风火相煽而发为抽搐、痫证；第二，发斑为心经实热所致，热极生风，风火相争，发为抽搐。现多认为斑疹分为阳斑和阴斑，阳斑为外感温热毒邪、风湿热毒、瘀血、热病伤阴，内迫营血所致；阴斑为脾不统血，阴虚所致。从肌肉而出为斑，从血络而出为疹。治疗当清泻心肝火热、息风定搐，而后补益脾土，选用栝楼汤清热定搐。栝楼汤由天花粉、白甘遂组成，钱氏曾用于治疗小儿慢惊。

【原文】疮黑而忽泻，便脓血并痂皮者，顺。水谷不消者，逆。何以然？且疮黑属肾，脾气本强，或旧服补脾药，脾气得实，肾虽用事，脾可制之。今疮入腹为脓血及连痂皮得出，是脾强肾退，即病出而安也。米谷及泻乳不化者，是脾虚不能制肾，故自泄也，此必难治。

【提要】本节论述脾气盛衰及邪毒有无出路对疮黑预后转归的影响。

【精解】疮疹变黑为热毒壅盛，疾病发展到终末期，病位在肾。若泻下脓血，为邪有出路，若结成痂皮，为脾气得复，均为顺证。此为原本脾气较强，或曾服补脾药，土可制水，疾病有转顺之机，加之便脓血、结痂皮、能饮食，提示脾强制肾，邪毒入腹即泻出，正胜邪退。若腹泻完谷不化，为邪无出路而内陷，脾肾阳衰；若未结痂，"当结而不结，乃内外热极，毒气散漫，无阴气以敛之"（《全幼心鉴》），证属难治。

【医案举隅】

一、疹出不透案

一儿三岁，患疹，出迟而没早，发热咳嗽，昏闷不食。予诊视，曰：疹出不透，出见风寒，没早，宜急发之。以葱煮麻黄八分，四物换生地，加杏仁、天花粉、葱、姜，煎服，重复出一身，比前更多，三日没尽而愈。凡疹症出自六腑，宜养阴抑阳，刚剂决不可服（二陈谓之刚剂，四物谓之柔剂），犯之即发喘渴闷乱，失于收救，多致夭折。如参、芪、半夏、白术常品温燥之药，亦所当忌，只宜清热养血。如出迟者，少加升散之药，送之达表而已。

江瓘，魏之琇. 名医类案正续编［M］. 太原：山西科学技术出版社，2013.

按语： 患儿疹出迟而收没早，辨为疹出不透，或为疹出时见风寒而早收没，以葱、姜、麻黄透发疹邪，并以四物汤化裁，清热养血而愈。本案忌用参、术、半夏等温燥之品，与钱乙"大抵疮疹属阳"的观点相合。

二、麻疹案

患儿，男，4岁。

［病史］患麻疹3天，身大热，烦躁抽搐，时昏时醒，干咳不休，音哑无声，鼻翼煽动，疹不出，四肢厥冷，脉时隐时现，舌绛苔黄燥。

［诊断］毒火郁滞的险证。

［治法］投以寒凉重剂。

［方药］依清肺解毒饮加生石膏、桃仁、大黄、枳实、紫草、板蓝根、黄连、钩藤。

服1剂后烦躁安，抽搐止，手足转温，疹出，先头面后全身，疹形粒大稠密，其毒火仍炽，当日再服前方1剂。

3天后身热退，疹相继清除，唯咳嗽不减，乃毒火灼阴伤津所致。投以川贝母、生石膏、玄参、生地黄、麦门冬以滋阴生津，咳嗽停止，病获痊愈。

齐英杰. 李雪岩老中医治疗麻疹的三禁五辨［J］. 天津中医，1988（5）：5-6.

按语： 李雪岩总结治疗麻疹三禁五辨：禁滋补、禁升提、禁固涩，辨轻重、隐伏、顺逆、形色、气味。此医案为毒火炽盛重症，选用清肺解毒饮加减清热泻火解毒，对证治疗。

伤 风

【原文】昏睡，口中气热，呵欠顿闷，当发散，与大青膏解。不散，有下证[1]，当下，大黄丸主之。大饮水不止而善食者，可微下，余不可下也。

【注释】

[1] 下证：指适用下法的病证，常为热证、实证，如腹痛胀满、大便不通、停痰留饮、瘀血积水等。

【提要】本节论述小儿感冒夹惊、感冒夹滞的证治。

【精解】小儿感冒多有兼证。感冒夹惊，多为热极生风，治当解表兼用清热息风、凉肝止痉的大青膏；感冒夹滞，以大黄丸清解风热里实。

伤风手足冷

【原文】脾脏怯也，当和脾后发散。和脾，益黄散；发散，大青膏主之。

【提要】本节论述小儿脾虚、感冒手足冷的证治。

【精解】脾主四肢，小儿外感风寒本应身热，现手足反而不温，或可并见面色萎黄、不思饮食，提示脾土亏虚、中阳不振、卫阳被遏，阳气无以敷布。应当先补脾扶正，方用益黄散；再发散去邪，方用大青膏。另有医家主张使用参苏饮、四逆散等方，疗效亦佳。

【医案举隅】

伤风病案

一儿，伤风后，饮食不进，睡卧昏沉，手足逆冷。此大虚之候。宜服助脾开胃，以扶元气。

人参　藿香　怀山药　陈皮　炒黄米

秦昌遇. 幼科医验［M］. 上海：上海科技出版社，2004.

按语：本案患儿伤风后手足逆冷，并见纳少嗜睡，提示脾土亏虚较甚，当健脾益气，扶正固本。

伤风自利

【原文】脾脏虚怯也，当补脾，益黄散。发散，大青膏主之。未差，调中丸主之。有下证，大黄丸下之，下后服温惊丸。

调中丸

人参去芦　白术　干姜炮，各三两　甘草炙，减半

上为细末，丸如绿豆大，每服半丸至二三十丸，食前温水送下。

【提要】本节论述小儿脾虚、感冒腹泻的证治。

【精解】本节与上节相参，均为小儿素体脾虚又外感风寒所致的病变。小儿感受风寒之邪，大便自利，提示脾胃虚寒、内有食积，选用益黄散温脾理气止泻。待脾气得充、正气渐复，再使用大青膏发散。若疗效不佳，则改用调中丸（即理中丸）温中健脾。若仍有食积、里热等下证，则使用大黄丸。若下后出现惊搐，再使用温惊丸（即粉红丸）。钱氏曾用温惊丸治疗痰涎壅盛、风痰入络之痫证。

【医案举隅】

一、伤风案

史元年子喘嗽，胸腹膨胀，泄泻不食，此饮食伤脾土，而不能生肺金也。用六君子汤剂，诸症顿愈。宿曰："余每治伤风外感而无内伤者，但用九味羌活汤、参苏饮，无不立愈。予自感冒，必补中气，而外邪始解。可见人之禀赋，万有不齐，岂可一例表散。今观薛案，与予元气弱者吻合，于此虚实可见。"

江瓘. 名医类案［M］. 北京：人民卫生出版社，2005.

按语：中气虚弱的儿童感受外邪易导致消化系统疾病，如泄泻、纳少等，治疗当以先扶正后祛邪为主，后期予扶正固本药物巩固疗效，防止复发。

二、泄泻案

俞某，男，6个月。

［病史］患儿泄泻已20余天，经治疗未效。诊见大便溏薄，每日4~5次，饮食偏少，身热多汗，四肢不温，咳嗽痰鸣，口渴烦躁，唇淡红，舌质淡红，苔薄，指纹色紫达气关。

［诊断］脾虚夹外邪。

［治法］健脾益胃，祛邪化湿。

［方药］党参20克，山药10克，苍术10克，茯苓10克，扁豆壳10克，

栀子 10 克，豆豉 10 克（后入），白术 10 克，黄芩 10 克，前胡 10 克，藿香 5 克，木香 5 克，葛根 5 克，苦杏仁 5 克，通草 3 克。煎汤少量频喂。

二诊：服药 1 剂便次减，余症好转。

［方药］前方去前胡、杏仁、通草，加车前草 15 克。

三诊：服药 2 剂，大便已成形。

［方药］前方去栀子、豆豉，苍术减为 5 克、木香减为 3 克，加野麻草 20 克。

连进 2 剂，大便正常而病除。

许尤佳，罗笑容. 儿科专病中医临床诊治［M］. 北京：人民卫生出版社，2013.

按语：本案患儿泄泻日久，脾胃虚弱，正气不足，难以御邪，治疗先以健脾和胃为主，辅以祛邪，待证候缓解以扶正补虚善后。

伤风腹胀

【原文】脾脏虚也，当补脾。必不喘后发散，仍补脾也。去胀，塌气丸主之。发散，大青膏主之。

塌气丸

治虚胀如腹大者，加萝卜子名褐丸子。

胡椒一两　蝎尾去毒，五钱

上为细末，面丸粟米大，每服五七丸至一二十丸，陈米饮下，无时。一方有木香一钱。

【提要】本节论述小儿脾虚、感冒腹胀的证治。

【精解】小儿外感风寒，有腹胀表现，提示脾土亏虚，难以运化，气机不畅，应当补脾。脾为肺之母，脾土充实则肺气易于恢复。待伤风所致的喘咳消失后，可发散表邪、补益脾气。当选用塌气丸振奋脾阳、祛除胀满，用大青膏疏风解表，并防脾虚肝乘，演变为惊搐。

【医案举隅】

一、伤食感冒案

一儿，伤食感冒，壮热，腹胀作吐。

陈皮　厚朴　山楂肉　麦芽　川黄连　黄芩

又：人参　白术　云茯苓　陈皮　炙甘草　泽泻　芍药　怀山药

秦昌遇. 幼科医验［M］. 上海：上海科技出版社，2004.

按语：本案患儿伤食后脾胃受损，积滞郁久化热，表现为壮热腹胀。故先用健脾消食、清热化痰药物消除积滞，调理脾胃气机，再予益气健脾药物扶正固本。

二、伤食发热案

严某，男，4岁，1995年11月23日初诊。

［病史］患儿发热3天，尤以暮夜为甚，伴鼻塞流涕，呕吐酸腐，不思饮食，脘腹胀痛，大便较干。曾以小儿退热片、头孢拉定、甲氧氯普胺、阿托品等药治疗，疗效不佳而来求治。追问以往情况，家长诉10天前曾进食涮羊肉。体检：体温39.5℃，精神较委，面色青黄，咽微红，心肺（－），脘腹胀痛拒按。苔厚腻，脉沉滑。

［诊断］食滞中焦，郁而化热，兼感外邪。

［治法］消食导滞，通腑泄热，佐以疏散外邪。

［方药］以小承气汤加减治之。大黄5克，芦荟1克，枳实9克，槟榔9克，荆芥9克，薄荷3克（后下），清豆豉9克。

二诊：患儿服药1剂，腑气通畅，排出恶臭宿粪甚多，体温亦随之下降，但患儿仍不思饮食，时有呕恶，苔白腻。

［诊断］身热虽退，但食滞未消尽。

［方药］改用自拟消积化湿开胃汤治之。枳实9克，槟榔9克，苍术9克，厚朴6克，陈皮6克，半夏9克，茯苓9克，谷芽9克，六神曲9克。

6剂后，食欲明显好转，白腻苔亦净。此时食滞已消，但脾胃运化功能未复，继以异功散加减调治，以促进脾胃功能转复，同时嘱重视护理调养。

张曼韵，王忆勤. 朱瑞群教授辨治杂病的经验［J］. 江苏中医，1996（10）：18-19.

按语：朱氏认为本案治疗以消除积滞、泄热通腹为要，用大黄、芦荟、枳实、槟榔等；以散热祛邪为辅，用荆芥、薄荷、豆豉等。

伤风兼脏

【原文】兼心则惊悸。兼肺则闷乱，喘息哽气，长出气，嗽。兼肾则畏明。各随补母，脏虚见故也。

【提要】本节论述小儿感冒兼他脏亏虚的表现及治法。

【精解】小儿外感风寒，若兼心气亏虚，热扰心神，则表现为惊悸不安；若兼肺气亏虚，特别是肺为娇脏、小儿腠理不密，复感外邪易致宣降失调，表现为胸闷、喘息、哽气、长出气、咳嗽等病症；若兼肾气亏虚，肾精无法上注于目，则表现为羞明畏光。治疗当遵循虚则补其母的治法。此外，伤风兼脾虚及肝经病变在前文已有论述，钱乙在治疗本虚复感外邪之证时，大多先补其虚损之脏，再发散风邪。

【医案举隅】

一、伤风兼肺案

薛立斋治一小儿，伤风咳嗽，发热，服解表之剂，更加喘促出汗。以为脾肺气虚，欲用补中益气汤加五味子补之。不信，乃服二陈、桑皮、杏仁、枳、桔之剂，前症益甚，又加发搐痰壅。仍用前方，加钩藤钩而愈。

魏之琇. 续名医类案 [M]. 北京：人民卫生出版社，1984.

按语：本案患儿伤风咳嗽，喘促，属于钱乙所诉"伤风兼肺"，治疗以"各随补母"为原则，以补中益气汤培土生金，补母益子。

二、病毒性心肌炎案

张某，男，4.5岁，1993年9月13日初诊。

[病史]家长代诉：患心肌炎1年余，曾住院2月余对症治疗，病情缓解出院。患儿于1周前感冒、发烧、咳嗽、胸闷而来就诊。查体：咽部充血，扁桃体Ⅱ度，双肺清，心率100次/分，有期前收缩，10次/分。心电图检查：窦性心率，窦性期前收缩。舌尖红，苔薄，脉细。

[诊断]余热未消，邪郁咽喉。

[治法]清热解毒，利咽复脉。

[方药]淡豆豉10克，黄芩10克，桔梗3克，山豆根3克，蚤休10克，山栀3克，枳壳10克，丹参15克，苦参15克，炙枇杷叶10克，生龙骨20克（先下），生牡蛎20克（先下），7剂。

二诊（1993年9月20日）：热已退，唯自汗、盗汗、烦躁。查：咽红，扁桃体Ⅰ度肿大，心率100次/分，期前收缩5次/分。

[诊断]气阴两虚，余邪留恋。

[治法]清热祛邪，养阴敛汗，宁心安神。

[方药]太子参10克，麦冬10克，五味子10克，炙甘草6克，阿胶10克（化服），黄芩10克，丹参15克，苦参15克，生龙骨20克（先下），生牡蛎20克（先下），山豆根3克，山栀子3克，7剂。

三诊（1993年9月27日）：诸症已愈，但身感乏力，易疲劳。

[治法]益气复脉，以加强补气。

[方药]元参10克，板蓝根10克，山豆根3克，黄芪10克，麦冬10

克，五味子 10 克，丹参 15 克，苦参 15 克，阿胶 10 克（化服），当归 10 克，山栀子 3 克，黄精 15 克，7 剂。

随后又以上方加减巩固疗效，病情得解，佐以养心复脉散调之。

1994 年 1 月 10 日再次复诊，无明显不适。心电图检查：正常。心肌酶检查：正常范围。

田淑芳. 刘弼臣治疗小儿病毒性心肌炎的经验［J］. 河北中医，1994（6）：13–14.

按语：小儿及青少年病毒性感冒可能侵犯心脏，引发病毒性心肌炎，主要表现为胸闷、心悸、呼吸困难等。刘弼臣教授认为本病病因病机为六淫侵袭、脏腑失调、心肺相传，故在治疗呼吸道感染见症后应针对性治疗心系病证。

伤风下后余热

【原文】以药下之太过，胃中虚热，饮水无力也。当生胃中津液，多服白术散。

白术散

治脾胃久虚，呕吐泄泻，频作不止，精液苦竭，烦渴躁，但欲饮水，乳食不进，羸瘦困劣，因而失治，变成惊痫，不论阴阳虚实，并宜服。

人参切去头，二钱五分　白茯苓五钱　白术五钱，炒　藿香叶五钱　木香二钱　甘草一钱　葛根五钱，渴者加至一两

上㕮咀，每服三钱，水煎。热甚发渴，去木香。

【提要】本节论述小儿感冒误下后余热未散的证治。

【精解】小儿外感风寒，误下太过，伤及津液，可致胃中阴虚有热，无力运化水液，应当补脾生津，治疗选用白术散。白术散由四君子汤加芳香醒脾、退热生津之品组成，有甘温除热之功，曾世荣《活幼心书》称其"大能补虚损，调荣卫，"适用于内有虚损兼营卫不和之证。

【医案举隅】

伤食发热案

一小儿，伤食发热，呕吐唇动，服消导清热之剂，饮食已消，热赤如故。余曰：此胃经虚热耳。用四君子、升麻、柴胡，四剂而愈。

薛铠，薛己. 保婴撮要［M］. 北京：中国中医药出版社，2016.

按语：患儿饮食积滞已消，而热如故，且口唇蠕动，为脾胃虚弱，虚热外越，治以益气健脾，佐以升麻、柴胡清宣热邪、升举阳气而愈。

伤寒疮疹同异

【原文】伤寒，男体重、面黄；女面赤、喘急、憎寒。各口中气热、呵欠顿闷、项急也。疮疹则腮赤燥、多喷嚏、悸动、昏倦、四肢冷也。伤寒，当发散之。治疮疹，行温平之功，有大热者，解毒。余见前说。

【提要】本节论述伤寒和疮疹的鉴别及治疗。

【精解】伤寒与疮疹起病相似，皆以发热、喘咳、脉浮等肺系症状为主，临床需要鉴别。

伤寒者外邪束肺则喘息，身热则面色黄赤，肝气被郁则呵欠顿闷，并有口中气热、项强等其他外感表现。患疮疹者，内热外蒸则两腮红赤燥热，邪毒从肺外泄则打喷嚏，热扰神明则心悸困倦，阳气郁闭则四肢不温，此外还有发斑、发疹、脓疱、水泡等特殊表现。

伤寒为外邪入里，应当解表散寒；疮疹为热毒向外透发，应当清热解毒。

不易鉴别者，历代医家多提出伤寒疮疹通用方，如阎孝忠《阎氏小儿方论》载："小儿壮热昏睡伤风、风热、疮疹、伤食皆相似，未能辨认，间服升麻葛根汤、惺惺散、小柴胡汤甚验，盖此数药通治之，不致误也。"苏轼、沈括《苏沈良方》载："治小儿风热，及伤寒时气，疮疹发热等，桔梗散。"王玺《医林类证集要》载："人参羌活散治小儿伤寒，温病时疫，疮疹头疼，体热烦渴，痰实咳嗽。"

此外，疮疹可由伤寒诱发，或与伤寒相兼为病，或由伤寒传变而来，如寇平《全幼心鉴》载："有小儿因伤寒至七日后，或已汗或未汗，或吐下后热不除，此毒气盛而未发，热毒入胃，发于皮肤成斑者，状如蚊蚤所啮。"

【医案举隅】

麻疹案

邬某，男，2 岁。

［病史］患儿持续发热 4 天，高热达 39℃，咳嗽频作，痰多，口干渴饮，大便烂，咽红，扁桃腺肿大（++），肺部可闻湿性啰音，目赤畏光，口腔黏膜可见费 – 柯氏斑，舌红苔白，脉浮数，指纹紫赤。

［诊断］麻疹前驱期。

［治法］辛凉透表。

［方药］拟以升麻葛根汤加减。升麻、荆芥、苏叶各 6 克，蝉蜕 5 克，葛根 15 克，防风、连翘、牛蒡子、前胡各 10 克，薄荷 4 克（后下）。并以药渣，

乘热外烫头面躯干。

二诊： 发热 39℃，头面部出现密集小点，色红赤，四肢疏稀，咳嗽痰多，口渴引饮，目赤眵多，心烦躁扰，大便干结，小便黄，唇干红，咽喉红，舌质红、苔黄，脉洪数。

［诊断］此为肺胃热盛，邪毒内窜入营血。

［方药］拟紫草红花饮加减治之。红条紫草、金银花、莲子、青天葵、腊梅花、连翘各 10 克，生石膏 24 克，桔梗 9 克，板蓝根 15 克，淡竹叶 12 克，甘草 5 克，2 剂。另加西藏红花 1.5 克（焗水），代茶频服。

三诊： 热退，但咳痰如故。

［方药］改用桑菊饮合苇茎汤加减以清肺胃之热，翌日用膨鱼鳃煲粥吃。

四诊： 麻疹开始收退，脉阴阳和。

［方药］守上方 2 剂。

以后一直未见患儿复诊。

陈定华，刘广生. 潘仲明老中医儿科用药经验［J］. 新中医，1985（3）：3-5.

按语： 本案患儿高热咳嗽、咽肿、脉浮数，表现与伤寒相似，但目赤畏光、口腔柯氏斑可作鉴别，诊断为麻疹前驱期，治疗应以辛凉透表，助邪外达，但小儿禀赋不足，邪毒内陷，热入营血，故予凉血解毒治疗，继以清肺胃余热善后。

初生三日内吐泻壮热

【原文】 不思乳食，大便乳食不消或白色，是伤食。当下之，后和胃。下用白饼子，和胃用益黄散主之。

【提要】 本节论述出生 3 天以内婴儿伤食吐泻的证治。

【精解】 婴儿出生 3 天以内吐泻、高热、不欲饮食、大便乳食不化，为脾胃本虚或饮食过量、不洁、生冷，导致脾胃受损，消化不良，清浊相干。治疗应当先消食导滞，方用白饼子；后健脾和胃，方用益黄散。此证需要判定有无外感，与感冒夹滞相鉴别；亦需明确有无食积，与风寒直中脏腑鉴别，如王肯堂《证治准绳》载："小儿初生三日内，吐泻壮热，是伤寒。"认为此为脏寒泻。白饼子由滑石、轻粉、半夏、南星、巴豆组成，药性峻烈，后世多不采用，如万全《万氏家藏育婴秘诀》云："小儿初生三日内吐者，钱氏方用白饼子下之，误也。初生小儿，出离母腹，唯乳可食，安可当此毒药也。"主张使用温中化湿之品。

【医案举隅】

实热型吐泻案

盛某，3岁，病吐泻身热不退者五六日。小儿医初投疏解消导药不效，更医用香砂、胃苓，更加烦渴，一医用七味白术散不应，以多将成慢脾，拟进补脾益黄散，煎好未投。余后至，见其身热烦躁，唇红、口气蒸手，脉纹青紫，曰：不可服此，当以凉药治之。众医皆言吐泻多而米谷不化，当补脾，何以用凉药？余曰：此伤热在内也，时六月中，热甚伏入腹中而令人引饮，热伤脾胃即大吐泻也。遂与白虎汤二帖，热退七分，渴止泄减，吐逆已除，再服加参须、麦冬、竹叶、茯苓，即愈。此辨色审窍，不从众论为治之一验也。

李省斋. 医案偶存［M］. 1865（清同治四年）.

按语： 小儿病吐泻、身热不退，医者多考虑为食积外感，然投以疏解消导之剂不效，则当重新审疾辨证。时值六月中，天气热甚，此为热伤脾胃导致吐泻身热，而非食积所致。遂改投白虎汤，再配合益气养阴之品，显效。

初生三日以上至十日吐泻身温凉

【原文】 不思乳食，大便青白色，乳食不消，此上实下虚也。更有兼见证：肺，睡露睛，喘气。心，惊悸、饮水。脾，困倦、饶[1]睡。肝，呵欠、顿闷。肾，不语、畏明。

当泻，见儿兼脏，补脾，益黄散主之。此二证，多病于秋夏也。

【注释】

［1］饶：多。

【提要】 本节论述出生3~10天婴儿伤食吐泻及有兼症的证治。

【精解】 婴儿出生3~10天出现吐泻、不欲饮食、大便青白、身热或身凉，此为伤食，本虚标实之证，应当使用泻法。兼有其他脏腑亏虚者，治疗当用益黄散补脾。如兼肺气虚，则睡卧露睛、喘息；兼心气虚，则惊悸、喜饮；兼脾虚，则困倦嗜睡；兼肝气不舒，则呵欠顿闷；兼肾虚，则不喜啼哭、羞明畏光。以上病证多发于夏秋二季，此时气候湿热且变化迅速，小儿脾常不足、腠理不密，易感受外邪，致湿浊内生、脾虚不运、乳食不消，如杨士瀛《仁斋直指方论》云："肠胃虚弱，或夹风、夹寒，或伤暑、伤湿，停冷蓄热，冷热不调，泄泻诸症，皆能致之。"

初生下吐

【原文】初生下，拭掠儿口中秽恶不尽，咽入喉中故吐，木瓜丸主之。凡初生，急需拭掠口中令净，若啼声一发则咽下，多生诸病。

木瓜丸

治生下吐。

木瓜末　麝香　腻粉　木香末　槟榔末各一字

上同研末，面糊丸，如小黄米大，每服一二丸，甘草水下，无时服。

【提要】本节论述新生儿拭口法及误食恶血秽露的证治。

【精解】拭口又称拭秽法，是指婴儿初生后立即用软棉裹指清理口中秽浊之物的养护法，最早见于孙思邈《备急千金要方》。古人擦拭后再以药液涂抹口腔，如胭脂点茶清、淡豆豉、甘草、朱蜜、牛黄、黄连等，以保障新生儿不生口病，并有祛除胎毒之功。现多用吸引器吸出。若未清除干净，婴儿开始啼哭时易咽下，导致呕吐及一系列疾病，治疗用木瓜丸。古人认为，小儿疮疖、痘疹、发热等疾病可由于拭口未净、感受胎毒所发，但存在争议，如张介宾《景岳全书》云："然婴儿通体无非血气所结，而此亦血气之余，何以毒遽如是？即使咽之，亦必从便而出，何以独留为害？无足凭也。"认为拭口是保持小儿形体脏腑清洁，以免食入不洁导致疾病，而不会由于邪毒内蕴伏发他证。

【医案举隅】

初生下吐案

曹子，初生下吐，按《小儿药证直诀》云因秽恶下咽故也，用木瓜散主之。凡初生，急需拭去口中恶血，否则啼声一发，秽物咽下，致生诸病。又薛氏按芽儿初生之患，多因乳母不慎七情，不节厚味，传儿为病，当审其因以调治其母，前所用之药，恐脏腑脆嫩，不能胜受，治者审之。余按此无药可投，只用生姜、甘草各三分，煎汤，绵渍汁，令呷之，生姜止呕吐，甘草又能解胎毒耳。

吴篪. 临证医案笔记［M］. 北京：中国中医药出版社，2015.

按语：依据古代医家经验，小儿初生急需拭去口中秽恶之物，否则咽下可能会导致呕吐等症。此外，小儿疾病多与其母相关，故可调母以治子。

伤风吐泻身温

【原文】乍凉乍热，睡多气粗，大便黄白色，呕吐，乳食不消，时咳嗽，更有五脏兼见证，当煎入脏君臣药，化大青膏，后服益黄散。如先曾下，或无下证，慎不可下也。此乃脾肺受寒，不能入脾也。

【提要】本节论述小儿伤风身温、脾虚吐泻的证治。

【精解】小儿感受风寒，上吐下泻、乍凉乍热、嗜睡气喘、大便黄白、呕吐食积、喘咳，并有五脏虚损兼证，此为小儿脾胃虚寒又感受外邪，导致食积，应当用大青膏发散外邪、用益黄散补益脾土。此处钱乙先治其标，后治其本，陈文治《广嗣全诀》云："若本伤风冷吐泻，失于发散，误用温补，则脾气愈虚，内既不散，外亦不解，以致多睡露睛，风在脾胃，故大便不聚而泻不止。"如果已用过下法，或无适用下法的病证，此时患儿不欲饮食、吐泻，为脾虚不运、升降失调，而非食积所致，故不耐攻伐，不可再下。

【医案举隅】

伤食发热案

代某，男，10岁，1983年10月11日初诊。

[病史]低热半月余。初因伤风，饮食不当，而致吐泻，经治好转。随发低热，不思饮食，身困无力，脘腹胀闷，汗出、烦躁不安、大便臭秽。视面色黄黯，坐卧不宁。出气热臭，苔黄厚腻，脉象滑右寸关有力。

[诊断]脾失健运，食滞肠胃。

[治法]消食导滞，健脾益气。

[方药]大安丸加味改汤剂服。焦山楂10克，神曲9克，半夏8克，陈皮9克，连翘9克，莱菔子6克，麦芽9克，白术8克，大黄（炒）9克，厚朴8克。

二诊（10月12日）：药后，大便行2次，胀消思食，热止神静，脉象略滑，舌苔转薄白。

[方药]原方去大黄继服2剂痊愈。

王承健. 医案五则[J]. 云南中医杂志，1985（04）：41-43.

按语： 本案患儿低热伤食吐泻，证属里重表轻，以健脾消导为主，兼以解表清热。

伤风吐泻身热

【原文】多睡，能食乳，饮水不止，吐痰，大便黄水，此为胃虚热渴吐泻也。当生胃中津液，以止其渴，止后用发散药。止渴多服白术散。发散大青膏主之。

【提要】本节论述小儿伤风身热、胃虚热吐泻的证治。

【精解】小儿感受风寒之邪则身热，脾阳不振、升降失司则吐泻，湿浊中阻则嗜睡吐痰、大便黄水，吐泻伤及胃阴，胃中虚热则能食、口渴引饮，此为胃阴亏虚吐泻。治疗应当先益胃升阳、生津止渴，方用白术散；后发散表邪，方用大青膏。白术散可用于脾虚外感、湿浊中阻等系列病证，如胃炎、结肠炎、小儿疳积等，为治疗"渴泻"的代表方剂，陈复正《幼幼集成》称："幼科之方，独推此为第一。"

【医案举隅】

吐泻身热案

廖某，女，6岁，1959年7月2日入院。

［病史］患儿呕吐，腹泻不止4天。刻诊：体温38.8℃，眼眶凹陷，肌肉大脱，呈严重失水状，口渴，呕吐，腹痛，面色青紫，呼吸粗急，脉沉细数。

［诊断］属渴泻证。

［治法］治宜清热养阴生津。

［方药］沙参、玉竹、麦冬、石斛、芦根、怀山药、黄芩、知母、枇杷叶各9克，竹茹、枳壳各6克，法半夏4.5克。1剂水煎服。

二诊： 体温37.6℃，诸症好转，呼吸匀调，倦息，身微热，渴饮，腹胀，舌红无苔，脉细数。

［诊断］邪热已退，脾阴未复。

［治法］予以培补脾阴，滑其余热。

［方药］玉竹、扁豆、怀山药、芦根各12克，天花粉、石斛各9克，陈皮、法半夏各4.5克，甘草3克。

三诊： 服2剂后，体温36.5℃，面部现红色，泻止，微咳渴饮。

［方药］遵上法，加健胃消食之品，上方加鸡内金6克、黄芩12克。

服1剂后，见面色红润，渴泻止，纳正常，二便调。于7月6日痊愈出院。

熊国强，熊锦云，叶兰香. 李星鹤老中医治疗经验拾萃［J］. 新中医，

1992（7）：4-6.

按语：患儿夏月感受暑热，脾胃升降失调，出现高热吐泻，依照钱乙治疗思路，"当生胃中津液，以止其渴"，予清热养阴生津，加半夏燥湿降浊，疏利脾胃气机，纳运正常则诸症俱减。

伤风吐泻身凉

【原文】吐沫，泻青白色，闷乱不渴，哕气，长出气，睡露睛，此伤风荏苒[1]轻怯，因成吐泻，当补脾后发散。补脾，益黄散；发散，大青膏主之。此二证，多病于春冬也。

【注释】

[1]荏苒：迁延日久。

【提要】本节论述小儿伤风身凉、脾虚寒吐泻的证治。

【精解】小儿感受风寒吐泻，身凉、吐沫、大便青白、气闷烦乱、不喜饮水、哕气长出气、睡露睛，此皆是伤风日久、脾胃虚寒症状。治疗应当先温中补脾，方用益黄散；后发散外邪，方用大青膏。此证多发于春、冬二季，气候寒凉，阳气未盛，患儿易发为寒性病证。本证与"伤寒吐泻身温"相参，由于患儿身凉，脾胃虚寒程度更重，故以温中补土为先，待正气恢复再发散风寒。

【医案举隅】

吐泻身寒案

一儿周岁，吐泻并作，时天大寒，医用理中胃苓丸，服之不效。予曰：此表里有寒邪，未得发散也。取益黄散与之，其夜得大汗而止。

万全.幼科发挥[M].北京：人民卫生出版社，2006.

按语：小儿外感风邪，用益黄散，温其表里之寒，得大汗而愈。

风温潮热壮热相似

【原文】潮热者，时间发热，过时即退，来日依时发热，此欲发惊也。壮热者，一向热而不已，甚则发惊痫也。风热者，身热而口中气热，有风证。温壮者，但温而不热也。

【提要】本节论述潮热、壮热、风热、温壮的鉴别。

【精解】潮热是指发热如潮水般发有定时，多为午后或夜间，过时热即消退，次日再发。张璐《张氏医通》云："潮热有作有止，若潮水之来，不失其时，一日一发。若日三五发者，即是发热，非潮热也。"此为惊风先兆。

壮热是指持续高热，一般在39℃以上，不恶寒反恶热，甚者出现惊痫抽搐。巢元方《诸病源候论》云："小儿壮热者，是小儿血气盛，五脏生热，熏发于外，故令身体壮热。"

风热属于外感风邪，表现为身热、口中气热。

温壮为身体微微发热，多由小儿胃肠积热所致。《诸病源候论》云："小儿温壮者，由腑脏不调，内有伏热，或夹宿寒，皆搏于胃气。足阳明为胃之经，主身之肌肉，其胃不和调，则气行壅涩，故蕴积体热，名为温壮候。"

【医案举隅】

潮热案

一小儿潮热发躁，左腮青赤，此心肝血虚，用秘旨安神丸及四物防风酸枣仁渐愈，又用六味地黄丸调补肝肾而痊。

薛铠，薛己．保婴撮要［M］．北京：中国中医药出版社，2016．

按语：患儿潮热烦躁，即"时间发热，过时即退，来日依时发热"，证属阴血亏虚，治疗以养阴安神为主，后期补肝肾之阴以收功。

肾怯失音相似

【原文】病吐泻及大病后，虽有声而不能言，又能咽药，此非失音，为肾怯，不能上接于阳故也。当补肾，地黄丸主之。失音乃猝病耳。

【提要】本节论述小儿肾虚不能言语的病机及与失音的鉴别。

【精解】小儿吐泻及大病之后，能够发出声音、正常吞咽却不能言语，为肾阴亏耗、不能上接于阳，肾之虚火煎灼肺阴，即子盗母气，导致金破不鸣；或由于肾精气亏虚，足少阴肾经循喉咙、夹舌本，肾之精气亏虚则喉痹不用，正如《仁斋直指方》云："肺为声音之门，肾为声音之根。"治疗应当用地黄丸补肾。钱乙认为，失音多为突然发病，实际可缓慢发病，为疾病终末期正气虚极的表现。张璐《张氏医通》载："喑，失音大都不越于肺，然须以暴病得之，为邪郁气逆；久病得之，为津枯血槁。"

【医案举隅】

失音案

一小儿面色目睛多白，两足胫常热，所患之症，悉属肾虚。毕姻后，唾痰口干，头晕久泻，忽然失音。先君云：此亦肾虚也。用补中益气汤，八味、四神二丸，补之寻愈。

薛铠，薛己．保婴撮要［M］．北京：中国中医药出版社，2016．

按语： 本案患儿先天禀赋不足，肾气亏虚，婚后久泻失音，为脾肾虚损，如钱氏所言"不能上接于阳故也"。治疗当补脾益肾，固本培元。

黄相似

【原文】身皮、目皆黄者，黄病也。身痛，膊背强，大小便涩，一身尽黄，面目指爪皆黄，小便如屋尘色，看物皆黄，渴者难治，此黄疸也。二证多病于大病后。别有一证，不因病后，身微黄者，胃热也。大人亦同。又有面黄，腹大，食土，渴者，脾疳也。又有自生而身黄者，胎疸也。古书云：诸疸皆热，色深黄者是也；若淡黄兼白者，胃怯、胃不和也。

【提要】本节论述小儿身黄的不同疾病表现。

【精解】小儿身黄、目黄为黄病。黄疸表现为身痛、肩背肌肉僵硬拘挛、大小便不通，全身尽黄，面目、指甲、小便皆黄，视物亦黄，可伴有口渴，病属难治。大病之后常出现上述两种病证。另有不发于大病之后者，是由于脾胃湿热导致皮肤微黄。

脾疳表现为面黄肌瘦、腹大如鼓、水谷不消、好吃泥土、多汗龋齿，而双目不黄。《医宗金鉴》指出："脾疳面黄肌消瘦，身热困倦喜睡眠，心下痞硬满肿胀，卧冷食泥腹痛坚，头大颈细食懒进，吐泻烦渴便腥黏。攻积消疳肥儿治，补脾参苓白术先。"脾疳是由于乳食不节，脾胃受伤，营养不良所致。

胎疸即新生儿黄疸，出生时即周身、双目及小便发黄，《诸病源候论》指出其病因为"小儿在胎，其母气有热，熏蒸于胎至生下小儿"，或出生之后感受湿热邪毒所致。黄疸色鲜艳者为湿热内蕴所致，色暗淡者为脾胃亏虚所致。

【医案举隅】

一、黄疸案

一小儿生旬日，面目青黄，此胃热苔黄也，用泻黄散，乳调服，少许即愈。后复身黄吐舌，仍用前药而安。

一小儿因乳母食郁而致饱胀咽酸，遍身皆黄，余以越鞠丸治其母，泻黄散治其子并愈。

一小儿饮食不调，腹胀身黄，小便金色，杂用治疸之剂，作渴饮水，余谓胃气实热。先用泻黄散二剂，其渴顿止，用栀子柏皮汤，其黄亦退，用白术散而饮食进。

薛铠，薛己. 保婴撮要［M］. 北京：中国中医药出版社，2016.

按语：薛铠未将黄病、黄疸、胃热发黄作明确区分，而是根据具体情况辨证论治，多认为其主要病机为胃热，用泻黄散清泻脾胃伏火而愈。

二、胎黄案

徐某，男，50天，1982年8月20日初诊。

［病史］生下10天发现肤黄目黄，小溲短赤，肝脾肿大。月余以来，住院未愈，体检肝肋下3cm，剑突下6cm，质软，脾大3cm，近日血检，总胆红素200.75μmol/L，一分钟胆红素166.04μmol/L，转氨酶88单位，碱性磷酸酶25单位。胸片示炎症。尿检有巨细胞包涵体发现。西医诊断：新生儿肝炎综合征，巨细胞包涵体病，伴肺部感染，现尚发热。体温38.5℃。诊见：五旬乳儿，面黄目黄，腹部胀满，按之较硬，矢气频多，大便色黄，日3~7次不等，小溲黄赤，量多而畅，近见发热咳嗽，舌红、苔薄黄。

［诊断］病属胎黄，湿热郁结，外夹新邪。

［治法］清疏湿热，行滞破气。

［方药］茵陈12克，连翘、黄芩、川楝子、大腹皮各9克，枳壳、青皮各6克，三棱、生甘草、莪术各3克，赤小豆15克，3剂。后又连服1周。

二诊（9月2日）：邪化热和，黄疸见淡，腹部尚满，矢气频多，大便通调，小溲仍黄，胃纳一般，痰咳偶作，舌红苔薄。

［方药］遂按上方去赤小豆、甘草，加当归6克、竹茹5克，三棱、莪术加至各4克，3剂。

后增减出入，连服2周。

至10月中旬复查，尿、血化验正常，肝脾略小而软。多次随访，病已愈，发育亦佳。

宋知行. 董廷瑶治胎黄案［J］. 新中医，1985（09）：22-23.

按语：本案患儿出生10日起病，属于钱氏所谓"自生而身黄者""诸疸皆热"，辨证为湿热蕴结。患儿迁延1月余，已由气入血，故在清利湿热的同时用三棱、莪术开壅破结。

夏秋吐泻

【原文】五月二十五日以后，吐泻，身壮热，此热也。小儿脏腑，十分中九分热也。或因伤热乳食，吐乳不消，泻深黄色，玉露散主之。

六月十五日以后，吐泻，身温似热，脏腑六分热四分冷也。吐呕，乳食不消，泻黄白色，似渴，或食乳或不食乳。食前少服益黄散，食后多服玉露散。

七月七日以后，吐泻，身温凉，三分热七分冷也。不能食乳，多似睡，闷乱哕气，长出气，睡露睛，唇白多哕[1]，欲大便，不渴。食前多服益黄散，食后少服玉露散。

八月十五日以后，吐泻，身冷无阳也。不能食乳，干哕，泻青褐水。当补脾，益黄散主之，不可下也。

玉露散 又名甘露散

治伤热吐泻，黄瘦。

寒水石 软而微青，黑中有细纹者是　石膏 坚白而墙壁，手不可折者是好，各半两　甘草生，一钱

上同为细末，每服一字或半钱、一钱，食后，温汤调下。

【注释】

[1] 哕：即呃逆。

【提要】本节论述夏秋不同时令吐泻的辨治思路。

【精解】钱乙常将患儿发病时间作为疾病发生发展的影响因素之一，如前文根据小儿早晨、日午、日晚、夜间发搐时间诊断所主脏腑的病变。本节提出夏秋季节气候湿热，或小儿饮食不洁，易引发脾胃气机失调；秋季气候转凉，小儿吐泻等脾胃虚寒症状逐渐加重，表现各异，治疗应顺应阴阳消长变化规律，逐渐由清热转为温补。

农历五月二十五日位于夏至、大暑之间，正值盛夏，小儿脏腑蕴热，易吐泻伴身热。或由于饮食失调，食积生热，湿浊困脾，导致小儿吐泻。治疗选用玉露散清热除烦、和中止泻。玉露散是治疗暑热泄泻的典型方剂，历代使用较多，如万全《育婴家秘》载："小儿盛暑吐泻，邪热在下焦则泻，在上焦则吐，亡津必渴，用玉露散。"

农历六月十五日为大暑之后，阳气渐消，阴气渐长，小儿吐泻、身温热，脏腑六分热四分冷，大便颜色更浅淡。此为火热之邪开始消退，湿易困脾，小儿脾胃较前虚寒。治疗以清热为主，饭前少量服用益黄散，饭后多服用玉露散。

农历七月七日已入末伏，寒气渐起，小儿吐泻、身温凉，脏腑三分热七分冷，表现为不思饮食、嗜睡露睛、闷乱、哕气、长出气、唇白不渴、频有便意。治疗以温中补脾为主，饭前多服用益黄散，饭后少量服用玉露散。

农历八月十五日临近秋分，气候已经较为寒冷，小儿吐泻更消耗阳气，身

体发冷，脾虚不能运化食物，或干呕，泻下青褐色水样便。《普济方》载："胶黏青粪属热，清稀为寒。"提示此为脾胃虚寒，治疗用益黄散，不可再使用下法。此外，附子理中丸等具有温中健脾功效的药物亦可选用。

【医案举隅】

一、吐泻发热案

一小儿吐泻发热，囟陷作渴，用七味白术散，母子并服而愈。

薛铠，薛己. 保婴撮要［M］. 北京：中国中医药出版社，2016.

按语： 患儿脾胃亏损，以致吐泻诸证，以七味白术散补脾胃、生津液而愈。此案与钱乙治农历八月十五日以后吐泻的立法相合。

二、湿泻案

张某，男，2岁6个月，1963年7月2日就诊。

［病史］初起厌食脘胀，大便多溏，昨突发热咳嗽，腹中雷鸣，今早即泄泻2次，粪稀似水，黄若蛋花，溲少色黄，口不甚渴，至中午再泻两次，粪色同前，舌苔白滑，脘腹微胀，脉缓。

［诊断］经云："湿胜则濡泄。"患儿初起厌食，脾运较弱，自难化湿，且脾为五脏之至阴，其性恶寒湿，今偶感外邪，寒湿之气内客于脾，不能助胃腐熟水谷，致清浊不分，水入肠间而为泄泻。

［治法］治本古人湿者燥之利之之法。

［方药］拟胃苓汤化裁。藿香梗一钱五分，半夏一钱五分，苍术一钱，猪苓三钱，泽泻三钱，川朴一钱五分，陈皮一钱，山楂三钱，范志曲三钱，茯苓三钱。

方中藿香、苍术燥湿化浊；山楂、神曲消食健运；川朴、半夏、陈皮宽中散满；猪苓、茯苓、泽泻淡渗利湿。

二诊： 药后纳食略增，腹胀稍减，但腹仍雷鸣，泄泻未已。

［诊断］脾运未复，湿浊未化。

［治法］照前法再加健脾燥湿。

［方药］照前方加白术一钱五分，炙甘草一钱。

三诊： 泄泻已止，小溲增多，胃纳转佳，舌苔稍净。

［方药］照前方续进1剂，腹泻痊愈。

郑镜如. 小儿腹泻的治疗体会［J］. 福建中医药，1964（04）：16-17.

按语： 小儿脏腑形气未充，夏月感受暑湿，加之喂养不当，脾胃受损，易出现伤食腹泻，治疗以消食导滞、健运脾胃为主。本案用藿香芳香化浊，并遵从"治湿不利小便非其治"之训，选用胃苓汤利湿除满，收效理想。

吐 乳

【原文】吐乳，泻黄，伤热乳也；吐乳，泻青，伤冷乳也。皆当下。

【提要】本节论述小儿吐乳泄泻的辨证。

【精解】万全《幼科发挥》云："母安则子安，母病则子病，其干系匪轻。盖乳者血所化也，血者水谷之精气所生也。饮食入胃，气通于乳。母食热则乳亦热。母食冷则乳亦冷。"小儿吐乳、泻下黄便，伴四肢温、面赤、口渴，为热乳伤胃而致吐泻。常由于乳母体质湿热、过食辛辣、患实热证，或久处暑热环境，以致乳汁性热，治疗当用凉下。

小儿吐乳，泻下青便，伴四肢凉、面白，为冷乳伤胃所致吐泻。常由于乳母体质虚寒、过食寒凉、患寒凉证，或久处严寒环境，以致乳汁性凉，治疗当用温下。

《万氏家传幼科指南心法》指出："若伤热者，五苓散以导其逆。若伤冷者，以理中汤温其中。如是活泼，则无偏阴偏阳之患。"此外，乳母应注意调摄寒温与饮食，保证乳汁性质温和适中。

【医案举隅】

一、吐乳案

（1）一儿，吮乳即吐，目慢、神昏。乃满而溢，非病也。以浓米饮代乳一昼夜，进后剂而愈。

陈皮 法半夏 茯苓 钩藤 乌梅肉 僵蚕 广藿香

（2）一儿，面白神倦，吐乳不消。余知多乳而兼伤冷，温胃为主。

陈皮 半夏 枇杷叶 生姜 广藿香 木香 茯苓

秦昌遇. 幼科医验［M］. 上海：上海科技出版社，2004.

按语：小儿吐乳多为饮食所伤，依据钱氏理论当辨明寒热，消积化滞，调理脾胃。上两案选用陈皮、半夏、茯苓等燥湿化痰，藿香、木香芳香化浊、健脾行气，以恢复脾胃气机。

二、腹泻吐乳案

谢某，男，2个月，1984年7月25日初诊。

［病史］患儿半月前开始腹泻，每日4~6次，多达八九次。黄绿稀便，无脓血黏液，溲少，伴吐乳，进食差，腹胀，不发热，未经治疗。询得患儿系第一胎第一产，母乳喂养，喂养不规律。诊其面色淡黄，舌质红，舌苔薄白，指纹浮露紫色。

［诊断］此属乳食不节，损伤脾胃，乳食积聚中焦，脾失健运，胃失和降。

［治法］补脾消食导滞。

清补脾，运八卦，清天河水。

次日腹胀减，大便 4 次。治疗 5 天获愈。

杜文俊，宿洪昌，马新超. 简介徐氏小儿推拿法的特点及应用［J］. 安徽中医学院学报，1985（03）：50-51.

按语： 本案患儿乳食不节，脾胃难以运化，导致气机升降失调，吐乳泄泻。治疗以消食导滞、健运脾胃的推拿法，使得饮食积滞从大便而解。

虚 羸

【原文】脾胃不和，不能食乳，致肌瘦。亦因大病或吐泻后，脾胃尚弱，不能传化谷气也。有冷者，时时下利，唇口青白；有热者，温壮身热，肌肉微黄。此冷热虚羸也。冷者，木香丸主之。夏月不可服，如有证则少服之。热者，胡黄连丸主之。冬月不可服，如有证则少服之。

木香丸

治小儿疳瘦腹大。

木香　青黛另研　槟榔　豆蔻去皮，各一分　麝香另研，一钱五分　续随子去皮，一两　虾蟆三个，烧存性

上为细末，蜜丸绿豆大，每服三五丸至一二十丸，薄荷汤下，食前。

胡黄连丸

治肥热疳。

川黄连五钱　胡黄连五钱　朱砂一钱，另研

以上二物为细末，入朱砂末，都填入猪胆内，用淡浆水煮，以杖于铫子上，用线钓之，勿着底，候一炊久取出，研入芦荟、麝香各一分，饭和丸如麻子大，每服五、七丸至二、三十丸，米饮下，食后。

【提要】本节论述小儿虚羸的证治。

【精解】虚羸有气虚、血虚、阴虚、阳虚之分，钱乙在此论述的情况属于小儿脾胃亏虚、生化乏源。小儿脾胃不和，纳运不佳；或因大病、久病、吐泻、误吐误下等，伤及正气，脾胃虚弱，不能够运化饮食水谷，以至消瘦乏力。虚寒者泄泻、口唇青白，治疗用木香丸温中健脾。由于木香丸性热，夏季一般不服用，有适应证者可予少量。虚热者身热微黄，治疗用胡黄连丸清

热。由于胡黄连丸性寒，冬季一般不服用，有适应证者可予少量。木香丸、胡黄连丸皆为治疗疳积方药，因虚羸与疳积皆以脾胃虚弱为主要病机，故可异病同治。张璐《张氏医通》云："如面赤多啼，心之虚羸也；面青目札，肝之虚羸也；耳前后或耳下结核，肝经虚火也；颈间肉里结核，食积虚热也；面黄痞满，脾之虚羸也；面白气喘，肺之虚羸也；目睛多白，肾之虚羸也，仍参相胜治之。"补充了虚羸的脏腑辨证。

【医案举隅】

一、虚羸案

一儿向有积热、骨蒸之患，绵延日久。饮食不节，起居失时，损伤胃气。面色萎黄，身热不止，泄泻肠鸣，腹胀食减，困倦、盗汗，精神懒怯，身体羸瘦。此皆由脾气败坏，不能运化精微，积滞胶固而然。宜制肝补脾，兼消积清热，方得痊愈。若专攻其积，恐犯仲阳"内亡津液而成疳"之句也。

陈皮　芍药　楂肉　川黄连　肥知母　地骨皮　白术　茯苓　麦芽　软柴胡　炙鳖甲　秦艽　厚朴　香附

连服六剂，较前稍减，但积热未除，元气未复，当于大补之中兼清热消积。

人参　白术　茯苓　绵黄芪　地骨皮　楂肉　陈皮　黄连　白芍药　薏苡米　蜜丸。

秦昌遇. 幼科医验［M］. 上海：上海科技出版社，2004.

按语：本案患儿素有积热、骨蒸，属脾肾亏虚，难以运化，积滞生热，煎灼津液。以制肝补脾、消积清热为治则，避免导滞攻积，耗损津液；后健脾清热以善后。

二、营养不良案

陈某，女，8 岁，1987 年 10 月 23 日初诊。

［病史］腹痛 8 个月余，病初由当地医治未效，后在疗养院住院查月余，经服中西药物腹痛未减，下利不止，半月前来沪，住院检查治疗，病情加重，2 天前自动出院。出院诊断：①Ⅲ度营养不良。②肠系膜肿瘤？③肠结核？今由其父双手托抱而入诊室。诊见患儿身体羸弱，四肢委软，大肉已脱，神情淡漠，精神委顿，语声低微。1 周来汤水不进，全靠静脉输液。腹部硬满，按之疼痛，痛无定处，以下肢为主。大便泄利，日 3~4 次，有黏冻。下肢浮肿，压之凹陷不起，小便清长。舌苔黄腻质干，脉沉细。

［诊断］脾土衰败，肠胃虚惫。

［治法］亟拟扶元温下。

［方药］附子9克，肉桂粉（后下）3克，炮姜3克，党参9克，乌梅6克，细辛3克，五味子3克，川椒目（炒出汗）3克，粳米30克，甘草3克，7剂，日服1剂。

二诊（11月1日）：腹部已软，按之仍痛，下肢浮肿渐消，下利已止，大便溏薄无黏冻，日1~2次，能进少量米汤，是获胃气则生，仍踪前法续治。

［方药］淡附片9克，肉桂粉（后下）3克，炮姜3克，乌梅6克，党参9克，焦白术5克，肉豆蔻6克，炒怀山药10克，广木香5克，粳米30克，甘草3克。

三诊（11月12日）：腹痛已解，下利已止，大便正常，下肢浮肿已消，精神渐复，每餐能进一小碗稀粥。

［方药］原方10剂，带回当地调治。

朱世增. 董廷瑶论儿科［M］. 上海：上海中医药大学出版社，2008.

按语：本案患儿腹痛日久，大肉已脱，病情危重，属于脾土衰败，气血亏耗，钱氏云"不能传化谷气也"。治疗选用金匮附子粳米汤合乌梅丸加减，救阴扶阳。二诊胃气渐复，"留得一分胃气，便有一分生机"，逐步调理而愈。

咳　嗽

【原文】夫嗽者，肺感微寒。八九月间，肺气大旺，病嗽者，其病必实，非久病也。其证面赤、痰盛、身热，法当以葶苈丸下之。若久者，不可下也。十一月、十二月嗽者，乃伤风嗽也。风从背脊第三椎肺俞穴入也，当以麻黄汤汗之。有热证，面赤、饮水、涎热，咽喉不利者，宜兼甘桔汤治之。若五七日间，其证身热、痰盛、唾黏者，以褊银丸下之。有肺盛者，咳而后喘，面肿，欲饮水，有不饮水者，其身即热，以泻白散泻之。若伤风咳嗽五七日，无热证而但嗽者，亦葶苈丸下之，后用化痰药。有肺虚者，咳而哽气，时时长出气，喉中有声，此久病也，以阿胶散补之。痰盛者，先实脾，后以褊银丸微下之，涎退即补肺。补肺如上法。有嗽而吐水，或青绿水者，以百祥丸下之。有嗽而吐痰涎、乳食者，以白饼子下之。有嗽而咯脓血者，乃肺热，食后服甘桔汤。久嗽者，肺亡津液，阿胶散补之。咳而痰实不甚，喘而面赤，时饮水者，可褊银丸下之。治嗽大法：盛即下之，久即补之，更量虚实，以意增损。

葶苈丸

治乳食冲肺，咳嗽、面赤痰喘。

甜葶苈隔纸炒　黑牵牛炒　汉防己　杏仁炒，去皮尖，各一钱

上为末，入杏仁泥，取蒸陈枣肉，和捣为丸，如麻子大，每服五丸至七丸，生姜汤送下。

麻黄汤

治伤风发热无汗，咳嗽喘急。

麻黄去节，三钱，水煮去沫，漉出晒干　肉桂二钱　甘草炙，一钱　杏仁七个，去皮尖，麸炒黄，研膏

每服一钱，水煎服。以汗出为度，自汗者不宜服。

褊银丸

治风涎[1]膈实上热，及乳食不消，腹胀喘粗。

巴豆去皮油心膜，研细　水银各半两　黑铅二钱半，同水银结砂子　麝香五分，别研　好墨八钱，研

上将巴豆末并墨，再研匀，和入砂子、麝香，陈米粥和丸，如绿豆大，捏褊。一岁一丸，二三岁二三丸，五岁以上五六丸，煎薄荷汤放冷送下，不得化破。更量虚实增减，并食后。

【注释】

[1]风涎：指风邪夹痰涎填塞膈上胸中，以致猝然昏仆、不省人事的疾患。

【提要】本节论述小儿咳嗽的分型及证治。

【精解】钱乙认为咳嗽多为肺外感寒邪所致。农历八、九月为秋季，肺气当令，此时咳嗽多为实证，邪正交争剧烈，少有久病迁延、肺气虚损所致者。临床表现为面赤、痰涎壅盛、身热，治疗用葶苈丸。久病咳嗽不可使用下法。十一、十二月为冬季，易感受风寒之邪而发病，风从背脊第三椎肺俞穴而入，治疗以麻黄汤发汗解表，如《小儿卫生总微论方》记载小儿调护法："于单背心上，当背更添衬一重。盖肺俞在背上，恐风寒伤而为嗽，嗽久不止，亦令生惊。"肺有热，咳嗽伴面赤、口渴引饮、咽喉肿痛、咯吐脓血者，加用甘桔汤清热化痰；五七日不愈，咳嗽伴身热、痰多、唾黏，或有喘而面赤，时饮水者，治疗用褊银丸导痰顺气。肺热喘咳者，先咳后喘，面肿，热盛伤津者喜饮水，痰热壅肺者不欲饮水，当用泻白散清泻肺热、止咳平喘。感受风邪咳嗽五七日左右，没有热证者，治疗用葶苈丸加祛痰药。肺虚咳嗽者，哽气、长出气，喉中有异声，常为久病肺津受损，治疗用阿胶散养阴补肺。痰涎壅盛者先补脾固本，待正气充盛再用褊银丸祛痰，痰涎减少后用阿胶散补肺。王肯堂《证治准绳》指出攻痰太过的变证："乃因攻肺化痰之过，名为虚嗽，声连不

断，喉中痰鸣，气息欲绝，嗽罢则吐白沫，欲干呕，此肺虚而气不顺也，面唇皆白而惨，嗽过，额上多汗，哽气长出，乳食减少，致脾虚胃亦虚。"咳嗽并呕吐青绿色水者，属肝木乘脾，治疗用百祥丸。咳嗽并呕吐痰涎乳食，为积食所致，用白饼子消积化滞。此外，陈复正《幼幼集成》还记载了根据发病时间辨证的要点："以时而言之，清晨咳者属痰火，午前嗽者属肾火，午后嗽者属阴虚，黄昏嗽者火浮于肺，五更嗽者食积滞于三焦。"治疗咳嗽的原则是新病多为实证而使用下法，久病多为虚证而使用补法，并根据具体病情斟酌补泻。

【医案举隅】

一、夏月病嗽案

张板村鹿子春，一小儿七八岁，夏月病嗽，羸甚。戴人欲涌之，子春以为儿幼弱，惧其不胜，少难之。一日，因饮酒，家人与之酒，伤多，乃大吐，吐定而嗽止。盖酒味苦，苦属涌剂。子春乃大悟戴人之言也。

张从正. 儒门事亲［M］. 北京：中国医药科技出版社，2019.

按语：患儿夏月病嗽，张从正认为当涌之，后患儿过饮大吐而愈。此案与钱氏导痰顺气之褊银丸异曲同工。

二、反复上呼吸道感染案

韩某，男，4.5 岁，1996 年 9 月 13 日初诊。

［病史］患者近半年经常感冒，每次感冒必有高热，总要 7~10 天方算结束，曾多方治疗，经常感冒并没能改善。1 周前又突然发热，体温 39.4℃，流涕，怕冷，到某医院就诊，诊为"急性上呼吸道感染"，予以输液等治疗，发热稍退，但出现咳嗽，转请孔老师诊治。刻下：发热，体温 38.4℃，咳嗽，痰少而白，流涕，汗少，纳差，大便 2 天未解，尿黄。查体：精神不振，面色不华，舌质红，苔薄腻、中有剥脱，两侧扁桃体Ⅱ度肿大、色红，颌下及颈部两侧可触及数个黄豆大小淋巴结、压痛，脉弦细。

［诊断］肺胃郁热，复感外邪。

［治法］疏卫解毒，两调肺胃。

［方药］桔梗 10 克，前胡 10 克，连翘 15 克，牛蒡子 8 克，僵蚕 10 克，浙贝母 10 克，黄芩 10 克，苏子 6 克，苏梗 6 克，玄参 15 克，神曲 15 克，黄柏 6 克，鱼腥草 15 克，荆芥穗 5 克。4 剂，并嘱回家即煎 2 剂药，每 2~3 小时服 1 次，每次半剂，热退后服药间隔增大。

二诊（9 月 17 日）：热已退，咳减，大便干，纳少，舌红，苔薄黄、有剥脱，脉弦细。

［治法］调中宣肺。

［方药］前胡 10 克，桔梗 10 克，连翘 15 克，半夏 10 克，浙贝母 10 克，苏子 6 克，苏梗 6 克，黄芩 10 克，黄柏 10 克，神曲 15 克，僵蚕 10 克，鱼腥草 20 克，玄参 15 克，大腹皮 10 克，6 剂。

三诊（9 月 24 日）：热退咳消，服前 3 剂药每日大便 2 次，便前腹中攻冲，大便利，成形，以后大便日 1 次，无不适。扁桃体Ⅰ度肿大，色浅红，舌红苔薄白，脉细。

［治法］继调肺胃。

［方药］桔梗 10 克，前胡 10 克，半夏 10 克，连翘 15 克，枳壳 8 克，白术 8 克，黄芩 10 克，黄柏 6 克，苏子 5 克，苏梗 5 克，僵蚕 10 克，鱼腥草 20 克，玄参 10 克，6 剂。

患者未再来诊，后随访，患儿身体一直很好，很少感冒。

肖培新. 孔光一教授治疗小儿反复上呼吸道感染经验［J］. 北京中医药大学学报，1998（1）：59-60.

按语：本案患儿反复上呼吸道感染，证属肺胃郁热，方选清宣止咳方以宣肺清热。此为孔光一教授经验方，由桔梗汤、止嗽散化裁而来，依其临床经验，"若患者年幼，稚阴稚阳之体，邪易久羁或反复者，以川贝母易浙贝母，用量可减半"，继之调养肺胃防止复发。

诸 疳

【原文】疳[1]在内，目肿，腹胀，利色无常，或沫青白，渐瘦弱，此冷证也。

疳在外，鼻下赤烂，自揉，鼻头上有疮不着痂，渐绕耳生疮。治鼻疮烂，兰香散。诸疮，白粉散主之。

兰香散

治疳气[2]，鼻下赤烂。

兰香叶菜名，烧灰，二钱　铜青五分　轻粉二字

上为细末，令匀，看疮大小干贴之。

白粉散

治诸疳疮。

海螵蛸三分　白及三分　轻粉一分

上为末，先用浆水洗，拭干贴。

【注释】

〔1〕疳：指小儿由脾胃运化失常所引起的慢性营养障碍性疾病，以面黄肌瘦、毛发干枯、腹大如鼓、青筋暴露、精神萎靡为特征。多由于饮食失调或感染病邪，损伤脾胃所致。

〔2〕疳气：指疳病初发，病情较轻。

【提要】本节论述小儿疳积的表现及证治。

【精解】脾胃虚寒性疳积患者脾失健运、脾阳不振，水谷不化、气机壅塞，故目肿、腹胀泄泻、泻下青白沫；气血化生无源则消瘦乏力。脾胃湿热性疳积，脏腑蕴热发散于外，表现为耳鼻赤烂生疮，不易结痂。治疗鼻疮用兰香散，多种疮也可用白粉散杀虫止痒。除虚寒、湿热外，小儿疳积还可有虚热、虫积等病证。汪机《医学原理》云："由乳食不消，伏在腹中，内生虚热，外消肌肉，乍凉乍热，或饮水喘嗽而潮热相类。以其有癖，故脾胃虚而发热，不能传化水谷。脾胃愈虚，以致四肢不举，羸瘦成疳。"

【原文】肝疳，白膜遮睛，当补肝，地黄丸主之。

心疳，面黄颊赤，身壮热，当补心，安神丸主之。

脾疳，体黄腹大，食泥土，当补脾，益黄散主之。

肾疳，极瘦，身有疮疥，当补肾，地黄丸主之。

筋疳，泻血而瘦，当补肝，地黄丸主之。

肺疳，气喘，口鼻生疮，当补脾肺，益黄散主之。

骨疳，喜卧冷地，当补肾，地黄丸主之。

诸疳，皆依本脏补其母，及与治疳药。冷则木香丸，热则胡黄连丸主之。

【提要】本节论述小儿疳积的五脏辨证。

【精解】肝疳又称筋疳、风疳，肝色青，开窍于目，除疳积的一般症状外，还可见面目爪甲皆青、下利鲜血黏液或粪青如苔等。肝疳小儿眼生眵泪或涩痒，难以睁开，合面而卧，甚或出现疳眼。王肯堂《证治准绳》云："肝者，眼之候，上膈伏热，痰涎壅滞，以致肝风入眼，赤肿翳生，眵泪烂眶，痛痒揉擦，昏暗雀盲，甚至经月合眼。"治疗当补益肝阴，钱乙主张用地黄丸。历代医家多主张清肝泄热，方用泻青丸、集圣丸、柴胡清肝饮、芦荟肥儿丸、抑肝扶脾汤等。

心疳又名惊疳，心属火，主神明，患儿症见面黄颊赤、目脉络赤、壮热烦躁、口舌生疮、咬牙弄舌、睡喜伏卧易惊、小便赤涩。治疗应当补心安神，方用安神汤。热重者宜清心泻火，可用泻心导赤散。

脾疳又名食疳、奶疳、肥疳，脾属土色黄，主肌肉，患儿症见面黄肌瘦、腹胀肚大坚硬、头大颈细、发稀作穗、好吃泥土、烦渴引饮、困倦喜睡、身热多汗、心下痞硬，初起能食易饥、日久水谷不消、泄下酸臭、时干时稀。治疗当温中理气健脾，方用益黄散，还可用消疳理脾汤、肥儿丸、参苓白术散等。

肾疳又名骨疳、急疳，肾色黑主骨，患儿症见身体极度消瘦、面色黧黑、上热下冷、喜卧冷地、多生疮疖溃烂、吐逆滑泄等，或见牙疳，龈肉赤烂疼痛、流腐臭脓血、穿腮蚀唇；兼见骨骼发育障碍，五迟、解颅、鹤膝、龟背等先天禀赋不足病证。治疗当用地黄丸补肾益精。

肺疳又名气疳，肺属金色白，主皮毛，患儿症见咳嗽气逆、咽喉不利、痰鸣气喘、恶寒流涕、面白发枯、皮肤干燥生粟，或鼻下及面颊生疮等。治疗当用益黄散补脾益肺，或用泻白散、甘露饮、生地清肺饮等清肺泄热。

钱乙认为依据疳积的脏腑辨证，治疗应当虚则补其母，与治疗疳积药合用，证属寒证用木香丸，证属热证用胡黄连丸。此外，鲁伯嗣《婴童百问》还补充了生熟地黄汤、嚏疳散、脂连丸、五疳良方、至圣丸、通神丸、天麻丸、化䗪丸、灵脂丸、下虫丸、龙胆丸、黄连丸、香蔻丸、木香丸、褐丸子、黄芪汤、鳖血煎、蟾蜍丸、厚朴丸等治疗小儿疳积的方剂。

【原文】疳，皆脾胃病，亡津液之所作也。因大病或吐泻后，以药吐下，致脾胃虚弱亡津液。且小儿病疳，皆愚医之所坏病。假如潮热，是一脏虚一脏实，而内发虚热也。法当补母而泻本脏则愈。假令日中发潮热，是心虚热也。肝为心母，则宜先补肝，肝实而后泻心，心得母气则内平，而潮热愈也。医见潮热，妄谓其实，乃以大黄、牙硝辈诸冷药利之。利既多矣，不能禁约而津液内亡，即成疳也。

又有病癖[1]，其疾发作，寒热饮水，胁下有形硬痛。治癖之法，当渐消磨，医反以巴豆、硇砂[2]辈下之。小儿易虚易实，下之既过，胃中津液耗损，渐令疳瘦。

又有病伤寒，五六日间有下证，以冷药下之太过，致脾胃津液少，即使引饮不止，而生热也。热气内耗，肌肉外消，他邪相干，证变诸端，因亦成疳。

又有吐泻久病，或医妄下之，其虚益甚，津液燥损，亦能成疳。

【注释】

[1] 癖：指痞块生于两胁，时痛时止，痛时可以触及的病证。多由饮食

不节，寒痰凝聚，气血瘀阻所致。

［2］硇（náo 挠）砂：为紫色石盐晶体，具有软坚散结、破瘀消积的作用。

【提要】本节论述小儿疳积的病因病机。

【精解】疳积是由于大病、久病、吐泻、误吐误下等使脾胃虚弱、津液损耗、内生虚热所致。张璐《张氏医通》指出："在小儿为五疳，在大人为五劳，总以调补脾胃为主。"若发为潮热，为一脏虚一脏实，证属虚热，治疗应当补母脏、泻本脏。例如日中心火当令，此时潮热为心虚热，肝为心之母，应当先补肝、后泻心，补肝则心虚热可愈。若将潮热误认为是实证，而用大黄、芒硝之类凉药通腑泄热，则泄泻更重，小儿体质娇嫩，脾胃受损，津液亡失，虚热更甚，即成疳积之病因。其他失治误治导致疳积的情况还有：患儿癖病发作时，乍凉乍热，饮水不止，胁下有肿物疼痛，治疗当渐消缓散，医者反而用巴豆、硇砂等峻下药治疗；伤寒患儿第五、六日时有可下之证，而误下太过；久病吐泻，或误下。以上皆可导致胃阴亏耗，形成疳积。此外，沈金鳌《幼科释谜》记载疳积不治之症："唯五疳有绝候，皆不可治：一衬着脚中指底不觉疼；二抱着手足垂軃无力；三病未退遍身不暖；四脏腑泻青涎及沫不止；五项筋舒展无力。"

【原文】又有肥疳，即脾疳也。身瘦黄，皮干，而有疮疥。其候不一，种种异端，今略举纲纪：目涩或生白膜，唇赤，身黄干或黑，喜卧冷地，或食泥土，身有疮疥[1]，泻青白黄沫水，水利色变，易腹满，身耳鼻皆有疮，发鬉作穗，头大项细极瘦，饮水，皆其证也。

大抵疳病，当辨冷热肥瘦。其初病者为肥热疳，久病者为瘦冷疳。冷者木香丸，热者胡黄连丸主之。冷热之疳，尤宜如圣丸。故小儿之脏腑柔弱，不可痛去，大下必亡津液而成疳。凡有可下，量大小虚实而下之，则不至为疳也。初病津液少者，当生胃中津液，白术散主之。唯多则妙。余见下。

如圣丸

治冷热疳泻。

胡黄连　白芜荑去扇[2]，炒　川黄连各二两　使君子一两，去壳秤　麝香别研，五分　干虾蟆五枚，锉，酒熬膏

上为末，用膏丸如麻子大，每服人参汤下。二三岁者，五七九；以上者，十九至十五丸。无时。

【注释】

[1] 疮疥：一本作"疥疮"，据起秀堂本改。

[2] 扇：指芜荑果实的膜翅，炮制前须去除。

【提要】 本节论述脾疳证候及疳积证治。

【精解】 疳积的病位主要在脾，古代医家有"一脏虚则诸脏皆弱""若脾家病去，则余脏皆安，苟失其治，日久必有传变"等论述，脾疳证候参见前文。

治疗疳积应当辨明寒热，疾病初起多为肥热疳，治疗选用胡黄连丸；久病者多为瘦冷疳，治疗选用木香丸；冷热夹杂者，适宜选用如圣丸。亦有寒热通用方，如曾世荣《活幼心书》云："诸疳证皆宜用局方五疳保童丸，或万应丸，常服化积治疳，仍各投本脏调理之剂。"又聂尚恒《医学汇函》云："宜理脾胃，消积化虫，清热止泻住痢，以肥儿丸、疳积饼为主。此二方不问诸疳冷热，服之最效。"小儿脏腑成而未全，使用下法应小心谨慎，以免损耗津液。疳积初起津液不足者，应当生津止渴健脾，可多服白术散。

【医案举隅】

一、疳病案

教谕许厚子，年十四，吐血，医作痰火治不效。脉之，两尺右关皆不足。曰：年未二八，脉当沉紧，今反不足，当作胎禀怯弱之病。然观宗师体厚，何以有此？必夫人当有虚病，或乳少得之也（父母脏腑有病，儿多禀之，临证之工，宜留心也）。许曰：其母孕时果病，产后无乳。问治法，曰：十六岁后病此者曰劳，十五岁前病此者曰疳，即劳也。宜用六味地黄丸以补肾，参茯白术丸以补脾，病自安矣，如言服之，一月而愈。

魏之琇. 续名医类案 [M]. 北京：人民卫生出版社，1984.

按语： 本案患儿先天禀赋不足，后天母乳喂养较少，证属脾肾俱虚，以参茯白术丸、六味地黄丸补益脾肾，扶正固本，恢复脾胃运化功能。

二、幼儿疳病案

江某，男，3岁，1987年6月17日就诊。

[病史] 面色苍黄，食欲不振，腹部膨大，青筋显现，肌肉消瘦，烦躁善扰，舌淡苔白，指纹不显。

[诊断] 疳病，脾胃运化失职。

[治法] 健脾消积。

[方药] 茯苓12克，白术4.5克，潞党参18克，榧子9克，麦芽15克，谷芽15克，怀山药18克，陈皮3克，砂仁1.5克，扁豆18克，花槟榔3克，

鸡内金3克,石膏9克,5剂。

二诊(6月22日):自服上药,患孩食欲大增,烦躁亦减,面色好转。

[方药]继服上方5剂。

三诊(7月30日):患孩神态自如,面色微红,诸症均见好转。

[方药]嘱照原方再服5剂。

陈宜根.中医儿科诊治要诀[M].福州:福建科技出版社,1989.

按语:患儿面黄肌瘦、食少腹大、腹部青筋、躁扰不安,属于疳积的典型表现。治疗以理气行滞、健脾消积、清热杀虫为法,患儿纳运协调则易于康复。本方乃常用治疳积的经验方剂,方中党参、白术、茯苓、怀山、扁豆补气健脾,陈皮、砂仁理气健胃,醒脾辟秽,佐以麦谷芽,鸡内金消食导滞。因"疳"证多有虚热,故在补药中加9克石膏以清热,"疳"多兼"虫",所以用榧子、槟榔消积驱虫。此乃"九补一消"之法(方中补药多于消药数倍),为治疳常用之法。本方一般情况下,服用1周即见效。

胃气不和

【原文】面㿠白无精光,口中气冷,不思食,吐水。当补脾,益黄散主之。

【提要】本节论述小儿胃气不和的证治。

【精解】小儿胃受纳、腐熟水谷功能失调,面色㿠白、目无神采、口中气冷、食欲不振,甚则吐水,此为脾胃虚寒,应当温中健脾,治疗选用益黄散。王肯堂《证治准绳》云:"在小儿虽得乳食,水谷之气未全,尤仗胃气。胃气一虚,则四脏俱失所养矣。"并提出可用五味异功散或六君子汤治疗。临床可参。

【医案举隅】

一、吐水心痛案

一小儿病后吐水,心间作痛,余谓胃气虚寒,用五味异功散而愈。后每吐,凡患病,饮食不进,手足并冷,即吐水心痛,余用前散加升麻、柴胡即愈。或用逐虫之剂,前症益甚,更加腹痛重坠,余用补中益气汤加炮姜,治之而愈。

薛铠,薛己.保婴撮要[M].北京:中国中医药出版社,2016.

按语:小儿吐水多属脾胃虚寒、胃气不和,本案患儿兼见手足逆冷,证属中阳不振,用五味异功散加升麻、柴胡升提中阳之气。患儿脾胃素虚,用逐虫剂更易损伤，方选补中益气汤温振中阳。

二、厌食症案

张某，男，2岁。

［病史］患儿恣食生冷，寒湿困脾，复因腹泻，脾阳大伤，面色萎黄，口渴少神，四肢欠温。苔白根腻、舌质淡，脉细而缓。

［诊断］病延数月，阴寒内伏，脾胃两伤之咎。

［治法］温中健脾。

［方药］附子理中汤加味。党参6克，生白术、炒陈皮、怀山药各5克，淡附片2克，薄官桂、砂仁（杵）各15克，白茯苓8克，淡干姜0.3克，炒白芍、炒白扁豆各8克，炙甘草3克。3剂。

二诊：药后食欲渐旺，神情较前活泼，唯口渴未止，小便次多量少，时哭闹不安，四肢少温。苔薄白根腻渐化。

［诊断］脾阳未复，运化失司。

［治法］健脾益气，消滞助运。

［方药］太子参10克，焦白术、怀山药、陈皮、青皮各5克，炒白芍、云茯苓、炒白扁豆、焦楂炭、焦麦芽各8克，焦神曲6克，炙甘草、鸡内金各3克，石决明15克。5剂。

三诊：饮食复常，嬉笑活泼，小便次减，口渴已除，四肢渐温，苔薄，阳气虽复，还须培益，未可轻心。

［方药］太子参10克，炒白术、炒陈皮各5克，炒怀药、云茯苓、炒麦芽、白扁豆、生熟苡仁、焦山楂各6克，焦神曲6克，红枣3枚。4剂。

蒋蓉蓉．蒋仰三治疗小儿厌食症经验鳞爪［J］．江苏中医，1990（09）:6-7.

按语：小儿脾胃娇嫩，若调养不当，恣食生冷，则寒湿困脾，脾阳大伤，导致食欲不振、面无精光，治疗当温中健脾，消补结合。蒋氏认为，"攻不宜过，中病即止；补不宜盛，以免壅中"，同时应注意喂养适当。

胃冷虚

【原文】面㿠白色，瘦弱，腹痛不思食。当补脾，益黄散主之。若下利者，调中丸主之。

【提要】本节论述小儿胃中虚寒腹痛的证治。

【精解】胃中虚寒者面色㿠白，脾胃纳运不佳，气血化源不足，故形体瘦弱；寒凝气滞，则腹痛、不欲饮食。应当温中健脾，治疗用益黄散。若兼泄泻，则用调中丸加强温胃健脾之功。调中丸与理中汤组成相同，而甘草减半。

【医案举隅】

脾胃虚寒案

一小儿手足常冷，腹中作痛，饮食难化。余谓胃气虚寒也，先用益黄散，二服痛止；次用六君子汤，数剂即愈。

薛铠，薛己. 保婴撮要［M］. 北京：中国中医药出版社，2016.

按语：本案患儿手足冷、腹痛食积，证属脾胃虚寒，中阳不振，难以运化水谷，治疗选用益黄散理气健脾，温中止痛，继以六君子汤培补后天之本以善后。

积　痛

【原文】口中气温，面黄白，目无精光，或白睛多，及多睡，畏食，或大便酸臭者，当磨积，宜消积丸。甚者，当白饼子下之。后和胃。

消积丸

治大便酸臭。

丁香九个　　缩砂仁二十个　　乌梅肉三个　　巴豆二个，去皮油心膜

上为细末，面糊丸黍米大。三岁以上三五丸；以下三二丸。温水下，无时。

【提要】本节论述小儿食积腹痛的证治。

【精解】小儿食积腹痛，积滞郁而化火，口中气温、面色黄白、双目无神、白睛多、嗜睡、不思饮食、大便酸臭、舌苔厚腻，皆为饮食停滞于胃，脾虚运化无力，本虚标实的表现。治疗应当温中行气，消积化滞，选用消积丸。积滞严重者应该用白饼子泻下，下后和中补脾胃，选用异功散、六君子汤之类方剂。曾世荣《活幼心书》提出不同治疗顺序："积败为痢，腹肚微痛，先调胃气次理积，却止痢，则病根自除。"沈金鳌补充了小儿食积腹痛的兼症治疗："又有食积肚痛，有热者，芍药甘草汤加葛根。吐者，加生姜、半夏，或加枳实亦效。其有积而潮热寒热，心腹胀满疼痛者，良方妙香丸。"万全《幼科发挥》指出小儿食积腹痛多为寒证："盖天地之化，热则发散而流通，寒则翕聚而壅塞。饮食下咽之后，肠胃之阳不能行其变化转输之令，使谷肉果菜之物留恋肠胃之中，故随其所在之处而作痛也。"并提出积滞在胃，当心而痛，治当涌吐；积在小肠，痛在心下脐上，治当用辛温药利下；积在大肠，痛在脐上，治当用苦寒药利下。除食积外，小儿积痛还有冷积、风积、肝积、奶积、惊

积、气积、虚积、实积等证。

【医案举隅】

一、小儿食积案

一儿周岁。食肉太早，自此成积，日渐羸瘦，不思乳食。其父沙溪告予，请医治之。予取养脾去积丸。先服三日。后用脾积丸，鸡肉汤下。取下鸡肉一片，犹未化也。再服养脾丸调理而愈。

万全. 幼科发挥［M］. 北京：人民卫生出版社，2006.

按语：小儿脏腑形气未充，过早或过量食肉难以运化，停滞于胃，证属本虚标实，治疗应当健运脾胃，消除积滞。

二、巨结肠症案

沈某，女，4岁，1984年2月22日就诊。

［病史］患儿为巨结肠症，素来大便秘结，每5~7天一行，甚感艰涩不畅。胃纳呆钝，口气臭浊，脘腹时痛，小溲尚长，两脉弦滑，舌苔薄腻。

［诊断］气结郁滞，食积不化。

［治法］利气通便。

［方药］陈皮3克，炒神曲9克，腹皮9克，佛手6克，瓜蒌仁10克，炒莱菔子9克，通草3克，炙鸡内金6克，玄明粉（冲）6克，枳壳6克。6帖，每日一帖。

服药以来，大便渐通，约2~3天便下一次，腹痛已平，纳增口和。原法去玄明粉，连服2周而安。

朱世增. 董廷瑶论儿科［M］. 上海：上海中医药大学出版社，2008.

按语：巨结肠症属于先天结肠道发育畸形，由结肠壁神经节细胞缺如所致。患儿大便秘结，气结食积，导致腹痛，采用本方消积行滞、利气开结、润燥通便。

虫痛（虚实腹痛附）

【原文】面㿠白，心腹痛，口中沫及清水出，发痛有时，安虫散主之。小儿本怯者，多此病。

积痛、食痛、虚痛，大同小异。唯虫痛者，当口淡而沫自出，治之随其证。

安虫散

治小儿虫痛。

胡粉炒黄　槟榔　川楝子去皮核　鹤虱炒黄，各二两　白矾铁器熬，一分

上为细末，每服一字，大者半钱。温米饮调下，痛时服。

【提要】本节论述小儿虫积腹痛的证治。

【精解】小儿虫积腹痛多在脐周，空腹痛甚，虫体摄取水谷精微及气血，故面色㿠白，虫活跃时心腹作痛，口吐白沫或清水。《灵枢·口问》云："胃中有热则虫动，虫动则胃缓，胃缓则廉泉开，故涎下。"或可触及腹中包块，为蛔虫聚集成团所致，称为"虫瘕"；或可出现吐蛔、脘腹绞痛、四肢厥冷，称为"蛔厥"；或有巩膜蓝斑、口腔黏膜白斑；严重者随着虫体运动，可能出现胆道梗阻、肠穿孔、肠扭转等危急重症。张介宾《景岳全书》云："凡虫痛证，必时作时止，来去无定，或呕吐青黄绿水，或吐出虫，或痛而坐卧不安，或大痛不可忍，面色或青或黄或白，而唇则红，然痛定则能饮食者便是虫积之证，速宜逐之。"治疗当用安虫散驱蛔杀虫，乌梅丸、芦荟丸、使君子丸、木香槟榔丸等也多有应用。小儿体质虚弱者难以抵御，多发此病，故应补益脾胃以善后，现代多认为是小儿饮食不洁、误食虫卵所致。积痛、食痛、虚痛与此相似，皆表现为腹痛，与脾胃虚弱、饮食停积、寒凝气滞有关，但唯有虫痛口淡、口吐白沫或清水，可予鉴别，治疗皆以先去邪、后扶正为原则。

【医案举隅】

一、虫痛案

一儿七岁，善食肉，尝病腹痛。其父问曰：积痛虫痛何如？予曰：积痛发有尝，手不可按，恶食而口干；虫痛无尝处，喜手按摩，口馋而吐清水。此儿乃虫病也。以药取之，下虫大者十余条而痛止，未一月又痛。予曰：不可再取矣。如不去其虫则痛不除，积不除则虫又生，苟再取之，恐伤胃气不可也。乃立一方，仍用黄连、木香、槟榔去积为主，陈皮、青皮、三棱、莪术、枳实、山楂专去其积，使君子、白芜荑、川楝子、苦楝根皮专去其虫，等分为末，神曲糊丸，麻子大，米饮下，常服之。时下小虫，及下大虫如指大，约长一尺，乃虫母也。自后痛渐减。

李成年，杨云松. 万全儿科病用药心法［M］. 北京：中国医药科技出版社，2022.

按语： 患儿病虫痛，万密斋先以药下之，积未除尽后又复发，当除积去虫并用，但再下恐伤小儿胃气，故以丸药常服，缓去虫与积而愈。

二、胆道蛔虫案

患者，男，6岁。

［病史］右胁下暴痛，辗转不寐，见其舌上红点较多，面部多癣状白斑，

目睛上部有蓝色小斑布于白睛之上。投化虫丸，腹痛更甚，并自觉有物上窜咽部作呕，乃呕出大量蛔虫，腹痛更甚。

［诊断］诊为胆道蛔虫。

［方药］投乌梅丸加减。乌梅5枚，黄连9克，黄柏9克，当归9克，附子9克，桂枝6克，干姜6克，细辛3克，雷丸9克，榧子9克，南瓜子15克，槟榔9克，大黄6克。

令空腹服，2剂后大便畅通，排出蛔虫数条，腹痛、呕吐止，日渐康复。

印会河. 中医内科新论［M］. 太原：山西人民出版社，1983.

按语： 蛔虫病常见面部白斑、白睛蓝斑、痛处不定，若蛔虫走窜入胆道可见右胁阵发性绞痛，或见吐蛔。乌梅丸酸苦辛并进，寒热并用，邪正兼顾，是治疗胆道蛔虫的常用方。

虫与痫相似

【原文】小儿本怯，故胃虚冷，则虫动而心痛，与痫略相似，但目不斜，手不搐也。安虫散主之。

【提要】本节论述小儿虫痛与痫证的鉴别。

【精解】小儿体质虚弱，胃中虚冷则蛔虫喜活动，发为心腹作痛、惊叫哭闹、肢冷汗出、口吐白沫、口唇青紫、时作时止，甚则精神昏聩，与痫证相似。但虫痛发作时无目斜、四肢抽搐等风象。治疗选用安虫散。尚有虫痫者，即西医所述脑囊虫病，多因食用生肉，囊虫卵寄生于脑，阻滞脑窍，引发癫痫。

【医案举隅】

一、虫痛案

苏州黄四房女，年十二，患腹痛，愈医愈甚。余偶至其家，昏厥一夕方苏，舌俱咬破，流血盈口，唇白而目犹直视，脉参错无常，余曰：此虫痛也，贯心则死。非煎药所能愈，合化虫丸与之，痛稍缓，忽复更痛，吐出虫二十余条。长者径尺，紫色；余长短不齐，淡红色，亦有白者。自此而大痛不复作，小痛未除，盖其窠未去也。复以杀虫之药兼安胃补脾之方调之，而虫根遂绝。盖此证甚多，医者既不能知，唯认为寒与食；既以为虫，又无伤虫之方。在精力强旺者，久能自化；其不足者，变为丁奚、劳祛、痞臌等证，至死而人不能知，亦可哀也。

刘洋. 徐灵胎医学全书［M］. 北京：中国中医药出版社，1999.

按语： 本案患儿腹中有蛔虫而疼痛，虫邪行至脑部可出现直视等神经症状。治疗以杀虫为主，兼补益脾胃，防止出现疳、劳、痞等病症。

二、脑囊虫病案

患者，男，26岁，1986年3月16日初诊。

[病史] 患者于1年前突发头疼，部位不定，为胀痛性，且逐渐加重，甚则伴恶心呕吐。本年1月份起常伴有短暂意识丧失，四肢抽动等，曾诊为：癫痫小发作，服各类中西药效果不显。现精神抑郁，智力逐渐减退。查：嗜酸性粒细胞升高，猪囊虫抗体酶标测定法为28.9单位。CT诊为：脑囊虫病。

[诊断] 肝风内动，虫阻脑络。

[治法] 平肝息风，通络杀虫。

[方药] 钩藤20克，生石决明30克，全虫10克，僵蚕15克，菊花15克，茯神30克，青葙子12克，茵陈20克，使君子15克，雷丸12克，槟榔20克，苦楝皮10克，煅磁石30克。

二诊： 上方经服7剂，头痛大减，无恶心呕吐，癫痫发作次数明显减少。

[方药] 原方加重定痫开窍之剂，加礞石12克、郁金10克。

三诊： 上方连服2个月，癫痫停止发作。

[方药] 原方加重杀虫之剂，消除囊虫牙胞，以期速愈，原茵陈加至24克，槟榔40克，使君子20克。

本方加减，连服半年，抽搐始终未发，诸证均有好转，各项化验均正常。

沈伟梁. 何世英老师治疗脑病验案三则 [J]. 天津中医，1990（01）：8-9.

按语： 现今卫生条件改善，脑囊虫病多与职业相关，如畜牧业等，或饮食不洁导致。本案为猪绦虫的幼虫入脑而成，中药治以平肝息风、通络杀虫。

气不和

【原文】口频撮，当调气，益黄散主之。

【提要】本节论述小儿撮口的证治。

【精解】脾开窍于口，小儿口唇频频聚拢，历代医家多认为是风热入于心脾所致，如曾世荣《活幼口议》云："凡有脐风撮口、胎风撮口、锁肚撮口、吊肠撮口、卵疝撮口，应病悉入成风，风入心脾，俱能发作。"龚廷贤《寿世保元》云："一论撮口者，由胎气挟热，风邪入脐，流毒心脾之经。"吴谦《医宗金鉴》云："吮乳不得，舌强唇青，面色黄赤，乃心脾之热，受自胎中而然也。"治疗当补脾理气，方用益黄散。此外，撮口为新生儿脐风三证之一，万全《幼科发挥》云："一曰撮口，二曰噤风，三曰锁肚。证虽不同，皆脐风也。"当予以鉴别。

【医案举隅】

小儿脐风案

徐某，男，20天，1953年5月22日初诊。

[病史] 患儿初起频打喷嚏，啼哭不休，吮乳口松，继则面呈苦笑，牙关紧闭，口撮，唇青，不能吃乳，肚脐高突，腹胀如绷，四肢时时抽搐，面黄神痴，手指关纹青紫，透过气关。

[诊断] 此乃落脐时防护不慎，风邪袭人，经脉受阻，营卫壅塞，肝风内动，属危重之证。

[方药] 婴儿太小，口噤难以服药，遂勉拟祛风消积外敷方。杏仁、桃仁各7粒，青黛3克，全蝎3尾，芒硝、山栀、薄荷各6克。共研细末，加飞箩面30克。米醋煎沸，调匀作饼，趁热敷脐上，抽止周时乃去之。速刺少商指纹青紫头出血。

刺后抽渐止，敷后便通，一日一换。二敷后脐平，便畅，调摄而愈。

刘益群. 刘韵松儿科验案选录 [J]. 安徽中医学院学报，1987（03）：25-26.

按语：撮口为动风之象，本案辨为风邪外袭、肝风内动、土虚木乘，治疗思路为平肝息风，用桃、杏二仁寓气血双治之意。刺少商指纹青紫头为刘氏常用止惊法。

食不消

【原文】脾胃冷，故不能消化。当补脾，益黄散主之。

【提要】本节论述小儿脾胃虚寒、饮食不消的证治。

【精解】小儿脾胃虚寒，中阳不足，无法受纳运化水谷，导致消化不良，或泻下完谷。巢元方《诸病源候论》云："宿食不消，由脏气虚弱，寒气在于脾胃之间，故使谷不化也。宿谷未消，新谷又入，脾气既弱，故不能磨之，则经宿而不消也。"治疗当温中健脾，方选益黄散，理中丸、黄芪建中汤等皆可辨证应用。

【医案举隅】

肺脾两虚案

虞某，男，9个月，1982年9月15日初诊。

［病史］半年来咳嗽痰多，夜间咳甚，大便泄泻，日下四五次，状如水样，纳食呆滞，面色萎黄，低热不清（37.8℃），小溲尚长，舌苔白薄腻。

［诊断］肺虚脾弱，中焦寒湿，病情复杂。

［方药］拟钱氏益黄散加味。陈皮3克，丁香15克（后下），煨诃子6克，青皮6克，煨木香3克，焦白术9克，生甘草3克，炮姜15克，5剂。

二诊： 低热退净，便泄已和，咳嗽痰多，胃口不开。

［诊断］脾气初复，痰湿未尽。

［治法］治以化痰止咳。

［方药］二陈汤加百部、紫苑等5剂而愈。

钱正修. 董廷瑶先生对钱乙方的运用经验［J］. 中医药研究杂志，1985（2）：17-18.

按语： 本案患儿咳嗽日久、泄泻纳呆，证属脾肺两虚，中焦寒湿，依钱氏思路予益黄散温中健脾，理气化湿，培土生金，继以对症治疗而得痊愈。

腹中有癖

【原文】不食，但饮乳是也。当渐用白饼子下之。

小儿病癖，由乳食不消，伏在腹中，乍凉乍热，饮水或喘嗽，与潮热相类，不早治，必成疳。以其有癖，则令儿不食，致脾胃虚而热发，故引饮。水过多，即荡涤肠胃，亡失津液，脾胃不能传化水谷，其脉沉细，益不食，脾胃虚衰，四肢不举，诸邪遂生，鲜不瘦而成疳矣。余见疳门。

【提要】本节论述小儿癖证的病因病机及证治。

【精解】小儿腹中癖证，表现为食欲不振、口干喜饮，当用白饼子缓缓消导。患此证是由于乳食不消，积滞胃肠，气滞、血阻、寒凝等聚集成块，疼痛、可触及。小儿不思饮食，继而脾胃虚热，症见乍凉乍热、喘息咳嗽、类似潮热，若不及时医治则易转为疳积，即所谓"积为疳之母，无积不成疳"。寇平《全幼心鉴》载："小儿乳哺失调，三焦关格，以致水浆乳哺停滞肠胃不能宣行，令气结聚。初得成积，久则血膜包水，时时作痛，或为潮热，或生寒热，及疟家多于中脘蓄积黄水，日久结癖，寒热不已。"若饮水过多而脾胃无法运化水谷，则更易亡失津液，见脉沉细，脾主四肢、肌肉，故四肢无力，引发一系列疾病。

【医案举隅】

一、癖积案

真定总管董公长孙，年十一岁，病癖疾，左胁下硬如复手，肚大青筋，发热肌热，咳嗽自汗，日晡尤甚，牙疳臭恶，宣露出血，四肢困倦，饮食减少，病甚危笃。召太医刘仲安先生治之，约百日可愈。先与沉香海金沙丸一服，下秽物两三行，次日合塌气丸服之，十日复以沉香海金沙丸导利之，又令服塌气丸。如此互换，服之月余，其癖减半，未及百日良愈。近年多有此疾，愈之者多，录之以救将来之病者也。

罗天益. 卫生宝鉴［M］. 北京：中国医药科技出版社，2021.

按语： 本案患者阴虚火旺，癖毒炽盛，病情危笃，治疗先用沉香海金沙丸清热解毒、化浊导滞，后用塌气丸健脾消胀，恢复脾胃生理功能。

二、乳癖案

吴某，男，1个月，1983年9月24日初诊。

［病史］早产38天，出生后遍身通红。血色素22g/dl，红细胞压积84%，诊断为红细胞增多症。进行部分换血，1个月后出院。因人工喂养，食全脂奶粉过多、过浓，出现发热、腹泻、黄疸。7月29日住院检查：皮肤、巩膜黄染，肝脾肿大。肝功能示：总胆红素86.18μmol/L，谷丙转氨酶48单位。胸片示：肺门小斑点，斑片影。肺气肿。经治后热退、黄疸减轻，总胆红素尚有25.14μmol/L，肝肋下4.5cm，脾肋下3cm。出院诊断：婴儿肺炎痊愈、乳肝综合征。来我科治疗。症见：周身皮肤微泛赤黄、腹胀如鼓蛙，青筋隐现，胸满胁癖，大便不爽，小便黄赤，苔黄腻，脉滑数。

［诊断］胎中热毒塞盛，产后哺乳失节，血瘀气滞，乳食壅结，熏蒸而发"胎赤""胎黄""乳癖"诸证。

［治法］疏肝理气，凉血行瘀，消积导滞，散癖退黄。

［方药］柴胡4.5克，赤芍9克，丹参9克，牡丹皮9克，白术9克，猪苓9克，茯苓9克，泽泻9克，焦山楂9克，焦神曲9克，茵陈15克，金钱草15克，砂仁2克，干蟾皮9克，广郁金9克，炙内金9克，白茅根30克。每日1剂，煎2次，浓缩至150ml左右，稍加糖、蜜以奶瓶或小匙灌服，服完为度。嘱以脱脂奶粉或粥脂浆为哺食。

服上方7剂腹胀减轻，复加入下瘀血汤加减，化瘀消癖。10月29日复查肝功能：胆红素8.84μmol/L。谷丙转氨酶25单位。巩膜清晰，皮肤转白，腹柔软略大。A型超声波示：肝肋下2.5cm，脾（－）。

1984年1月25日随访：肝肋下仅1.5cm，质软。

莫锦明. 婴幼儿癖疾的辨证论治 [J]. 北京中医，1985（05）：29-30.

按语： 本案患婴早产胎赤，证属热毒壅盛，加之乳哺过当，内有积滞，更增其热。治疗以健脾理气、清热化湿、消积散癖。待腹胀消除后，予下瘀血汤治疗原发病，标本兼治。

虚实腹胀（肿附）

【原文】腹胀，由脾胃虚气攻作也。实者，闷乱喘满，可下之，用紫霜丸、白饼子。不喘者虚也，不可下。若误下，则脾气虚上，附肺而行，肺与脾子母皆虚。肺主目胞腮之类，脾主四肢，母气虚甚，即目胞腮肿也。色黄者，属脾也，治之用塌气丸渐消之。未愈，渐加丸数，不可以丁香、木香、橘皮、豆蔻大温散药治之。何以然？脾虚气未出，腹胀而不喘，可以散药治之。使上下分消其气，则愈也。若虚气已出，附肺而行，即脾胃内弱，每生虚气，入于四肢面目矣。小儿易为虚实，脾虚不受寒温，服寒则生冷，服温则生热，当识此勿误也。胃久虚热，多生疸病，或引饮不止。脾虚不能胜肾，随肺之气上行于四肢，若水状，肾气浸浮于肺，即大喘也。此当服塌气丸。病愈后，面未红者，虚衰未复故也。

紫霜丸

消积聚。

代赭石煅，醋淬七次　赤石脂各一钱　杏仁五十粒，去皮尖　巴豆三十粒，去皮膜心出油

上先将杏仁巴霜入乳钵内，研细如膏，却入代赭、石脂末，研匀，以汤浸蒸饼为丸，如粟米大。一岁服五丸，米饮汤下；一二百日内儿三丸，乳汁下更宜。量其虚实加减，微利为度。此药兼治惊痰诸证，虽下不致虚人。

【提要】本节论述虚实腹胀的病因病机。

【精解】腹胀是由脾胃亏虚，饮食停聚，阻滞气机所致，实证表现为闷乱喘满，胃肠壅塞，气机不能下降，可以用下法以消除积滞，畅通气机，方用紫霜丸、白饼子。不喘者为虚证，不可下，否则脾气益虚，母病及子，致肺脾两虚。肺主眼睑、两腮，肺气亏虚则目胞及腮皆肿。若面目萎黄，为脾虚，治疗用塌气丸缓缓消散。若未愈，逐渐增加丸数，不可使用过于辛温发散之品，是因为小儿为虚实寒热之变，服寒凉药物易生冷，服辛温药物易生热，行气太过则更加耗伤正气，加重脾胃虚损。本证仅为脾虚气滞腹胀，上下分消其气即

可。若腹胀兼喘，为脾胃气滞，上犯于肺，发为喘证。日久胃生虚热，与湿浊相蒸，多继发黄疸，或煎灼津液，口干喜饮。脾虚不能胜肾，肺脾气虚无以通调水道，水气泛溢四肢，壅塞于肺，肺失宣降则喘，应当服用塌气丸。小儿腹胀消除后若面色没有恢复红润，为正气尚未完全恢复。

【原文】治腹胀者，譬如行兵战寇于林，寇未出林，以兵攻之，必可获；寇若出林，不可急攻，攻必有失，当以意渐收之，即顺也。

治虚腹胀，先服塌气丸。不愈，腹中有食积结粪，小便黄，时微喘，脉伏而实，时饮水，能食者，可下之。盖脾初虚而后结有积，所治宜先补脾，后下之，下后又补脾，即愈也。补肺恐生虚喘。

【提要】本节论述虚实腹胀的治则治法。

【精解】治疗腹胀正如在林中交战，贼寇没有出林时攻打可以全部消灭，已出山林不可攻打，否则贼寇四散，定有难以擒获消灭的。故应当在病邪积聚时候使用攻下，邪气涣散则不可攻，否则疗效不佳且伤及正气。治疗腹胀虚证，应当先服塌气丸。若不愈，腹中有食积、宿便、小便黄等实热证表现，可以使用下法。这是由于脾虚不能运化，乳食积滞，应该先补脾扶正，后消积导滞，下后再补脾以顾护正气，即可痊愈。如曾世荣《活幼口议》云："所谓脾不磨食不化，胃不开食无益，所以膨胀。若于膨胀之时，不与消利，遂致虚满。又于虚满，不为疏补其气，即攻中脘。"不可直接补肺，否则肺气益盛，难以宣降，喘满更甚。

【医案举隅】

一、腹胀案

一儿因伤食腹痛胀，医用药下之愈。又伤食腹胀，医再下之，予闻之曰：非其治也，误杀此儿。果半年而死。或问曰：何料神也？曰：有食饱伤胃而胀，法宜消导之，不可攻下也；有脾虚不能消食，食饱则胀者，此宜补脾，以助其传化之可也，岂可下乎。此儿初胀，食饱伤脾也，不行消导，乃下之，误矣，后又腹胀，则脾虚之病也。再三下之，不大误乎。屡下屡胀，故令腹大无纹，脐突背平而死。虽医之误。不听吾言，父母之过也。

万全. 幼科发挥［M］. 北京：人民卫生出版社，2006.

按语：伤食是儿科常见病证，其典型表现即为腹胀，常规治法是消食导滞，而非泻下，盖因病位不同故也。医者误下后导致脾虚不能运化食物，只宜补脾助运，而医者又下之，是虚其虚也。

二、胃肠充气症案

林某，男，7岁，1992年11月29日初诊。

[病史] 自7月初开始腹痛伴腹胀。2个月前于某院胃肠钡剂检查示：胃肠充气症。怀疑为肠道产气杆菌引起，曾用庆大霉素等西药口服治疗腹痛未减。后多次求治于中医，皆用活血理气、消导化滞诸方，收效甚微。其症状为腹痛、腹胀及脘腹大如箕，叩之如鼓，青筋显露，形体瘦削。面色苍白，面容痛苦，近1周来饮一口水则腹胀难忍，腹痛加剧，大便溏薄日2~3次，小便清长。苔薄白舌淡，脉沉细。详询病史，其母诉素嗜生冷饮食，夏日啖冰不辍。

[诊断] 其饮食嗜好足以致脾阳不振，中寒严重。

[治法] 应以温中散寒，理气止痛。

[方药] 肉桂（后下）3克，桂枝5克，炒白术9克，草果6克，淡吴茱萸3克，川椒目（炒出汗）3克，大腹皮9克，肉豆蔻6克，炙甘草5克，槟榔3克，饴糖（冲入）30克。7剂，日服1剂。

二诊（12月8日）：药后嗳气不断，矢气频多，腹痛已止，腹部已软，青筋隐没，大便正常，乃中阳已运。唯纳食后腹胀仍有，苔薄白，脉沉细。

[诊断] 阴霾已驱，法效再进。

[方药] 原法加减。桂枝6克，淡吴茱萸1.5克，草果6克，炒白芍6克，炒枳壳9克，焦白术6克，大腹皮9克，广木香5克，炙甘草5克。

服药7剂后诸症悉除。

朱世增. 董廷瑶论儿科 [M]. 上海：上海中医药大学出版社，2008.

按语：本案患儿病程较长，曾接受中西医治疗乏效，患者主诉腹胀痛，饮水则痛，病情较重，但病机单纯。辨证为寒邪犯胃，脾阳不振，治以小建中汤加温中散寒之品，腹痛自止。

喜　汗

【原文】厚衣卧而额汗出也，止汗散主之。

止汗散

治六阳虚汗。上至头，下至项，不过胸也，不须治之。喜汗，厚衣卧而额汗出也，止汗散止之。

蒲扇灰 _{如无扇，只将故蒲烧灰}

上研细。每服一二钱，温酒调下，无时。

【提要】本节论述小儿阳盛多汗的证治。

【精解】小儿为纯阳之体，头为诸阳之会，着厚衣被而额上汗出，一般为生理状态，当调摄寒温，减少衣服即可，如万全《幼科发挥》云："汗者，心之液也。唯头汗不必治。小儿纯阳之体，头者诸阳之会，心属火，头汗者，炎上之象也。故头汗者，乃清阳发越之象，不必治也。"若为病态汗出，当清热止汗，治疗用止汗散。此外，气虚、阳虚、血虚、伤风、中暑、霍乱等都可导致自汗。

【医案举隅】

多汗易感案

王某，男，5岁。

［病史］患儿形体瘦弱，面白少华，常自汗出，汗后肢凉，口和不渴，纳谷不馨，鼻衄时作，血色暗红，极易感冒，每月数作，关节酸痛而无红肿，活动自如，查红细胞沉降率、抗链球菌溶血素O等均正常，舌苔薄白，质润。

［诊断］辨证为体禀不足，营虚卫弱，阴阳两虚，失于固密。

［治法］治以温阳摄阴，护卫和营。

［方药］取桂枝龙骨牡蛎汤加味。炙桂枝3克，炒白芍10克，煅龙骨20克，煅牡蛎20克，桔梗6克，炙甘草5克，糯稻根12克，瘪桃干10克，京玄参10克，生姜2片，红枣5枚。

二诊：药进5剂，汗出大减，关节疫痛已止，鼻衄未作，精神振作，食欲增进，舌苔薄净。原法已效，加减再进。

［方药］炙黄芪10克，炙桂枝2克，炒白芍10克，玄参10克，煅龙骨20克，煅牡蛎20克，桔梗10克，生姜2片，红枣5枚。

此方连服10剂，诸症悉除，形体亦转壮实，此后很少感冒。

汪受传. 江育仁老师桂枝龙骨牡蛎汤古方新用经验［J］. 内蒙古中医药，1987（03）：1-2.

按语：患儿体弱多汗，易感，舌苔薄白，质润，辨证为营虚卫弱，卫失固护，治以调和营卫，温阳摄阴，方选桂枝加龙骨牡蛎汤化裁。

盗　汗

【原文】睡而自汗出，肌肉虚也，止汗散主之。遍身汗，香瓜丸主之。

香瓜丸

治遍身汗出。

大黄瓜黄色者一个，去瓤^[1] 川大黄湿纸裹，煨至纸焦 胡黄连 柴胡去芦 鳖甲醋炙黄 芦荟 青皮 黄柏各等分

上除黄瓜外，同为细末。将黄瓜割去头，填入诸药置满，却盖口，用杖子插定，慢火内煨热，面糊丸，如绿豆大。每服三二丸，食后，冷浆水或新水下。大者五七丸至十九。

【注释】

[1]瓤：同"瓢"。

【提要】 本节论述小儿阴虚盗汗的证治。

【精解】 小儿睡眠时汗出，为营阴亏虚，卫气入里，表虚不固；醒时汗止，为卫气行于阳分，津液得以约束。正如徐灵胎《医略六书》云："盗汗乃睡中汗出，醒则汗收。因阴气空虚，睡时卫气乘虚陷入，则表无护卫而营中之火独旺于外，蒸腾汗出；醒则卫气行阳而气固于表，其汗乃止。多见于虚劳之人。"小儿盗汗常伴有五心烦热、颧红、口干等症。治疗当用止汗散。全身出汗，为虚热热盛，当用香瓜散治疗，加强清虚热之功。

【医案举隅】

一、盗汗案

一小儿十二岁，患盗汗，形气瘦弱，面色或赤或白，右腮白，两颊赤，鼻间微青，此禀足三阴经虚也。朝用补中益气汤，夕用六味地黄丸而愈。

薛铠，薛己. 保婴撮要［M］. 北京：中国中医药出版社，2016.

按语： 根据钱乙的面上证诊断经验，患儿右腮白、鼻间微青，属于肺脾气虚；盗汗、两颊赤，为阴虚内热。故治疗上，朝用补中益气汤益气升提，晚用六味地黄丸滋阴清热。

二、钱育寿治盗汗案

朱某，女，11岁，1987年4月10日就诊。

［病史］患儿去年11月患黄疸性肝炎后，形体瘦弱，面色㿠白，平素易于感冒。旬日来夜寐汗多，神疲乏力，胃纳不佳，苔薄、舌质淡红，脉象细软。

［诊断］脾虚血亏，气阳不足，营卫失调。

［治法］健脾养血，调和营卫，固表敛汗。

［方药］太子参、炙黄芪、炒当归各10克，陈皮、麻黄根各5克，瘪桃干、茯苓各10克，炙鸡内金5克，糯稻根30克，红枣10克。

服药3剂，夜寐虚汗减少，胃口稍开。原方加炒白术10克。

继服5剂，盗汗即止，纳食已香，精神亦佳。嘱原方间断服用，巩固

疗效。

追访半年，虚汗未作，感冒亦少

卞国本．钱育寿老中医儿科杂病治验举要［J］．江苏中医，1988（5）:1-3.

按语： 盗汗并非均为阴虚，自汗也不一定是气虚。本案患者体弱、易感，且纳差、神疲乏力、舌淡苔薄，辨证为气血亏虚，营卫失调，治以益气养血，调和营卫。

夜 啼

【原文】脾脏冷而痛也，当与温中药，及以法禳[1]之，花火膏主之。

花火膏

治夜啼。

灯花一颗

上取下，涂乳上，令儿吮之。

【注释】

［1］禳（ráng 瓤）：此处当为"禳"，即古人祭拜祈祷鬼神以消除灾殃的活动。

【提要】本节论述小儿脾虚寒夜啼的证治。

【精解】小儿夜啼可由邪热、寒凝、食滞、惊恐、虫积等多种原因所致，如万全《育婴家秘》云："小儿啼哭，非饥非渴，非痒非痛。为父母者，心诚求之，渴则饮之，饥则哺之，痛则摩之，痒则抓之，其哭止者，中其意也。如哭不止，当以意度。"钱乙此处提出脾脏虚寒之腹痛夜啼、面色青白、四肢及脘腹发冷，又称"胎寒"。龚廷贤《寿世保元》载，婴儿气弱，脏腑有寒，每至昏夜，阴寒与正气相击，则神不得安静，腹中切痛，故冷啼呼于夜。应当用温中散寒的中药治疗，如花火膏。历代医家多用灯花治疗小儿夜啼，将灯芯灰调入汤药服下，有散寒安神之功。张璐《张氏医通》认为夜啼分为脾寒、心热两种，"若见灯愈啼者，心热也，心属火，见灯则烦热内生，两阳相搏，故仰身而啼"。

【医案举隅】

一、夜啼案

一儿，夜啼不止。数日后，发火灼疮于左脸，腹坚，叫号不已。延外科用磁砭其患处，出紫黑血，随用凉血解毒之剂。

木通　生地　荆芥　江枳壳　西赤芍　犀角　甘草　连翘　大力子

服二剂，加黄连、黄芩，因禀气薄，不用大黄。每日砭其毒盛之处，数日方得挽回。又服滋养元气之剂，数日而痊。

秦昌遇. 幼科医验［M］. 上海：上海科技出版社，2004.

按语：本案患儿"发火灼疮于左脸""磁砭其患处，出紫黑血"，正合刘完素"热甚则水化制之，故赤兼黑而为紫"之论，并前"夜啼不止"，当为热毒蕴血、邪热扰心之证，同时又见阳明腑实之"腹坚，叫号不已"，知其为气营两燔之重证。故急以刺血而泄血热，用药以木通、生地黄、赤芍、犀角、甘草凉血安神，以连翘、大力子（牛蒡子）解毒散结，合叶天士"急以凉血散血"之意，以枳壳顺降腑气，暗合王孟英"邪从气分下行为顺"之意。复诊，加黄连、黄芩以增清热之能，不用大黄之论，正合《伤寒论》胃气弱"设当行大黄、芍药者，宜减之"之意。最后，以滋养元气之剂收功，而火热伤阴，此滋养元气，或当遵王孟英之论，选用清凉薄味之品。

二、腹泻夜啼案

王某，男，98天。

［病史］因腹泻求余出诊。诊见：患儿面唇色淡，查肛门色淡不肿，皱褶潮黏。问知大便略有泡沫，日三四次，伴有奶瓣、奶块，小便清长，口不渴、唇不干，晚上睡不好觉，时醒而哭，指纹淡青红色。

［诊断］脾虚受寒而泻。

［方药］每天按摩1次，加服白术散，每天0.5克。

2天后大便开始变黄好转。但晚上12点后啼哭不宁，白天尚好，知其腹部寒气凝滞未解而夜啼。

第3天按摩加服乌药散加减。乌药3克，香附3克，木香2克，高良姜3克，白术3克，延胡索3克，川芎3克，甘草1克。分2天频服，配合按摩而愈。

苏永泉. 苏永泉婴幼儿太极按摩真传［M］. 2版. 北京：中国中医药出版社，2018.

按语：此型夜啼较多见，因病情转化或延误病机失治误治亦常有之，且家人又常以腹泻为主诉。另外，虽寒热易辨，然治之后复又啼哭。以上情况临床必须细查啼哭之因、所变之由，洞察病机，应其变而施治，并多行按摩调理整体功能。

103

卷上　脉证治法

惊 啼

【原文】邪热乘心也，当安心，安神丸主之。

【提要】本节论述小儿心热惊啼的证治。

【精解】小儿夜间胆怯易惊，啼哭惊惕，为邪热扰神，巢元方《诸病源候论》云："由风热邪气乘于心，则心脏生热，精神不定，故卧不安则惊而啼也。"应当清热安神定惊，治疗用安神丸。古人认为小儿惊啼多为"客忤"所致，如沈金鳌《幼科释谜》云："客忤者，或见非常之物，与未识之人，或经神庙佛寺，与鬼神气相忤而啼，有日啼惊，夜必黄昏前后尤甚者，钱氏安神丸。"

【医案举隅】

一、谢映庐治惊啼案

陈庶凡之子，素禀木火阴亏体质，及周时当季夏，每多夜啼，渐至口糜舌烂，唇红齿燥，面白颊赤，小便赤短，时忽惊叫，微有搐掣，用尽石膏、竹叶、芩、连、木通之药，苦寒迭进，其火愈盛。前医束手辞去，庶凡来寓请救。余视之，果属火证，并无他歧，前医之药，种种皆是。然凉之不效，乃太仆所谓大热而甚，寒之不寒，是无水也，当滋其肾。况此儿阴亏之质，纯阳之姿，内火发外之证，岂六淫外入之疾比。以六味地黄汤、生脉散，数服而安。

谢星焕. 谢映庐医案［M］. 上海：上海科学技术出版社，1962.

按语：本案患儿素体阴亏，季夏之时夜啼明显，苦寒之药多用而不效，是《黄帝内经》"诸寒之而热者取之阴"之义，取王冰"壮水之主以制阳光"，治以六味地黄丸、生脉散，滋阴降火。

二、惊啼案

患者，女，4岁。

［病史］患儿每天晚上11时不自主出现惊啼哭叫，时而呻吟，时而叫怕，持续半小时后自然入睡，病发已有1年余。经中西医治疗未见好转，于2000年5月8日来诊。诊见患儿形体消瘦，神疲，面色暗淡无光，舌质淡，舌苔薄白，脉弱。

［诊断］因受惊而致夜啼。

［治法］化痰定惊。

［方药］温胆汤加减。法半夏5克，竹茹3克，茯苓10克，枳实3克，酸枣仁5克，橘红3克，蝉蜕（去头足）5克，甘草3克，灯心草3扎。每天

1剂，水煎，分2次服。

服药1周后，其病痊愈，随访4年未复发。

张燕，李征. 温胆汤小儿临床应用2则［J］. 甘肃中医，2006（1）：31.

按语： 该患儿形体消瘦、神疲、每晚子时则啼哭或呻吟（子时属胆经当令）、舌苔薄白、脉弱，辨证为脾虚痰湿，治以化痰定惊。

弄　舌

【原文】 脾脏微热，令舌络微紧，时时舒舌。治之勿用冷药及下之，当少与泻黄散渐服之。亦或饮水，医疑为热，必冷药下之者，非也。饮水者，脾胃虚，津液少也。又加面黄肌瘦，五心烦热，即为疳瘦，宜胡黄连丸辈。大病未已，弄舌者凶。

【提要】 本节论述小儿弄舌的证治。

【精解】 小儿吐弄舌为脾脏有热。脾开窍于口，脾经有热则舌络微紧，故时时舒展舌体，称为弄舌，舒舌良久不收称为吐舌。治疗不能用凉药及攻下药，应当用泻黄散缓缓清热。现多认为由于心开窍于舌，吐弄舌为心脾积热或心经热盛所致，治疗当清心降火。口干喜饮者为脾胃虚热，津液亏耗，以至于面黄肌瘦、五心烦热，转为疳证，不能误认为是实热证而用凉药攻下，治疗当用胡黄连丸等清虚热方药。若大病久病未愈，出现弄舌，为心脾之气欲脱，虚阳浮越之恶候，《广嗣全诀》补充："宜七味白术散，治之不愈，必至危殆。"需要注意的是，弄舌虽有动摇之象，但与风无关，是由热主动所致。洪金鼎《医方一盘珠全集》载："误用祛风药，尤速其死，医者审之。"

【医案举隅】

一、秦昌遇治弄舌案

一儿，壮热五六日不止。困倦弄舌，咳嗽气促，亦是时疟。若不解散，恐热久变成惊风也。

薄荷　陈皮　枳壳　紫苏叶　黑元参　桔梗　黄芩　黄连　淡豆豉　粉甘草

秦昌遇. 幼科医验［M］. 上海：上海科技出版社，2004.

按语： 本案患儿壮热弄舌、气促咳喘，乃外感时邪与内蕴痰热相搏之证。秦昌遇未拘泥于清解，而以薄荷、紫苏叶、淡豆豉辛凉透表达邪，黄芩、黄连苦寒直折心脾积热，更借陈皮、枳壳、桔梗调畅气机，既宣肺化痰止咳喘，又防热陷生惊，辅元参清火护阴，甘草调和诸药。全方外透内清、消痰顺气，使表闭开而暑热散，痰热化而神机宁。此案提示治小儿热病，当疏透与清泄并施，调气机以助祛邪，方契儿科祛邪护正之旨。

二、弄舌案

周某，男，1岁，1987年10月9日初诊。

[病史] 家长代诉：前几天小孩吵夜，舌向外伸不停地在口外搅动，舌红，流出腥臭味口涎，烦躁不安，乳食不贪，尿黄，大便正常。经治疗未效，因友人介绍前来就诊。纹紫红二关以上，苔黄、舌尖红、口臭。

[诊断] 心脾积热。

[治法] 清心涤热。

[方药] 竹叶9克，木通10克，连翘心10克，黄芩9克，竹茹9克，水灯芯10克，苏梗6克，白蔻3克，2剂。自加鲜车前草10株为引。

11月7日病儿家长带儿来门诊，此次为感冒咳嗽，痰鸣气粗，前次服药后即不弄舌，卧睡安宁。方知前病已愈。

王静安，王泽涵，王雪梅. 王静安医学新书 [M]. 成都：成都时代出版社，2007.

按语：小儿弄舌为心脾有热，同时表现为口臭、流腥臭涎液、烦躁不安、尿黄，又舌红、苔黄、指纹红紫且到达气关以上，提示实热较甚，治以导赤散加黄芩、连翘心、竹茹、水灯芯、车前草等清热利湿，再加苏梗、白蔻仁理气和胃。

丹瘤

【原文】热毒气客于腠理，搏于血气，发于外皮，上赤如丹[1]，当以白玉散涂之。

白玉散

治热毒气客于腠理，搏于血气，发于外皮，上赤如丹，是方用之。

白土二钱五分，又云滑石　寒水石五钱

上为末，用米醋或新水调涂。

【注释】

[1] 发于外皮，上赤如丹：一本作"发于外上皮，赤如丹"，据起秀堂本改。

【提要】本节论述小儿丹瘤的证治。

【精解】丹瘤又名丹熛、赤游肿、赤游风等，为婴幼儿皮肤损伤感染或胎热内蕴形成的一种皮肤病。风热邪毒客于皮肤腠理，流走经络，与血气相搏成赤色赘疣，边界清晰，游走全身，如戴思恭《推求师意》云："赤游肿俗谓之瘤，由风热发丹，流走经络，散发肌表，如丹之赤，如火之烧也。"严重者热入营血可出现高热、神昏、抽搐等危象，多发于夏季。陈复正《幼幼集成》指出此病顺逆："凡自腹出四肢者易治，自四肢入腹者难治。"治疗当用白玉散外敷以清热消肿。

【医案举隅】

一、赤游风案

一小儿患此，其色或赤或白，或痛或痒，询之因母食膏粱厚味所致，余用东垣清胃散治其母，牛黄丸治其儿而愈。

薛铠，薛己. 保婴撮要［M］. 北京：中国中医药出版社，2016.

按语： 小儿赤游风多因外感风热所致，但因孕母嗜辛辣厚味，胎热内蕴所致者亦不少见，故薛氏治此儿，首先询问乳母的饮食，知"因母食膏粱厚味所致"，乃母子同治，故速效。

二、新生儿丹毒案

梁某，男，20天，1975年11月20日初诊。

［病史］患儿出生未旬日，即罹本病，连续发热，体温39.5℃，曾在当地医院用青霉素、链霉素治疗，热势稍退，延经10余日后，臀部前后阴处大片糜烂，向下发展，直达足跟，上则面部、颈部暨两手拇指间，均有散在性大小不等的红斑、水疱，臀部腿股间不断流出淡黄色炎性液，口腔满布鹅口疮，连续发热。

［方药］患儿病势已趋险重，立即用四粉散，1日4次。另佐以甘寒养阴清热之剂内服。

2天后，热退清，红斑状糜烂大半收敛结痂，口疮悉退。继以二粉散外搽，1周而愈。旬日又见复萌，发病部位如前，唯不似上次之甚，仍用四粉散外涂，5日后亦愈。2个月后访悉，患儿一切如常。

四粉散组方及用法：绿豆30克，黄柏3克，轻粉45克，飞辰砂3克。诸药各研细末，前三味药过80目筛，按方称准和匀，以生甘草3克熬水调之，用新毛笔蘸药涂敷患处，每日3~4次。

初起者，二三天可愈，重症患者可辅以甘寒阴清之内服药（连翘、玄参、银花、丹皮、焦山栀、石斛、生地、薄荷）。

郑日新. 郑景岐治疗新生儿丹毒的经验［J］. 辽宁中医杂志，1993（10）:5.

按语： 新生儿丹毒治以清热解毒为主，但新生儿胃气未充，服药困难，可以外治法为主，配合少量内服药治之。四粉散以绿豆为君药，取其甘寒淡渗、清热解毒之功；以轻粉为臣，取其解毒止痒且不伤皮肤；黄柏为佐，清热燥湿解毒；生朱砂为使，解毒医疮，再用生甘草熬水调之，清热解毒止痛。

解 颅

【原文】年大而囟不合，肾气不成也，长必少笑。更有目白睛多，㿠白色瘦者，多愁少喜也。余见肾虚。

【提要】本节论述小儿肾虚解颅的表现。

【精解】小儿肾气虚弱，不能充养脑髓，以致解颅，通常还会伴有形体瘦弱、面色㿠白虚浮、目珠下垂而白多黑少、表情多愁少笑等表现。

【医案举隅】

一、解颅案

一小儿颅解，足软，两膝渐大，不能行履，用六味地黄丸加鹿茸治之，三月而起。

薛铠，薛己. 保婴撮要［M］. 北京：中国中医药出版社，2016.

按语：患儿先天禀赋不足，肾精亏虚，故用六味地黄丸加鹿茸，滋阴壮阳，补肾填精。

二、脑积水案

陈某，男，1 岁 10 个月，1987 年 7 月 13 日初诊。

［病史］代诉：头颅膨大，头皮肿亮，青筋暴露，未长头发 1 年余，右眼流泪，口角流涎，语迟，1 岁 4 个月时才会说个别单字，患儿顺产，产后一直正常，从 3 个月时头颅逐渐增大，帽子 1 周得放大 1 次，1 个月之内增大很明显，以后逐渐稳定。曾在某医院拍 X 线片，诊断为脑积水，未予治疗。诊时患儿头大光亮，青筋暴露，未长头发、神情呆滞，头围 53cm，舌体紫黯略胖，指纹青紫。

［诊断］证属颅脑水瘀，脑络瘀阻。

［治法］活血利水，祛瘀通窍。

［方药］通窍活血利水汤。丹参、川芎、赤芍各 5 克，川牛膝、车前子各 6 克，白茅根 10 克，葱白 2 寸，生姜 2 片，大枣 3 枚，以上药共水煎，黄酒 15 克送服，麝香 0.1 克冲服，每天 1 剂。

丹参注射液 4ml，肌内注射，每天 1 次，共 10 天。

二诊：服药 20 余剂，右眼流泪，口角流涎减轻，说话较前清楚，头围 52cm。

［方药］又用原方加减服用20余剂。

三诊（1988年2月18日）：患儿病情大减，头未再大，囟门原缝隙至额上，现已合至上星穴，头围48cm，走路平稳，可以自己跑玩，身高又长了5cm，智力与同龄儿相同，但仍胆小，纹淡，舌质舌苔正常，身上发痒。

［方药］用初诊方去红花、生地黄，加桑寄生6克，泽泻、地肤子、白蒺藜各6克，另将原方药量稍加，5克者改为6克，3克者改为5克。

服药15剂，患儿基本正常。

1989年5月1日随访，患儿语言、表情、活动、饮食、二便均正常，唯囟门约有指甲大小未长合，脉沉，舌正常，身略痒，拟补益气血、益肾利水之剂善后，培肾固本。

华荣，孙景波.张学文教授治疗小儿脑积水的经验［J］.陕西中医，1991（8）：337-339.

按语：钱乙认为解颅为肾虚所致，为先天不足之证。现代医学所谓脑积水，证属本虚标实，当先活血利水以治标，再补肾养血以扶正固本，徐徐图之则囟门自合。

太阳虚汗

【原文】上至头，下至项，不过胸也，不须治也。

【提要】本节论述小儿太阳虚汗的证治。

【精解】小儿为纯阳之体，头、颈、胸汗出，常为衣着过厚，温养太过，不为病态，无需治疗。若头项汗大出不止，为亡阳危候，需要警惕。

胃怯汗

【原文】上至项，下至脐，此胃虚，当补胃，益黄散主之。

【提要】本节论述小儿胃虚汗出的证治。

【精解】小儿颈、胸脘、脐汗出，为胃气亏虚，可兼见脾胃亏虚诸症，应当补益脾胃，治疗用益黄散。沈金鳌《幼科释谜》还记载了脾虚汗的证治："脾虚泻自汗，遍身冷而出有时，遇泻则无，泻过即有此候，大虚急当补脾，益黄散、参苓白术散。"

【医案举隅】

一、胃虚汗出案

某，半岁小儿，病吐泻已止。今胃不食，冷汗不止，吐涎沫。

白术五钱，干姜二钱，沙参五钱，茯苓二钱，厚附片五钱，吴萸一钱，生黄芪五钱，法夏一钱，故纸三钱，砂仁一钱，生甘草二钱，生姜三钱，三付。二付即愈。

刘子维，李俊．圣余医案诠解［M］．北京：人民军医出版社，2009．

按语：《素问·脉要精微论》曰："阴气有余，为多汗，身寒。"《伤寒论》云："太阴之为病……食不下。"患儿病吐泻止而不食、冷汗出、吐涎沫，辨证为脾胃阳虚，气机不畅。治以理中汤以温补中焦，附片、补骨脂补下焦之火，黄芪固表止汗，生姜散胃寒，茯苓、法半夏降气导水，砂仁和胃醒脾，吴茱萸开郁下气，共奏温阳散寒、理气和胃之功。

二、小儿厌食症案

白某，女，4岁。

［病史］患儿近一年不愿进食，拒食，汗多，形体消瘦，面色苍黄，饮食稍油腻或进食生冷之品，即出现腹泻，大便中常夹有不消化食物，舌淡，苔白。

［诊断］诊为小儿厌食症，证属脾胃虚弱，纳化呆滞。

［治法］治宜健脾益气，开胃助运。

［方药］方用七味白术散加味，10余剂而愈。

朱瑛，何平．刘以敏主任对"同病异治""异病同治"在儿科的临床应用经验［J］．云南中医中药杂志，2006（3）：3．

按语：患儿为小儿厌食症，中医辨证为脾胃虚弱，采用健脾除湿、益气止泻之法治之。

胃 啼

【原文】小儿筋骨血脉未成，多哭者，至小所有也。

【提要】本节论述小儿多哭的生理现象。

【精解】小儿形体、脏腑尚未发育完善，易饥易饱，不能言语，故而多哭，属于正常生理现象。

【医案举隅】

啼哭案

万密斋治县尹张之子，未周岁，啼哭昼夜不止。医谓腹痛，用理中丸不效。又谓伤食，用泻黄散不止。万视之曰：公子腮颊面赤，乃心烦而哭也。若肠痛当见面青，伤食当见面黄也。乃用导赤散，木通、竹叶、生地、灯心、黄芩、甘草，加黄连、麦冬煎服之。次日早即入告曰：昨夜哭多何也？万曰：病即安矣。曰：病安何以哭不止？曰：公子啼哭，三日夜不吃乳，昨夜热退心凉欲得乳，而乳母在外。盖往夜之哭，病哭也，昨夜之哭，饥哭也。乃笑曰：果然。乳母五更到，即止矣。

魏之琇. 续名医类案［M］. 北京：人民卫生出版社，1984.

按语：小儿腹痛多为受寒或食积所致，前医依据经验，用理中丸和泻黄散治之不效。万密斋灵活运用面诊之法，面红为热证，面青为痛证，面黄为伤食，选用导赤散加味，治之愈。

胎 肥

【原文】生下肌肉厚，遍身血色红。满月以后，渐渐肌瘦，目白睛粉红色，五心热，大便难，时时生涎，浴体法主之。

【提要】本节论述小儿胎肥的证治。

【精解】小儿初生肌肉肥厚，全身色红，满月之后渐渐消瘦，白睛为粉红色，五心烦热，大便不通，多涎，称为胎肥。多因产妇胃热，致小儿湿热内蕴，如陈复正《幼幼集成》载："是亦在胎时，母食甘肥湿热太过，流入胞中，以致形质虚肥，血分壅热也。"治宜清泄湿热，可用浴体法结合大连翘饮口服治疗。张介宾《景岳全书》认为初生虚胖应在 7 天内消退，若未消退即为病理状态，并提出"治肥之法，宜清痰湿，解胎毒，预防其风气，亦不可过用峻厉以伤脾气"。以浴体法外用祛风解毒。现认为，新生儿硬肿病亦属于胎肥范畴，多为早产儿禀赋不足，出生于冬季，感受寒邪，体温低下，皮下脂肪硬化、水肿，初为红色，逐渐变白或青紫，属于危候。

胎 怯

【原文】生下面色无精光，肌肉薄，大便白水，身无血色，时时哽气多哕，目无精彩，当浴体法主之。

【提要】本节论述小儿胎怯的证治。

【精解】胎怯又名胎瘦、胎弱。小儿初生面色无神、肌肉瘦薄、大便色淡稀薄、身无血色、哽气呕吐、形寒肢冷、筋骨不利、吮乳无力，为胎禀不足，脾肾亏虚，气血不充。多由于母子一体而分，产妇体弱多病，精血不足，难以供养胎儿，早产、多胎、胎盘及脐带异常者多发。万全《幼科发挥》曰："如受肺之气为皮毛，肺气不足，则皮脆薄怯寒，毛发不生。受心之气为血脉，心气不足，则血不华色，面无光彩。受脾之气为肉，脾气不足，则肌肉不生，手足如削。变肝之气为筋，肝气不足，则筋不束骨，机关不利。受肾之气为骨，肾气不足，则骨软。"治疗应当以补肾填精为主，再依据具体虚羸脏腑辨证施治。钱乙选用浴体法，能够较好地避开新生儿服药困难的问题，便于干预和调理，提高疗效。同时胎怯新生儿体弱，难以御邪，易发生窒息、黄疸、硬肿、败血症等并发症，当谨慎调护，合理喂养，调摄寒温，保持清洁，预防感染，以提高成活率。

【医案举隅】

五迟案

患者，男，1岁1个月，2017年10月17日初诊。

[病史]家属代诉，患儿主因"发育迟缓1年余"就诊。现病史：患儿为早产儿，孕24周+13天，因胎膜破裂导致早产，出生时身长40cm，体重为1400克，出生后在保温箱观察40天，应用营养药物（具体不详），随后出现病理性黄疸，经4个多月的治疗后黄疸逐渐消退。2017年5月26日诊断为小儿发育迟缓，当时患儿实际月龄为8个多月，智力和运动水平相当于6个月月龄的幼儿。此次患儿来诊时运动和智力水平相当于8个月幼儿。刻下症：不能站立，不能行走，只能发单音节，不能说出多音节及词组，头发稀少，牙齿萌出4颗，目光呆滞，反应迟钝。身长74cm，体重8.5千克。

[诊断]西医诊断：小儿发育迟缓。中医诊断：五迟，元神失用、肾精亏虚证。

[治法]健脑益智，填精益髓。

[针灸方案]本神、神庭、百会、四神聪，平补平泻法，留针30分钟；督脉十三针、中脘、关元、天枢、手三里、内关、神门、合谷、足三里、筑宾、悬钟、太溪、太冲、照海、申脉等穴，快速点刺不留针。每周针刺3~4次。针刺治疗3次后，患儿四肢力量增强，可以自己手扶围栏站立。

针刺治疗7次后，患儿目光灵活，反应灵敏，理解力明显提高，手势增多，复述能力提高。针刺14次后患儿认知功能明显提高，可以手扶围栏行走。

徐俊峰，杨远滨，许世闻，等．周德安针灸治神理论在小儿发育迟缓中的应用［J］．北京中医药，2018，37（3）：230-231.

按语： 患者为早产儿，体弱，发育迟缓，辨为肾精亏虚证，可用六味地黄丸等药物治疗，或用药浴等外治法，本案采用针刺治疗，效佳。

胎　热

【原文】 生下有血气，时叫哭，身壮热如淡茶色，目赤，小便赤黄，粪稠，急食乳，浴体法主之。更别父母肥瘦，肥不可生瘦，瘦不可生肥也。

【提要】 本节论述小儿胎热的证治。

【精解】 胎热为小儿出生后出现热病，症见初生时血气充盛、时常哭闹、身热目赤、小便赤黄、大便黏稠、食乳急促等，胎热伏于不同脏腑还会表现出相应脏腑热证症状。多是因孕妇嗜食辛热肥甘厚味、患热病、服辛热药物、抑郁多怒、感受时气热毒等，热气熏蒸，蕴于胎内所致。小儿感受热邪，即表现出阳热亢盛之征，若不及时诊治易引发一些列变证，如曾世荣《活幼心书》载："经久不治，则鹅口、重舌、木舌、赤紫丹瘤自此而生。"治疗当清热解毒，选用浴体法。同时乳母当清淡饮食，以免小儿易虚易实，用药过凉转为虚证，陈文治《广嗣全诀》记载酿乳法，"令母服以通于乳，而又忌用鸡羊酒面，庶不再发也……不拘何药，如法煎成，乳母食后将宿乳挤尽而服，少顷乳儿，则药味自乳以及于儿矣。"本节还指出父母胖瘦对小儿影响，肥不可生瘦，瘦不可生肥，否则多为病理表现。

【医案举隅】

一、胎热案

一儿生下，便有目赤、口疮之症，自是头常热，山根青筋横截，幼疾甚多。予曰：此胎热也。其治在肝。小儿者纯阳之体，头者诸阳之会，肝为乙木旺于春，乃少阳生发之气。经云：春气者病在头。故头常热也。肝之色青，故青筋浮露也。肝常有余，不治，恐发惊风。乃用泻青丸去大黄加黄芩，为末，炼蜜为丸服之。自此，头凉，青筋泯没，亦少病矣。

万全．幼科发挥［M］．北京：人民卫生出版社，2006.

按语： 此患儿之胎热，因其头面热象较重，发病时节在春季，且山根青筋浮露，责治于肝，方用清肝泻火之泻青丸。因其火热在上，故易大黄为黄芩，方证相合而愈。

卷上　脉证治法

二、囟填案

王某，女，出生 18 天，1986 年 2 月 1 日入院。

[病史] 患儿娩出时，曾因胎衣不下而窒息。生后第 4 天即见头部肿大，伴呕吐，气憋。某院按"颅内出血"治疗 2 天未效，而就诊于余。查：囟门肿起如堆，按之凹陷，软如海绵，形体消瘦，目眶深陷，哭闹不休，舌红无苔，指纹青紫。

[诊断] 此为中医所指囟填，乃元气不足，胎火上攻所致。

[治法] 治当益气降逆，清解胎火。

[方药] 内用白参 3 克，竹茹 6 克，煎水频服。外用黄柏 15 克，研末，冷水调敷双涌泉穴。

治疗 2 天，头颅恢复正常，诸症消失。1 个月后随访，患儿生长发育如常。

李永年. 儿科验案四则 [J]. 湖北中医杂志，1987（6）：29，40.

按语：本案囟填患儿辨证为元气不足，胎火上攻，治疗当攻补兼施，以白参补气，竹茹清热，并兼外治，用黄柏末调敷涌泉穴引火下行。

急欲乳不能食

【原文】因客风热入儿脐，流入心脾经，即舌厚唇燥，口不能乘乳，当凉心脾。

【提要】本节论述新生儿急欲乳不能食的证治。

【精解】新生儿感受风热之邪，热入心脾二经，心开窍于舌则舌尖肿痛干燥，脾开窍于口则不能吮乳，为新生儿木舌。若证属脐风，则为感染破伤风杆菌所致，属于新生儿急重症，表现为口噤不张、难以饮食，如夏鼎《幼科铁镜》载："脐风初发，吸乳必较前稍松，两眼角挨眉心处，忽有黄色，宜急治之，治之最易；黄色到鼻，治之仍易；到人中、承浆，治之稍难；口不撮而微有吹嘘，犹可治也，至唇口收束锁紧，舌头强直，不必治矣。"治疗应清心脾积热、解毒祛风，历代医家多用柳华散、导赤散、灯火灸等治疗。

【医案举隅】

噤口脐风案

陈茗如太守长男希孟，初生三日，患噤口脐风，至三鼓时，哭声渐小，眼闭口噤，吮乳不得，以烛视之，见两眼角挨眉心处有黄色，上腭近喉咽处有一疱子，即以指甲轻轻刮破，随以中指抹去恶血，并用青布蘸甘草水洗之，不可令恶血入口，入则杀人。再以抹口药擦之，与木香、白蔻各三分，煎水化下沉瀣丹，利动脏腑，二便皆通。天明，啼声渐出，即能吮乳，此患立除，举家欢喜。但此儿多病，调理半周，殊费苦心，今成伟男子矣。

马超英. 中医妇科、儿科医案［M］. 上海：上海中医药大学出版社，2008.

按语：盖婴儿初生，脐风最为恶候，一经发动，险象环生，故应紧急处置。本案乃胎毒内蕴，致中气抑郁，而发脐风，处方用沆瀣丹加木香、白蔻治之。方中黄芩清上焦之热，黄柏清下焦之热，大黄清中焦之热，又有推陈致新之力、活血除烦之功，导三焦之郁火，从大便而去，槟榔、枳壳、木香、白蔻散滞行气、利痰，川芎、薄荷引头面风热下趋，连翘解毒清热，赤芍调营活血，牵牛、滑石利水清热，引热从小便而出，再以青皮、甘草外洗，内外并治，疗效快速。

龟背龟胸

【原文】肺热胀满，攻于胸膈，即成龟胸。又乳母多食五辛亦成。儿生下客风入脊，逐于骨髓，即成龟背。治之以龟尿点节骨。取尿之法，当莲叶安龟在上，后用镜照之，自尿出，以物盛之。

【提要】本节论述小儿龟背、鸡胸的证治。

【精解】龟胸是指小儿胸如龟背的病患，即鸡胸。钱乙认为，小儿肺热胀满，或乳母嗜食五辛，致小儿心胸蕴热，使得胸骨突出。曾世荣《活幼心书》载："其外证唇红面赤，咳嗽喘促，致胸骨高如覆掌，名龟胸。"历代医家对其病机还有肺胀咳嗽、肝火乘于胸膈、膈上风痰停饮等论述，以上焦实证为主，治宜通降肺气、清热化痰。现代医学认为是由维生素 D 缺乏导致的佝偻病所引起，伴随发育异常、营养不良、胸腔疾患、脊柱畸形等病变。

龟背是指小儿生长畸形，脊骨弯曲突起，形如龟背。钱氏认为，新生儿外感风邪，风入于骨髓，即成突起，如龟背之状。还有医家提出，此为小儿骨骼发育不全而过早强令独坐。后世多认为是禀赋不足、肝肾亏虚所致，如秦伯未言："督脉者，所督护气血经络者也。龟背高凸，先天禀赋有亏；两膝膑时作酸痛，肝肾之空乏已甚；神疲力少，时或凛热，亦固其宜矣。"现代医学认为，其属于佝偻病或骨结核范畴。《马培之医案》记载龟背的经络辨证："突于脊之第三椎者，肺脏受病；突于第五椎以下者，厥阴肝经受病；十椎十一椎者，属太阴脾经；受病十二椎以下者，足少阴肾经。"治疗方面，此处记载"龟尿点节骨"之外治法，并记载了取龟尿的方法，龚居中《新刻幼科百效全书》记载钱乙治疗此病常用内服方为松叶丹。

【医案举隅】

一、骨节肿大案

令孙女才六岁，忽发寒热，一日过后，腰脊中命门穴间骨节肿一块，如大馒头之状，高三四寸，自此不能平身而立，绝不能下地走动，如此者半年。人皆以为龟背痼疾，莫能措一法，即如幼科治龟背古方治之，亦不效。予曰：此非龟背，盖龟背在上，今在下部，必初年乳母放在地上，坐早之过，此时筋骨未坚，坐久而背曲，因受风邪，初不觉，其渐入骨间而生痰涎，致令骨节胀满而大，不急治之，必成病疾。今起未久，可用万灵黑虎比天膏贴之，外再以晚僵沙醋洗炒热，绢片包定，于膏上带热熨之，一夜熨一次。再以威灵仙为君，五加皮、乌药、红花、防风、独活，水煎服之。一月而消其半，骨节柔软，不复肿硬，便能下地行走如初矣。人皆以为神奇。此后三个月，蓦不能行，问之，足膝酸软，载身不起，故不能行。余知其病去而下元虚也，用杜仲、晚蚕沙、五加皮、薏苡仁、当归、人参、牛膝、独活、苍耳子、仙茅，水煎服二十剂，行动如故。

孙一奎. 孙文垣医案［M］. 北京：中国中医药出版社，2009.

按语：此案患儿忽发腰脊突出如大馒头状，形似龟背，实则为骨节肿大，孙一奎辨为腰脊感受风邪后渐入骨节间而生痰核所致，治以外敷、药熨以及祛风湿活血药物内服之法，肿块渐消，终以温补肾阳善其后。

二、鸡胸龟背案

周某，男，5岁，1985年7月12日初诊。

［病史］主诉为形体偏小，前胸向前突出，后背微驼2年余。小儿偏食，又加营养不足，发育迟缓，4岁时发现前胸向前突，后背微驼。头方，背微驼，胸骨前突，形体瘦小，舌淡脉沉细。

［诊断］西医诊断：缺钙。中医诊断：鸡胸、龟背。辨证：先天不足，后天失养。

［治法］培补脾肾。

［方药］补天大造丸加减。党参10克，黄芪12克，当归身6克，紫河车10克，鹿角胶6克（烊化），狗骨30克，龟板胶10克（烊化），补骨脂6克，山茱萸肉10克，肉苁蓉6克，杜仲6克，羊脊髓1个，熬汤煎药，15剂。

二诊（1985年7月28日）：服上药小儿活动量增加，面色已有好转。

［方药］原方续服20剂。

三诊（1985年8月19日）：方头已明显消失，龟背也大部消失，改服丸药。

　　[方药] 狗骨 500 克，紫河车 200 克，党参 200 克，黄芪 200 克，山萸肉 200 克，龟板胶 200 克，鹿角胶 200 克，补骨脂 200 克。共为末，炼蜜为丸，每丸 6 克，日服 3 次，每次 1 丸。羊脊髓当汤喝。

　　曾广树，曾婷婷. 杏林践验录——曾广树中医临证精华 [M]. 合肥：安徽科学技术出版社，2018.

　　按语：患儿 5 岁，形体瘦小，为先天不足又后天失养所致，选用补天大造丸（改汤剂）加减，益气养血，补益脾肾，多用血肉有情之品以补骨生髓。因胸背畸形不能速效，故取效后改丸剂，徐徐图之。

肿　病

　　【原文】肾热传于膀胱，膀胱热盛，逆于脾胃，脾胃虚而不能制肾。水反克土，脾随水行，脾主四肢，故流走而身面皆肿也。若大喘者重也。何以然？肾大盛而克退脾土，上胜心火，心又胜肺，肺为心克，故喘。或问曰：心刑肺，肺本见虚，今何喘实？曰：此有二，一者肺大喘，此五脏逆；二者肾水气上行，旁浸于肺，故令大喘。此皆难治。

　　【提要】本节论述小儿水肿的证治。

　　【精解】肾与膀胱相表里，肾热传于膀胱，水液气化不利，脾胃亏虚，水盛侮土。脾主四肢，故水液泛溢肌肤头面而成水肿，如陈文治《广嗣全诀》云："因脾虚不能制水，胃虚不能传化，以致肾水泛溢，浸渍脾土，于是而三焦停滞，经络壅塞，其水渗于皮肤注于肌肉而成。"气大喘为肾水上凌于心，心乘肺金，肺气亏虚，五脏气逆所致，或肾水上行，壅塞于肺，因而出现较严重的喘证。此皆是较为危重难治的病症。后世医家多认为水肿分为阴水、阳水。彭用光《原幼心法》记载："古方有十种论证：以短气不得卧为心水，两胁紧痛为肝水，大便鸭溏为肺水，四肢苦重为脾水，腰痛足冷为肾水，口苦咽干为胆水，下虚上实为大肠水，腹急之瘦为膀胱水，小便闭泄为胃水，小腹急满为小肠水。"治疗当"开鬼门，洁净府"，结合具体病情辨证论治。

　　【医案举隅】

　　一、水肿案

　　郾之营兵秋家小儿，病风水，诸医用银粉、粉霜之药，小溲反涩，饮食不进，头肿如腹，四肢皆满，状若水晶。家人以为勉强，求治于戴人，戴人曰：此病不与壮年同，壮年病水者，或因留饮及房室，此小儿七岁，乃风水症也，宜出汗。乃置燠室，以屏帐遍遮之，不令见火，若内火见外火，必昏愦也。使大服胃风汤而浴之。浴讫以布单重覆之，凡三五重，其汗如水，肿乃消五分，隔一二日，乃依前法治之。汗出肿减七分，乃二汗而全减。尚未能食，以槟榔丸调之，儿已喜笑如常日矣。

张子和. 儒门事亲［M］. 北京：人民卫生出版社，2005.

按语：本患儿病风水，腰以上肿甚，《金匮要略》载："诸有水者，腰以下肿，当利小便；腰以上肿，当发汗乃愈。"治当发汗祛湿，散风消肿。张从正内外同治，内服胃风汤，不仅可治风水，还可养胃气以滋汗源，外以沐浴及提高室温发汗，经过多次发汗外肿已消，续以槟榔丸利水饮善后而愈。

二、毒风外袭水肿案

朱某，男，6岁。

［病史］3天来身热，无汗，微恶风，时有咳嗽，头晕而痛，身倦无力，面浮身肿，小便短少，脉浮滑而数，舌苔薄白。尿常规化验：蛋白（++），红细胞10~20个/μl，白细胞20~30个/μl。

［诊断］此证属毒风外袭肌表。

［治法］治用散风解表、利湿消肿法。

［方药］荆芥穗5克，紫苏叶、防风、麻黄、生甘草各6克，杏仁、生姜皮、桑白皮、大腹皮各10克，茯苓皮12克。

二诊：服上方6剂，诸症均见减轻，但仍身肿，腹胀，四肢不温，面部有少许疹点，舌苔薄黄，脉滑有力。尿常规化验：蛋白（+），红细胞5~8个/μl，白细胞10~15个/μl。

［诊断］此外风已解，膀胱湿热不清，且阳虚之象已露。

［治法］治用清解湿热法为主，兼温肾阳。

［方药］茯苓12克，泽泻、猪苓、白术、车前草、萹蓄、瞿麦、天花粉各10克，木通、桂枝各5克，焦三仙30克。

另服金匮肾气丸，每次1丸，每日2次。

三诊：共治疗7天，身肿消，腹胀减，面部疹点退，但四肢仍冷，伴有腰痛。

［诊断］此邪退正虚之象。

［治法］用补肾利湿法善后。

［方药］金匮肾气丸加减。生地黄、熟地黄、山茱萸肉、茯苓、泽泻、猪苓、山药各10克，熟附子5克，肉桂15克，木通3克，牡丹皮6克。

又进5剂，诸症消失，尿常规化验正常。

张荣显，阎孝诚. 小儿水肿验案二则［J］. 中医杂志，1981（6）：39.

按语： 水肿的形成多是内外合因，外因为外感六淫，内因是肺、脾、肾气化和水液代谢功能失调，气不化水，水道不利。本案患儿初期为毒风外袭引起的水肿，治疗首重散风解表消肿。诸症减轻后，四肢不温等阳虚之象显露，运用金匮肾气丸温阳利水治之。

五脏相胜轻重

【原文】肝脏病见秋，木旺，肝强胜肺也，宜补肺泻肝。轻者肝病退，重者唇白而死。

肺病见春，金旺，肺胜肝，当泻肺。轻者肺病退，重者目淡青，必发惊，更有赤者，当搐，为肝怯，当目淡青色也。

心病见冬，火旺，心强胜肾，当补肾治心。轻者病退，重者下窜不语，肾虚怯也。

肾病见夏，水胜火，肾胜心也，当治肾。轻者病退，重者悸动，当搐也。

脾病见四旁，皆仿此治之。顺者易治，逆者难治。脾怯，当面赤黄，五脏相反，随证治之。

【提要】本节论述五脏五行生克乘侮关系异常导致的疾病。

【精解】秋季（或日晡）为肺气当令，若出现肝病多为肝木过强而肺气极虚，反侮肺金，出现"木火刑金""木叩金鸣"等证，表现为胁肋胀痛、喘咳多痰、惊叫啼哭、脉弦有力，甚则咳血等，治疗应补肺泻肝。轻者肝肺关系协调，肝病消退，重者肺气衰败，预后不良。

春季（或早晨）为肝气当令，出现肺病为肺金过旺而胜肝，治疗当清泻肺气。轻者肺病消退，重者肝脏亏虚，白睛淡青，肝风内动而惊搐，甚至热盛风火相煽而惊搐。吴达《医学求是》还提出："小儿皮毛致密，感受外邪，卫气易闭，卫闭则营郁。肺主卫气而收敛，肝主营血而疏泄，疏泄不畅，肝郁生风，胆郁生火，遂见惊搐。故急惊一症，无不由于肺金之不利，肝木之不达也。"

冬季为肾气当令，出现心病为心火亢盛而侮肾，心肾不交。治疗当补肾泻心。轻者心火得制，心病消退，重者肾水亏损，病势向下，出现一系列肾虚表现。

夏季为心气当令，出现肾病为肾水过旺克于心火，水气凌心。陈文治

《广嗣全诀》载："肾主寒，自病则足胫寒而逆。肾无实，疮疹黑陷乃实，是水制火也。"应当治肾。轻者肾病消退，重者心气亏虚而心悸，发为抽搐。

脾主四时，病理变化及治疗与上述五行生克制化相似。顺证易于治疗，逆证难以治疗。

小儿脏腑娇嫩，易出现五脏生克乘侮疾患，临证要辨明病机，如秦景明《幼科折衷》云："盖小儿初生襁褓，未有七情六欲，只是形体脆弱，血气未定，脏腑精神未完，所以有脏气虚实胜乘之病。但世俗不审此理，往往遇是即指为外感内伤而用药，致枉死者多矣。"

【医案举隅】

土虚木乘案

一儿，肿咳未除，继而干咳，腹胀，四肢倦怠，饮食难化。此脾土不足，既不能生肺金，又为肝木乘之。治以制肝、补脾、清肺。

陈皮　白芍　紫厚朴　香附　麦门冬　腹皮　黄芩　焦白术　车前

秦昌遇. 幼科医验［M］. 上海：上海科技出版社，2004.

按语：患儿四肢倦怠、饮食难化，为脾胃气虚，土不生金则肺虚咳嗽，土虚木乘则气机不畅而腹胀、干咳，水液代谢失调则水肿。治以白芍、香附制肝调畅气机，焦白术、陈皮、厚朴、大腹皮健脾理气消胀，黄芩、麦门冬清肺养阴，车前子利水消肿。从五行生克的角度，肝、脾、肺同调，则脾气健运，肝气得平，肺气得清，诸症愈。

杂病证

【原文】目赤兼青者，欲发搐。

目直而青，身反折强直者，生惊。

咬牙甚者，发惊。

口中吐沫水者，后必虫痛。

昏睡善嚏悸者，将发疮疹。

吐泻昏睡露睛者，胃虚热。

吐泻昏睡不露睛者，胃实热。

吐泻乳不化，伤食也，下之。

吐沫及痰，或白、绿水，皆胃虚冷。

吐稠涎及血，皆肺热，久则虚。

泻黄、红、赤、黑，皆热，赤亦毒。

泻青白，谷不化，胃冷。

身热不饮水者，热在外；身热饮水者，热在内。

口噤不止则失音，迟声亦同。

长大不行，行则脚细。

齿久不生，生则不固。

发久不生，生则不黑。

血虚怯，为冷所乘，则唇青。

尿深黄色，久则尿血。

小便不通，久则胀满，当利小便。

洗浴拭脐不干，风入作疮，令儿撮口，甚者，是脾虚。

吐涎痰热者，下之；吐涎痰冷者，温之。

先发脓疱，后发斑子者，逆。

先发脓疱，后发疹子者，顺。

先发水疱，后发疹子者，逆。

先发脓疱，后发水疱多者，顺；少者，逆。

先水疱，后斑子，多者，逆；少者，顺。

先疹子，后斑子者，顺。

凡疮疹只出一般者，善。

胎实面红，目黑睛多者，多喜笑。

胎怯面黄，目黑睛少，白睛多者，多哭。

凡病先虚，或下之，合下者先实其母，然后下之。假令肺虚而痰实，此可下。先当益脾，后方泻肺也。

大喜后食乳食，多成惊痫。

大哭后食乳食，多成吐泻。

心痛吐水者，虫痛。

心痛不吐水者，冷心痛。

吐水不心痛者，胃冷。

病重，面有五色不常；不泽者，死。

呵欠面赤者，风热。

呵欠面青者，惊风。

呵欠面黄者，脾虚惊。

呵欠多睡者，内热。

呵欠气热者，伤风。

热证疏利或解化后，无虚证，勿温补，热必随生。

【提要】本节论述小儿内科杂病的病机、诊断、鉴别、治疗及预后。

【精解】本节在前文的基础上简明总结了惊搐的征兆、吐泻的鉴别诊断、小儿生长发育障碍表现、脓疱斑疹顺逆、情志致病、小儿心痛鉴别、呵欠辨证等，其理论在前文多已有论述。

【医案举隅】

一、痘案

一小儿痘后发热，大小便难，疮瘢带赤，或言虚，欲用保元汤。曰：不可，此实热也。因食辛热之物得之，果因食鸡而得，以三黄丸而愈。

江瓘，魏之琇. 名医类案正续编［M］. 北京：中国医药科技出版社，2011.

按语：本案患儿因食辛热而致痘后发热，一般认为痘后多虚，但据大小便难及疮瘢带赤，可辨为实热，热壅胃肠，气机不利，故二便不通，热毒上攻则疮瘢色赤，治以三黄丸。方中大黄通腹泄热，黄芩、黄连清热泻火解毒，三药相伍，豁然而愈。

二、川崎病案

倪某，女，2岁5个月，2013年6月13日初诊。

［病史］主诉为纳少，口角流涎，易感1年余。现病史：近1年来反复感冒发热，纳少，口角流涎较多，大便干结如球，每日2~3次，刚会走路1个月余，语迟，目前仍不会说话，牙齿16颗。既往史：2013年5月诊断为"川崎病"。患儿父母体健，无近亲婚配史、遗传病史或家族精神病史。查体：神清，表情略显呆滞，毛发黄软，面色红，鼻腔黏膜充血，Ⅱ度肿胀，口唇红赤，口周泛青，口水常流，咽部充血，双侧扁桃体Ⅰ度肿大，双肺呼吸音粗，未闻及啰音，舌红苔少，脉弦细。

［诊断］滞颐；便秘；五迟；脑发育迟缓。

［治法］填精补髓，大补真阴，健脾开胃。

［方药］生黄芪、熟地黄、赤芍、山药、黄柏、太子参、升麻、山茱萸肉各5克，茯苓、牡丹皮、泽泻、葛根、益智仁、生地黄、当归各10克，炒蔓荆子6克，枣仁15克，熟大黄3克。14剂免煎颗粒，水冲服，每日2次。

二诊：便秘好转，纳可，口角流涎好转。查体：神清，表情略显呆滞，毛发黄软，面色红，鼻腔黏膜充血，Ⅱ度肿胀，口唇红赤，口周泛青，口水常流，咽部充血，双侧扁桃体Ⅰ度肿大，双肺呼吸音粗，未闻及干湿啰音，舌红苔少，脉弦细。

［诊断］滞颐；五迟；脑发育迟缓。

［治法］填精补髓，益智助长，健脾开胃。

［方药］熟地黄、山药、山萸肉、车前子、怀牛膝、赤芍、远志、太子参、藿香、生麦芽、炒谷芽、炒稻芽各5克，泽泻、茯神、牡丹皮、益智仁、生黄芪、黄柏、葛根各10克，熟大黄3克，丁香1克。14剂免煎颗粒，水冲服，每日2次。

三诊：咽干咽痛，便秘好转，纳可，口角流涎好转，大便干结如球。查体：神清，表情略显呆滞，毛发稀疏，面色红，鼻周泛青，鼻腔黏膜充血，Ⅰ度肿胀，口唇红，口水常流，咽部充血，双侧扁桃体Ⅱ度肿大，双肺呼吸音粗，未闻及啰音，舌红苔薄腻，脉弦浮。

［诊断］咽炎；五迟；脑发育迟缓；便秘；食积。

［治法］填精补髓，益智助长，健脾开胃，清热利咽。

［方药］柴胡、玄参、连翘、当归各6克，蒲公英、黄芩、芦根各15克，生石膏20克，法半夏、大枣、蝉蜕、熟大黄各3克，炙甘草10克，生姜2克，牛蒡子8克。7剂免煎颗粒，水冲服，每日2次。

吴玉晶，晏雨军，徐荣谦. 六味地黄汤治疗小儿脑发育迟缓1例报道［J］. 中国中西医结合儿科学，2013，5（6）：574-575.

按语： 患儿诊断为川崎病，发育迟缓、大便秘结，治以六味地黄汤加补益脾肾、滋阴润肠之品。二诊症状减轻，酌加开胃理气之品。三诊咽干咽痛，治以小柴胡汤加健脾开胃、清热利咽之品。

不治证

【原文】目赤脉贯瞳仁。

囟肿及陷。

鼻干黑。

鱼口[1]气息。

吐虫不定。

泻不定，精神好。

大渴不定，止之又渴。

吹鼻不喷。

病重，口干不睡。

时气，唇上青黑点。

颊深赤如涂胭脂。

鼻开张。

喘急不定。

【注释】

［1］鱼口：指小儿张口呼吸，形似鱼口。

【提要】本节论述小儿危重难治之证的表现。

【精解】赤脉贯瞳是指白睛有血脉贯入瞳孔，又称瘀血灌睛，傅仁宇《审视瑶函》记载本证："初起不过红赤，次后紫胀，及白睛胀起，甚则胀形如虬筋。盖其病乃血灌睛中，滞塞不通。"《圣济总录》认为本病病机为"风邪热毒内干脏腑，则随其经络上冲于目"所致。

囟肿又称"囟填"，分为冷肿、热肿，可由寒凝气滞或火气上冲所致，相当于现代医学的脑积水。囟陷为出生 6 个月以上囟门凹陷的疾病，属于严重虚损性疾病，多因先天不足、长期腹泻、脾虚慢惊、气血亏虚等所致。

肺开窍于鼻，鼻干黑为肺气衰败，多见于外感热病后期，如冯兆张《冯氏锦囊秘录》云："鼻干黑燥者，火刑于金，金体本燥，得愈甚也。"

鱼口气息、鼻开张、喘急不定，皆为肺气欲脱的表现。

吐虫不定者，虫积摄取水谷精微及脾胃之气，使得小儿脾胃虚衰，胃气衰败，蛔虫无以为食，故上逆而出。

小儿腹泻不止，本应损伤脾气，出现嗜睡露睛、四肢乏力等脾虚症状，而今反而精神好，提示虚阳浮越。

大渴不止、止之又渴，为胃津耗竭，虚火亢盛。

吹鼻不嚏是指用通关散（猪牙皂、鹅不食草、细辛）研细和匀，吹入鼻中取嚏以通关开窍。若无喷嚏，为肺气已绝，预后不良。

病重而口干不睡，为阴津耗竭，虚阳外越，神不安舍。

唇上青黑点为外感瘟疫时毒，热病后期邪毒炽盛的表现。

颊深赤如涂胭脂属于阴阳离决之征的戴阳证，常伴见呼吸急促、气短懒言、头晕心悸、四肢逆冷、脉浮而空虚无力，或脉微欲绝等。

【医案举隅】

一、囟陷病案

一小儿七岁，夏间过食生冷之物，早间患吐泻，面赤作渴，手足并热，项软囟陷，午后面色顿白，手足并冷，脉微欲绝，急以六君子汤加附子一剂，诸症顿除，囟顶顿起而安。小儿易虚易实，故虽危症，若能速用对病之药，亦可回生者。

薛铠，薛己. 保婴撮要［M］. 北京：中国中医药出版社，2016.

按语： 小儿易虚易实，病情变化迅速。本案患儿先为脾胃气虚证，但晨间阳气旺盛，待至午后阳气衰弱，则发为脾阳虚衰之候，以温阳散寒之剂而转危为安。

二、不治案

一儿，初患呕吐，疑其转乳，竟呕吐不止。脾气大虚，此时速进参术辈，慢惊可免。越数日，始延医调治，不效。邀余视之，面色带红，已知脾阴大亏，阳无所附，故浮越于外而然，不久居之象也。一医不解，犹云可治。余辞不治，主人强药，勉拟后方投之。越三日而卒。

陈皮　茯苓　人参　明天麻　炒僵蚕　钩藤　甘草

秦昌遇. 幼科医验［M］. 上海：上海科技出版社，2004.

按语： 小儿病证变化迅速，尤需注意。普通病证失治误治恶化可转为危重之症，而危重症诊治得当也能转危为安，均需医者精准辨证施治。

记尝所治病二十三证

搐

【原文】李寺丞子,三岁,病搐,自卯至巳[1]。数医不治,后召钱氏视之,搐目右视,大叫哭。李曰:何以搐右?钱曰:逆也。李曰:何以逆?曰:男为阳而本发左,女为阴而本发右。若男目左视,发搐时无声,右视有声;女发时,右视无声,左视有声。所以然者,左肝右肺,肝木肺金,男目右视,肺胜肝也,金来刑木,二脏相战,故有声也。治之,泻其强而补其弱。心实者,亦当泻之,肺虚不可泻。肺虚之候,闷乱哽气,长出气,此病男反女,故男易治于女也。假令女发搐,目左视,肺之胜肝,又病在秋,即肺兼旺位,肝不能任,故哭叫。当大泻其肺,然后治心续肝,所以俱言目反直视,乃肝主目也。凡搐者,风热相搏于内,风属肝,故引见之于目也。钱用泻肺汤泻之,二日不闷乱,当知肺病退。后下地黄丸补肾,三服后,用泻青丸、凉惊丸各二服。凡用泻心肝药,五日方愈,不妄治也。又言:肺虚不可泻者何也?曰:设令男目右视,木反克金,肝旺胜肺,而但泻肝,若更病在春夏,金气极虚,故当补其肺,慎勿泻也。

【注释】

[1] 自卯至巳:上午5~11点。

【提要】本案为小儿金克木太过所致急惊风。

【精解】本案患儿上午发病，本为肝气当令，右视为肺金刑伤肝木，肝气虚弱，治疗应当清泻肺气。若心气实也当泻，以治疗风火相煽引发的惊风。小儿闷乱改善为肺病向愈，再用地黄丸滋养肝肾，最后用泻青丸、凉惊丸祛风定惊以巩固疗效。张寿颐《小儿药证直诀笺正》释曰："所投方药，先泻其当旺之热，后以六味顾其水源，更投泻青、凉惊以清余焰，皆是实热惊搐平妥治法。"若肝病胜肺惊搐，肺气虚弱，应该补益肺气。

【医案举隅】

惊风案

万密斋治徐道淑子病惊风，先请张医治之不效。万至，病已七日，发搐无时，痰鸣气急，势甚危。按治惊之法，先降其痰，次止其搐，后补其虚，一言以蔽之，唯治其火而已。乃用河间凉膈散，改朴硝为马牙，水煎成汤，入青礞石末调服之，痰下喘止。随用泻青丸、导赤散，二方相合，作汤服之而搐止。余热未除，张主小柴胡汤、竹叶汤、凉惊丸，皆不然之。乃用四君子汤加炒黑干姜，一服身凉。徐问故，曰：大凡小儿肝常有余，脾常不足，肝主风，搐搦气逆，皆属于肝。经曰：太过则乘其所胜，而侮所不胜。故肝木旺则乘脾土，侮肺金。夫肝火名曰龙雷，水不能制，寒不能胜，故以炒干姜合参、术、甘草之甘温，以补为泻而愈也。

魏之琇. 续名医类案［M］. 北京：人民卫生出版社，1984.

按语： 此案患儿本虚标实，万密斋以甘温之剂除余热之前，已先用降痰、清心、泻肝之药以折其标，故再以甘温固其本，标本兼治而愈。若初即投以温补之剂，恐会助火生痰，加重病情。

急 搐

【原文】广亲宅七太尉方七岁，潮热数日欲愈。钱谓其父二大王曰：七使[1]潮热方安，八使预防惊搐。王怒曰：但使七使愈，勿言八使病。钱曰：八使过来日午间，即无苦也。次日午前，果作急搐，召钱治之，三日而愈。盖预见目直视而腮赤，必肝心俱热，更坐石杌[2]子，乃欲冷，此热甚也。肌肤素肥盛，脉又急促，故必惊搐。所言午时者，自寅至午[3]，皆心肝所用事时。治之，泻心肝补肾，自安矣。

【注释】

［1］使：官员，此处指太尉，即对方儿子。

［2］杌（wù 物）子：方形无靠背的矮小凳子。

［3］自寅至午：凌晨3点至午后1点。

【提要】 本案为小儿心肝热盛所致急惊风。

【精解】 小儿双目直视、两腮红赤、身热喜冷、脉数，为阳热亢盛、心肝火旺，易热极生风而作惊搐。且小儿素体肥胖，肥盛多痰，风痰入络更易发病。寅卯辰为肝气当令，巳午未为心气当令，风火更盛，所以钱乙预见患儿将在此时出现急惊风。治疗应当泻心肝火热，同时滋水涵木并制约心火，依照卷上所述当用导赤散、泻青丸、凉惊丸、地黄丸之类。本案体现了钱乙对天人合一思想及五脏生克理论的应用，以及高超的望诊技术。

【医案举隅】

急搐案

一儿壮热面赤，目睛上视，拳握口噤，痰鸣气喘，不省人事。此痰热相侵，风火相搏，痰凝气道，有妨升降而然也。投以豁痰宽气，截风定搐。

青防风　紫苏全　钩藤　前胡　天麻　新会皮　陈胆星　木通　竹沥

服后又进惊药，觉痰喘稍缓，第烦热面赤，神气不爽。即前方加黄芩、黄连、僵蚕，一剂而安。

秦昌遇. 幼科医验［M］. 上海：上海科技出版社，2004.

按语： 本案患儿病机为痰热相侵，风火相搏。升降因痰凝受阻，先投以豁痰息风之药，后又服金石之类的镇惊药，待痰喘缓解，又由于火热炎上，热扰心神，于前方加清心、降火、化痰药而愈。

发　搐

【原文】 李司户孙病，生百日，发搐三五次。请众医治，作天钓[1]或作胎惊痫，皆无应者。后钱用大青膏如小豆许，作一服发之。复与涂囟法封之，及浴法，三日而愈。何以然？婴儿初生，肌骨嫩怯，被风伤之，子不能任，故发搐。频发者，轻也。何者？客风在内，每遇不任即搐。搐稀者，是内脏发病，不可救也。搐频者，宜散风冷，故用大青膏，不可多服。盖儿至小，易虚易实，多即生热，止一服而已，更当封浴，无不效者。

【注释】

［1］天钓：又名天钓惊风、天吊惊风。属于婴幼儿高热、抽搐之急惊风证。

【提要】 本案为小儿百日内外感风热所致急惊风。

【精解】婴幼儿百日以内腠理不密，难以抵御风邪，易于受风而作惊搐。频频发作为外感所致，属于轻症；重症者表现为发作次数少但病势剧烈，伴随腹泻，可转化为脾胃虚损之慢惊风。钱乙用大青膏发散风邪，由于患儿过小，易虚易实，过用发散风寒药易生热证，且方中多金石之品，故应少量服用，中病即止。其后再用涂囟法、浴体法，使得小儿腠理更为固密，能够耐受风邪入侵。

吐泻慢惊

【原文】东都王氏子，吐泻，诸医药下之至虚，变慢惊。其候，睡露晴，手足瘈疭而身冷。钱曰：此慢惊也。与栝楼汤，其子胃气实，即开目而身温。王疑其子不大小便，令诸医以药利之，医留八正散等，数服不利而身复冷。令钱氏利小便。钱曰：不当利小便，利之必身冷。王曰：已身冷矣，因抱出。钱曰：不能食而胃中虚，若利大小便即死。久即脾肾俱虚，当身冷而闭目，幸胎气实而难衰也。钱用益黄散、使君子丸，四服，令微饮食，至日午，果能饮食，所以然者，谓利大小便，脾胃虚寒，当补脾，不可别攻也。后又不语，诸医作失音治之。钱曰：既失音，何开目而能饮食？又牙不噤，而口不紧也。诸医不能晓。钱以地黄丸补肾。所以然者，用清药利小便，致脾肾俱虚，今脾已实，肾虚，故补肾必安。治之半月而能言，一月而瘥也。

【提要】本案为小儿脾胃虚寒所致慢惊风。

【精解】本案记述小儿误下二便所致慢惊风、身冷不能食、肾怯失音等变症。患儿吐泻日久，误用下药，以致土虚木乘而致慢惊风，钱乙用栝楼汤治之。患儿不思饮食、二便不通，为脾胃亏虚、津液亏耗，如《伤寒论》所言"小便不利者，亡津液故也""待不大便至六七日，小便初数今转少者，为津液内竭"，不应再用八正散利小便，否则更伤正气，犯虚虚实实之戒。钱乙选用益黄散、使君子丸温中补土，小儿纳运正常则二便调。小儿因过服凉药，误利小便，致脾肾两虚而失音，钱乙称之为肾怯，"不能上接于阳故也"，前已服补脾药，再服地黄丸补肾即可。

【医案举隅】

慢惊案

吴孚先治一小儿，吐泻后失于调治，忽痰涎上涌，面色青白，似搐不搐，右手脉沉迟而弱，关纹隐隐，手足微冷。此慢惊也，不速治即成慢脾莫救。用白术、人参、甘草、黄芪、半夏、炒冬瓜仁、炮姜、制附而安。

魏之琇. 续名医类案 [M]. 北京：人民卫生出版社，1984.

按语：本案患儿吐泻后失于调治，脾胃阳气受损，土虚木乘，渐成慢惊之势。吴孚先处方附子理中汤，以炮姜易干姜增强温中之力，加黄芪益气健脾，半夏、炒冬瓜仁化痰降气治之而安。

嗽死证

【原文】东都药铺杜氏，有子五岁，自十一月病嗽，至三月未[1]止。始得，嗽而吐痰，乃外风寒蓄入肺经，令肺病嗽而吐痰，风在肺中故也。宜以麻黄辈发散；后用凉药压之即愈。时医以铁粉丸、半夏丸、褊银丸诸法下之，其肺即虚而嗽甚，至春三月间尚未愈，召钱氏视之。其候面青而光，嗽而喘促哽气，又时长出气。钱曰：痰困十已八九。所以然者，面青而光，肝气旺也。春三月者，肝之位也，肺衰之时也，嗽者，肺之病。肺之病，自十一月至三月，久即虚痿。又曾下之，脾肺子母也，复为肝所胜，此为逆也，故嗽而喘促，哽气，长出气也。钱急与泻青丸，泻后与阿胶散实肺。次日面青而不光，钱又补肺，而嗽如前，钱又泻肝。泻肝未已，又加肺虚，唇白如练[2]。钱曰：此病必死，不可治也。何者？肝大旺而肺虚绝，肺病不得其时而肝胜之。今三泻肝而肝病不退，三补肺而肺证犹虚，此不久生，故言死也。此症病于秋者，十救三四；春夏者，十难救一。果大喘而死。

铁粉丸

治涎盛，潮搐，吐逆。

水银砂子二分　朱砂、铁粉各一分　轻粉二分　天南星炮制，去皮脐，取末一分

上同研，水银星尽为度，姜汁面糊丸，粟米大，煎生姜汤下，十九至十五丸、二三十丸。无时。

【注释】

[1] 未：一本作"末"，据起秀堂本改。下文有"至春三月间尚未愈"，可证。

[2] 练：白绢。

【提要】本案为小儿脾胃虚寒所致慢惊风。

【精解】患儿风寒咳嗽，迁延不愈，风邪入肺生痰，本应发散解表，并用凉药防止寒邪郁而化热。医者误用金石重坠之品逐痰更伤正气，引邪入里。此

时患儿喘促哽气、长出气，为肺气不足，面青为肝气旺反侮肺金，且此时为春季肝气旺，久病肺气虚极，治疗应补肺泻肝，佐金平木，但屡用不应，又无法从时令获得助益，故为逆证，难以救治。若发病于秋季，肺气当令，尚有可能救治。有学者认为本案是世界儿科史上较早的、对于百日咳较为明确且接近的记述。

【医案举隅】

虚劳咳嗽兼外感实热证

抚顺一童，九岁，因有外感实热久留不去，变为虚劳咳嗽证。

从前曾受外感，热入阳明。医者纯用甘寒之药清之，致病愈之后，犹有些些余热稽留脏腑，久之阴分亏耗，浸成虚劳咳嗽证。证候：心中常常发热，有时身亦觉热，懒于饮食，咳嗽频吐痰涎，身体瘦弱。屡服清热宁嗽之药，即稍效病仍反复，其脉象弦数，右部尤弦而兼硬。诊断：其脉象弦数者，热久涸阴血液亏损也。其右部弦而兼硬者，从前外感之余热，犹留滞于阳明之腑也。至其咳嗽吐痰，亦热久伤肺之现象也。欲治此证，当以清其阳明余热为初步，热清之后，再用药滋养其真阴，病根自不难除矣。

［方药］生石膏两半捣细　大潞参三钱　玄参五钱　生怀山药五钱　鲜茅根三钱　甘草二钱

共煎汤一盅半，分两次温饮下。若无鲜茅根时，可用鲜芦根代之。

复诊：将药煎服两剂，身心之热大减，咳嗽吐痰已愈强半，脉象亦较前和平。知外邪之热已清，宜再用药专滋其阴分，俾阴分充足自能尽消其余热也。

［方药］生怀山药一两　大甘枸杞八钱　生怀地黄五钱　玄参四钱　沙参四钱　生杭芍三钱　生远志二钱　白术二钱　生鸡内金二钱黄色的捣　甘草钱半

共煎汤一盅，温服。

将药连服三剂，饮食加多，诸病皆愈。

张锡纯. 医学衷中参西录［M］. 北京：人民卫生出版社，2008.

按语：陆九芝谓："凡外感实热之证，最忌但用甘寒滞泥之药治之。其病纵治愈，亦恒稽留余热；永锢闭于脏腑之中，不能消散，致热久耗阴，浸成虚劳，不能救药者多矣。"此诚见道之言也。临床遇此等证，若虚劳不太重，且脉象仍有力者，治以白虎加人参汤并略为变通，使之退实热兼能退虚热，大多随手奏效。

风寒喘嗽

【原文】京东转运使李公，有孙八岁，病嗽而胸满短气。医者言肺经有热，用竹叶汤、牛黄膏各二服治之，三日加喘。钱曰：此肺气不足，复有寒邪，即使喘满。当补肺脾，勿服凉药。李曰：医已用竹叶汤、牛黄膏。钱曰：何治也？医曰：退热、退涎。钱曰：何热所作？曰：肺经热而生嗽，嗽久不除生涎。钱曰：本虚而风寒所作，何热也？若作肺热，何不治其肺而反调心？盖竹叶汤、牛黄膏，治心药也。医有惭色，钱治愈。

【提要】本案为小儿风寒误治迁延而致肺虚咳嗽。

【精解】患儿感受风寒，胸闷咳喘，医者误认为是肺经热盛，用竹叶汤、牛黄膏等清心泻火药，加重里寒，属于误治。此时患儿为肺气不足、复感寒邪之喘，而非单纯的寒邪袭肺、肺盛气热之喘，首当补肺脾之气，不应使用凉药。根据"虚则补其母"的治则，应当补益脾肺，培土生金，并减少痰涎产生。钱乙常用益黄散、阿胶散等方剂治疗。

【医案举隅】

咳嗽案

一小儿伤风，咳嗽发热，服解表之剂，加喘促出汗。余谓脾肺气虚，欲用补中益气汤加五味子补之。不信，乃自服二陈、桑皮、枳壳，而发搐痰壅，仍用前药加钩藤钩而痊。

龚延贤. 万病回春 [M]. 北京：人民卫生出版社，2007.

按语：本案患儿脾肺气虚又伤风咳嗽，应补气为先，而非解表发汗，否则耗气伤津，虚其虚也。

肺　热

【原文】东都张氏孙，九岁，病肺热。他医以犀、珠、龙、麝、生牛黄治之，一月不愈。其证嗽喘，闷乱，饮水不止，全不能食。钱氏用使君子丸、益黄散。张曰：本有热，何以又行温药？他医用凉药攻之，一月尚无效。钱曰：凉药久则寒不能食，小儿虚不能食，当补脾。候饮食如故，即泻肺经，病必愈矣。服补脾药二日，其子欲饮食。钱以泻白散泻其肺，遂愈。张曰：何以不虚？钱曰：先实其脾，然后泻[1]肺，故不虚也。

[1]泻：一本后有"其"字，据起秀堂本删。

【提要】本案记述了小儿肺热脾虚的诊治。

【精解】患儿肺热，医者过投凉药，1个月尚未治愈。案中寒凉重坠之品未能清泻肺经风热，反而损伤脾胃，导致脾虚失运、肺失所养，表现为咳喘闷乱、不欲饮食；热伤津液，症见口干喜饮。钱乙用使君子丸、益黄散温补脾胃，扶助正气，待小儿脾气来复，饮食如故，正气充足，再治其标，用泻白散清泻肺火，如此可以不伤及正气。

【医案举隅】

肺热案

一儿，频咳，唇红作渴，声音不清。若初起最忌寒凉，今延绵日久，久郁生热。以清肺顺气之剂投之。

元参　桔梗　花粉　麦门冬　黑山栀　陈皮　枳壳　甘草　熟苏子　甜杏仁

秦昌遇. 幼科医验［M］. 上海：上海科技出版社，2004.

按语：本案患儿初起感受寒凉，失于调治，久则郁而生热，频咳、唇红作渴，变为肺热之证，治以清肺降气之品。

疮　疹

【原文】睦亲宫十太尉，病疮疹，众医治之。王曰：疹未出，属何脏腑？一医言胃大热，一医言伤寒不退，一医言在母腹中有毒。钱氏曰：若言胃热，何以乍凉乍热？若言母腹中有毒发，属何脏也？医曰：在脾胃。钱曰：既在脾胃，何以惊悸？医无对。钱曰：夫胎在腹中，月至六七则已成形，食母秽液，入儿五脏，食至十月，满胃脘中。至生之时，口有不洁，产母以手拭净，则无疾病。俗以黄连汁压之，云：下脐粪及延秽也。此亦母之不洁，余气入儿脏中。本先因微寒入而成，疮疹未出，五脏皆见病症，内一脏受秽多者，乃出疮疹。初欲病时，先呵欠顿闷，惊悸，乍寒乍热，手足冷痹，面腮燥赤，咳嗽时嚏，此五脏证俱也。呵欠顿闷，肝也；时发惊悸，心也；乍凉乍热，手足冷，脾也；面目腮颊赤，嗽嚏，肺也。唯肾无候，以在腑下，不能食秽故也。凡疮疹乃五脏毒，若出归一证，则肝水疱，肺脓疱，心斑、脾疹，唯肾不食毒秽而无诸证。疮黑者属肾，由不慎风冷而不饱，内虚也。又用抱龙丸数服愈。其别无他候，故未发出，则见五脏证，已出则归一脏也。

抱龙丸

治伤风瘟疫，身热昏睡，气粗，风热痰塞壅嗽，惊风潮搐，及蛊毒中暑，沐浴后并可服，壮实小儿宜时与服之。

天竺黄一两　雄黄水飞，一钱　辰砂、麝香各别研，半两　天南星四两，腊月酿牛胆中，阴干百日，如无，只将生者去皮脐，锉，炒干用

上为细末，煮甘草水和丸，皂子大，温水化下服之。百日小儿，每丸分作三四服，五岁一二丸，大人三五丸，亦治室女白带，伏暑用盐少许，嚼一二丸，新水送下。腊月中，雪水煮甘草和药，尤佳。一法用浆水或新水，浸天南星三日，候透软，煮三五沸，取出，乘软切去皮，只取白软者，薄切焙干，炒黄色，取末八两，以甘草二两半，拍破，用水二碗，浸一宿，慢火煮至半碗，去滓，旋旋洒入天南星末，慢研之，令甘草水尽，入余药。

【提要】本案记述小儿疮疹的辨证诊治。

【精解】钱乙认为，小儿天花麻疹为拭口不当、误服秽毒所致，现多认为是感染时行疫毒所致。疮疹属于五脏毒外发，不同脏之毒表现不同，发病时先以肺系症状为主，继而表现出肝、心、脾、肺四脏病变，具体见卷上"疮疹候"一节。肾脏病变常出现于疾病的终末期，见疮疹黑陷，属于逆证，治疗选用抱龙丸。

【医案举隅】

疮疹案

奉天北关友人朱贡九之哲嗣文治，年五岁。于庚申立夏后，周身壮热，出疹甚稠密。脉甚洪数，舌苔白厚，知其疹而兼瘟也。欲以凉药清解之，因其素有心下作疼之病，出疹后贪食鲜果，前一日犹觉疼，又不敢投以重剂。遂勉用生石膏、玄参各六钱，薄荷叶、蝉蜕各一钱，连翘二钱。晚间服药，至翌日午后视之，其热益甚，喉疼，气息甚粗，鼻翅煽动，且自鼻中出血少许，有烦躁不安之意。愚不得已，重用生石膏三两，玄参、麦冬带心各四钱，仍少佐以薄荷叶、连翘诸药。俾煎汤二茶盅，分三次温饮下。至翌日视之，则诸证皆轻减矣。然余热犹炽，而大便虽下一次，仍系燥粪。询其心犹发热，脉仍有力。遂于凉解药中，仍用生石膏一两，连服两剂，壮热始退。继用凉润清解之剂，调之痊愈。

张锡纯. 医学衷中参西录 [M]. 北京：人民卫生出版社，2008.

按语：本案患儿因有心下疼宿疾，初诊石膏、玄参只用六钱，不但无效且

增喉疼、烦躁等症，二诊重用石膏三两，诸症轻减。张锡纯擅用大剂量生石膏治疗外感实热证，少则两许，多则七八两，疗效颇佳，详参《医学衷中参西录·石膏解》，"是以愚用生石膏以治外感实热，轻证亦必至两许；若实热炽盛，又恒重用至四五两，或七八两，或单用，或与他药同用，必煎汤三四茶杯，分四五次徐徐温饮下，热退不必尽剂"。

惊 搐

【原文】四大王宫五太尉，因坠秋千发惊搐，医以发热药，治之不愈。钱氏曰：本急惊，后生大热，当先退其热，以大黄丸、玉露散、惺惺丸，加以牛黄、龙、麝解之。不愈。至三日，肌肤上热。钱曰：更二日不愈，必发斑疮，盖热不能出也。他医初用药发散，发散入表，表热即斑生。本初惊时，当用利惊药下之。今发散乃逆也。后二日，果斑出，以必胜膏治之，七日愈。

小惺惺丸

解毒，治急惊，风痫，潮热及诸疾虚烦，药毒上攻，躁渴。

腊月取东行母猪粪烧灰存性　辰砂水研飞　脑　麝各二钱　牛黄一钱，各别研
蛇黄西山者，烧赤，醋淬三次，水研飞，干用半两

上以东流水作面糊丸，桐子大，朱砂为衣，每服二丸，钥匙研破，温水化下。小儿才生，便宜服一丸，除胎中百疾，食后。

【提要】本案记述了小儿急惊风的诊治。

【精解】患儿受到惊恐，惊则气乱，引动肝风，发为惊搐。急惊为实热，本应该用利惊药息风定惊，如利惊丸之类，医者误用辛温发散药治疗，热不得泄，反而加重病情。钱乙认为急惊风继而生大热，应当清热化痰、定惊安神，如大黄丸、玉露散、惺惺丸之类。3天未愈而肌肤灼热，为热不能透达外出，郁于肌肤，内灼津液，风火相煽。用发散药后发为斑疹，钱乙选用必胜膏（即牛李膏）清营透热，7天痊愈。

【医案举隅】

天钓内钓案

一小儿因乳母受惊发搐，时目赤壮热，腹痛哭而曲腰。用四物加柴胡、防风，又用加味逍遥散加熟地黄以清肝热，生肝血；再用地黄丸滋肾水以生肝木，母子俱安。

薛铠，薛己. 保婴撮要［M］. 北京：中国中医药出版社，2016.

按语：本案患儿为哺乳期婴儿，因乳母受惊而发搐，治疗上通过母亲喝药再哺乳的方式作用于婴儿。根据患儿症状，处以养血疏风、清肝热之品治标，再用地黄丸滋水涵木以治本，诸症遂安。

疮　疹

【原文】睦亲宅一大王，病疮疹，始用一李医，又召钱氏。钱留抱龙丸三服，李以药下之，其疹稠密，钱见大惊曰：若非转下？则为逆病。王言：李已用药下之。钱曰：疮疹始出，未有他证，不可下也。但当用平和药，频与乳食，不受风冷可也，如疮疹三日不出，或出不快，即微发之。微发不出即加药，不出即大发之，如大发后不多，及脉平无证者，即疮本稀，不可更发也。有大热者，当利小便。小热者，当解毒。若出快，勿发勿下，故止用抱龙丸治之。疮痂若起，能食者，大黄丸下一二行，即止。今先下，一日疮疹未能出尽，而稠密甚，则难治，此误也。纵得安，其病有三：一者疥，二者痈，三者目赤。李不能治，经三日黑陷，复召钱氏。曰：幸不发寒，而病未困也。遂用百祥丸治之，以牛李膏为助，各一大服，至五日间，疮复红活，七日而愈。若黑者，归肾也。肾旺胜脾，土不克水，故脾虚寒战则难治。所用百祥丸者，以泻膀胱之腑，腑若不实，脏自不盛也。何以不泻肾？曰：肾主虚，不受泻，若二服不效，即加寒而死。

【提要】本案记述了小儿疮疹的诊治顺序及变证的治疗。

【精解】小儿在疮疹初期邪热趋于外达，应当平和治疗，扶助正气，寒温适宜，使得邪热自然透发，使用下法反而引邪入里。若疮疹透发不畅，应加发散药加以佐助。疮疹稀少且脉象无明显异常，为毒热不甚，不可误认为是透发不畅而再用发散药，以免由实转虚。有热或结痂者可利二便，以助泄热解毒。现治疗顺序不当，先使用下法使得疮疹内陷，无法透发，邪热内蕴而使疮疹更加稠密则难治，继而可能出现三种病证，即疥、痈和目赤。张寿颐《小儿药证直诀笺正》释曰："以误下而痘反稠密，当是中气骤虚，而热毒尽归于表。"钱乙用百祥丸、牛李膏治疗，使得疮疹红活而愈。若服之不效，为脾肾虚寒衰败，出现寒战，则难以治疗。

惊搐

【原文】皇都徐氏子，三岁，病潮热，每日西则发搐，身微热，而目微斜及露睛，四肢冷而喘，大便微黄。钱与李医同治。钱问李曰：病何搐也？李曰：有风。何身热微温？曰：四肢所作。何目斜露睛？曰：搐则目斜。何肢冷？曰：冷厥必内热。曰：何喘？曰：搐之甚也。曰：何以治之？曰：嚏惊丸鼻中灌之，必搐止。钱又问曰：既[1]谓风病，温壮搐引，目斜露睛，内热肢冷，及搐甚而喘，并以何药治之？李曰：皆此药也。钱曰：不然。搐者肝实也，故令搐。日西身微热者，肺潮用事。肺主身温且热者，为肺虚。所以目微斜，露睛者，肝肺相胜也。肢冷者，脾虚也。肺若虚甚，母脾亦弱，木气乘脾，四肢即冷，治之当先用益黄散、阿胶散。得脾虚证退后，以泻青丸、导赤散、凉惊丸治之。后九日平愈。

【注释】

[1] 既：一本作"即"，据起秀堂本改。

【提要】本案为木火刑金所致小儿日晚发搐。

【精解】患儿在傍晚发病，此时为肺金当令，出现潮热为肺中虚火随时令而发；伴见惊搐、身热而喘、露睛肢冷等症状，为肺脾气虚、肝热生风化燥、肝木乘脾、反侮肺金之虚中夹实，并非典型的急惊风或慢惊风。治疗当遵循"虚则补其母、实则泻其子"的原则，用益黄散、阿胶散补益脾肺，待正气恢复再用泻青丸、导赤散、凉惊丸清泻肝心火热，祛风定惊，使得肝肺协调。

脾虚发热

【原文】朱监簿子，五岁，夜发热，晓即如故。众医有作伤寒者，有作热治之，以凉药解之不愈。其候多涎而喜睡。他医以铁粉丸下涎，其病益甚，至五日，大引饮。钱氏曰：不可下之。乃取白术散末煎一两，汁三升，使任其意取足服。朱生曰：饮多不作泻否？钱曰：无生水不能作泻，纵泻[1]不足怪也，但不可下耳。朱生曰：先治何病？钱曰：止渴治痰，退热清里，皆此药也。至晚服尽。钱看之曰：更可服三升。又煎白术散三升，服尽得稍愈，第三日又服白术散三升，其子不渴无涎，又投阿胶散，二服而愈。

【注释】

［1］泻：一本作"荡"，据起秀堂本改。

【提要】本案为脾阳损伤所致小儿虚热。

【精解】本案患儿夜间发热，用凉药治疗不愈，多涎嗜睡，为脾虚的表现。用铁粉丸逐痰反而加重，皆是由于损伤脾阳之故。第5天小儿虚热已甚，灼伤津液，且脾运化水液功能失调，津液不能四布，表现为口渴。钱乙用白术散温补脾阳，培中央土以灌四旁，止渴清热，健脾化痰，不拘量服用。张寿颐《小儿药证直诀笺正》释曰："不用散而用汤饮，大剂以灌溉者，一者土气重伤，药末渣滓，少投之恐不易消化，少与之则病重药轻，不如浓汁频沃为佳。一则本在引饮之时，迎其机而导之，尤易投其所好。"待不渴无涎，为脾阳恢复，津液输布协调则虚热可退。又令服阿胶散，滋养水之上源，巩固疗效。

【医案举隅】

脾虚发热案

一小儿十四岁，朝寒暮热，或时发寒热，则倦怠殊甚，饮食不思，手足指冷，朝用补中益气汤，夕用六君子汤，各二十余剂，渐愈。后因用功劳役，前症复作，更加头痛，脉虚，两寸尤弱，朝用补中益气汤、蔓荆子，夕用十全大补汤，两月余而痊，但劳役仍复寒热，服前二汤稍愈。

薛铠，薛己. 保婴撮要［M］. 北京：中国中医药出版社，2016.

按语：患儿朝寒为脾阳不升，暮热且伴见倦怠、纳呆、指冷，则为脾气虚发热之象，因此朝用补中益气汤升提中阳，暮用六君子汤健脾益气。后因劳役复发，且兼见头痛、脉虚、两寸尤弱，则为阳气大虚之征，朝用补中益气汤加蔓荆子疏风止痛，暮用十全大补汤温阳补气治之。

发 热

【原文】朱监簿子，三岁，忽发热。医曰：此心热。腮赤而唇红，烦躁引饮。遂用牛黄丸三服，以一物泻心汤下之。来日不愈，反加无力、不能食，又便利黄沫。钱曰：心经虚而有留热在内，必被凉药下之，致此虚劳[1]之病也。钱先用白术散，生胃中津，后以生犀散治之。朱曰：大便黄沫如何？曰：胃气正，即泻自止，此虚热也。朱曰：医用泻心汤何如？钱曰：泻心汤者，黄连性寒，多服则利，能寒脾胃也。坐久，众医至，曰：实热。钱曰：虚热。若实热，何以泻心汤下之不安，而又加面黄频赤，五心烦躁，不食而引饮？医曰：既虚热，何大便黄沫？钱笑曰：便黄沫者，服泻心汤多故也，钱后予胡黄连丸治愈。

牛黄丸

治小儿疳积。

雄黄研，水飞　天竺黄各二钱　牵牛末，一钱

上同再研，面糊为丸，粟米大，每服三丸至五丸。食后，薄荷汤下。并治疳消积，常服尤佳，大者加丸数。

【注释】

[1] 虚劳：正气损伤而表现为各种虚弱证候的慢性消耗性疾病。

【提要】本案记述患儿心经虚热、误用凉药而损伤脾胃。

【精解】患儿腮赤唇红，烦躁口渴，医者认为是心经热盛，予牛黄丸、一物泻心汤（即黄连）清心泻火。但钱乙认为本证为小儿心经虚热，药物过于寒凉，损伤脾阳，气血生化乏源则由实转虚，出现乏力、食欲不振、大便为黄沫的脾胃虚寒表现。且用清心经实火之泻心汤治疗不效，又佐证了本案证属虚热。先用白术散温补脾阳、益胃生津，待脾胃疾病治愈，再用生犀散清解心经虚热，用胡黄连丸散余热而愈。

【医案举隅】

发热案

一儿素禀娇弱，向有积热未除。每交夏令，常觉饮食少思，五心烦热，冷汗如雨，身体瘦弱，骨蒸潮热。宜补气血药中兼泻火养阴，日后无虚损之症也。

生地　当归　茯苓　秦艽肉　炙鳖甲　陈皮　香附　黄连　银柴胡　地骨皮　知母　白芍

秦昌遇. 幼科医验 [M]. 上海：上海科技出版社，2004.

按语： 患儿禀赋娇弱，宿患积热之证。夏令之时，气候湿热，脾胃运化无力，外热引动内热，气虚冷汗如雨，阴虚骨蒸潮热，故治以补益气血、养阴清热之品。

自　汗

【原文】张氏三子病，岁大者，汗遍身；次者，上至顶，下至胸；小者，但额有汗。众医以麦煎散[1]，治之不效。钱曰：大者与香瓜丸；次者与益黄散；小者与石膏汤。各五日而愈。

【注释】

[1]麦煎散：由赤茯苓、当归、干漆、鳖甲、常山、大黄、北柴胡、白术、生干地黄、石膏、甘草组成，主要治疗荣卫不调、骨蒸盗汗。

【提要】 本案记述自汗的不同表现选用不同治法。

【精解】 张氏三子自汗范围不同。全身汗出者为虚热，腠理不密，或为实火，卷上云"遍身汗，香瓜丸主之"；胸以上汗出者属于卷上所述"上至项，下至脐，此胃虚，当补胃"之胃怯汗，治疗应用益黄散温补脾胃；但头汗出者，头为诸阳之会，汗出属于阳明实热，用石膏汤治疗。不同病症当辨证施治，不应统一用麦煎散治疗。

【医案举隅】

自汗案

一儿，病后自汗不止、形神困疲，五心烦热。此阴虚有热也。

当归　生地　熟地　川黄柏　枯黄芩　黄芪　黄连　茯神　白芍药　酸枣仁　甘草

秦昌遇．幼科医验［M］．上海：上海科技出版社，2004.

按语： 患儿病后自汗不止、形神困疲，为病伤气血之象，又五心烦热，为阴虚有热，故治以当归六黄汤益气固表、养阴清热，再加养心安神之品。

伏热吐泻

【原文】 广亲宅四大王宫五太尉，病吐泻不止，水谷不化。众医用补药，言用姜汁调服之。六月中服温药，一日益加喘，吐不定。钱曰：当用凉药治之。所以然者？谓伤热在内也，用石膏汤三服并服之。众医皆言：吐泻多而米谷不化，当补脾，何以用凉药？王信众医，又用丁香散三服。钱后至，曰：不可服此，三日外必腹满身热，饮水吐逆。三日外，一如所言。所以然者，谓六月热甚，伏入腹中而令引饮，热伤脾胃，即大吐泻。他医又行温药，即上焦亦热，故喘而引饮，三日当死。众医不能治，复召钱至宫中，见有热证，以白虎汤三服，更以白饼子下之。一日减药二分，二日三日，又与白虎汤各二服，四日用石膏汤一服，旋合麦门冬、黄芩、脑子[1]、牛黄、天竺黄、茯苓，以朱砂为衣，与五丸，竹叶汤化下，热退而安。

【注释】

[1]脑子：龙脑香，即冰片。

【提要】本案为小儿内有伏热致吐泻。

【精解】患儿发病于 6 月暑热季节，内有伏热，发为吐泻。医者先误诊为脾虚泄泻，治以温补脾阳以运化水谷，但予温药反而加重内热，邪热损伤脾胃，煎灼津液，而出现上吐下泻、喘息口渴症状。又服性辛温的丁香散（人参、丁香、藿香），以致中上焦里热炽盛，出现腹满、饮水吐逆、喘咳引饮等症状，肺气欲脱，属于危候。钱乙用白虎汤清胃泄热，用白饼子消除积滞，并渐渐减量以免矫枉过正，后用养阴清肺安神药巩固治疗。

【医案举隅】

吐泻案

夏五岁暑热内踞，上吐下泻，稚年脾胃气弱，不振使然。

藿香叶一钱　制半夏一钱五分　南山楂一钱五分　飞滑石三钱　木瓜一钱　茯苓块三钱　浓朴一钱

薛生白，也是山人. 扫叶庄医案　也是山人医案［M］. 上海：上海科技出版社，2010.

按语：患儿感受暑热，引发吐泻，乃脾胃不振，湿热为患，治以健脾开胃、祛湿清热之品。

虚体吐泻壮热

【原文】冯承务子，五岁，吐泻，壮热，不思食。钱曰：目中黑睛少而白睛多，面色㿠白，神怯也。黑睛少，肾虚也。黑睛属水，本怯而虚，故多病也。纵长成，必肌肤不壮，不耐寒暑，易虚易实，脾胃亦怯。更不可纵酒欲，若不保养，不过壮年。面上常无精神光泽者，如妇人之失血也。今吐利不食，壮热者，伤食也，不可下。下之虚，入肺则嗽，入心则惊，入脾则泻，入肾则益虚。此但以消积丸磨之，为微有食也。如伤食甚则可下，不下则成癖也。实食在内，乃可下之，下毕，补脾必愈。随其虚实，无不效者。

【提要】本案为小儿脾肾亏虚、乳食积滞所致吐泻高热。

【精解】患儿吐泻、高热、不欲饮食。钱乙查看患儿后认为黑睛少、白睛多，缺乏神采，为肾虚，故自幼及长大体弱多病，易感受外邪，脾胃虚弱。古人将"精、气、神"看作人身三宝，面无神采则患儿缺乏生命力。现由于饮食积滞郁而化热，上吐下泻，脾气损伤，难以御邪，不可再使用下法，否则造成脏腑虚损，表现为相应证候。应当用消积丸渐消缓散。若伤食严重，可以使用下法，否则积久成癖，下后补脾固本。钱乙常用下后补脾的治疗顺序，如在卷上"积痛""虚实腹胀"等节中有相关论述。

【医案举隅】

水泻壮热案

一儿，两日前水泻，至第三日身发壮热，面赤唇红，防惊。

柴胡　干葛　青防风　荆芥　新会皮　前胡　苏子　山楂肉　木通

秦昌遇. 幼科医验［M］. 上海：上海科技出版社，2004.

按语：患儿2天前水泻，气津两伤，第3天身发壮热、面赤唇红，治以柴葛解肌汤化裁。

吐　泻

【原文】广亲宫七太尉，七岁，病吐泻，是时七月。其证全不食而昏睡，睡觉而闷乱，哕气，干哕，大便或有或无，不渴。众医作惊治之，疑睡故也。钱曰：先补脾，后退热。与使君子丸补脾，退热，石膏汤。次日又以水银、硫黄二物下之，生姜水调下一字。钱曰：凡吐泻，五月内，九分下而一分补，八月内，十分补而无一分下。此者是脾虚泻，医妄治之。至于虚损，下之即死，当即补脾。若以使君子丸即缓，钱又留温胃益脾药止之。医者李生曰：何食而哕？钱曰：脾虚而不能食，津少即哕逆。曰：何泻青褐水？曰：肠胃至虚，冷极故也，钱治而愈。

【提要】本案为小儿脾虚寒积所致吐泻的辨治。

【精解】患儿为夏日吐泻，脾胃虚寒，津液损耗，积滞不化，升清降浊功能失常，故不欲饮食、嗜睡闷乱、哕气干呕、大便少，医者以惊风治疗。钱乙认为本案为脾虚泄泻，若使用下法则又损伤正气，以至危殆，应当先用使君子丸温补脾胃，后用石膏汤清胃中热，次日再温下寒积。如果用使君子丸后吐泻可以改善，说明脾胃阳气恢复，疾病向愈，用温补脾胃药即可。本案为脾失健运、津液亏耗，而不用白术散，张寿颐解释道："以白术散中有葛根，升动胃气，宜于清气下陷之证，而胃家浊气上升者，即是禁剂。此儿本吐，又且呃逆，故不可投。仲阳选方，何等细密。"

【医案举隅】

霍乱吐泻案

一小儿吐泻乳食，色白不化，露睛气喘。此脾肺不足，形病俱虚也，先用异功散加柴胡、桔梗顿愈，再用补中益气汤而安。

薛铠，薛己. 保婴撮要［M］. 北京：中国中医药出版社，2016.

按语： 患儿脾肺气虚，治以健脾胃、益气升提之法。

泻后脾肺虚

【原文】黄承务子，二岁，病泻，众医止之，十余日。其证便青白，乳物不消，身凉，加哽气、昏睡，医谓病困笃[1]。钱氏先以益脾散三服，补肺散三服，三日，身温而不哽气。后以白饼子微下之，与益脾散二服，利止。何以然？利本脾虚伤食，初不与大下，措置[2]十日，上实下虚，脾气弱，引肺亦虚，补脾肺，病退即温，不哽气是也。有所伤食，仍下之也，何不先下后补？曰：便青为下脏冷，先下必大虚，先实脾肺，下之则不虚，而后更补之也。

【注释】

［1］困笃（dǔ 堵）：危重。

［2］措置：一作"揞（ǎn）置"，即搁置。

【提要】本案为小儿腹泻致肺脾两虚。

【精解】患儿腹泻，为乳食不消，本应该消导积滞，医者误用收涩止泻，只治其标，导致食积胃中，气机壅塞。故 10 余日后，脾气更加亏耗，又有食积，表现为泻下青白、完谷不化、身凉哽气昏睡。此为母病及子，致肺脾两虚。钱乙急则治其标，用益脾散、补肺散补益脾肺，待正气恢复，身凉、哽气缓解，再用白饼子消除积滞，最后温补脾胃，扶正固本。

目直视

【原文】王驸马子五岁，病目直视而不食，或言有神祟所使，请巫师祝神烧纸，病不愈。而钱至，曰：脏腑之疾，何用求神？钱与泻肝丸愈。

【提要】本案为小儿肝经有热所致双目直视、不能饮食。

【精解】患儿双目直视而不能饮食，为肝经郁热，化火生风，出现神志障碍所致。古人认为神志障碍多为鬼神所扰，故用民间祝神之法治疗。卷上"肝有风甚"一节中，钱乙论述目直视，"若热入于目，牵其筋脉，两眦俱紧，不能转视"，认为是脏腑有热，用泻肝丸清肝泻火，邪热不能扰神，故能痊愈。

【医案举隅】

发热目直视案

一女，发热二日，忽目直上视，胸膈大痛，嗽呕有血，鼻微有血，不思饮食，乃食伤填塞胃口，脾气不升，胃浊不降，故作痛而呕，气逆，血亦因之而上也。宜消食为主。

陈皮　枳实　山楂肉　槟榔　紫厚朴　神曲　麦芽　莱菔子　大黄

秦昌遇. 幼科医验［M］. 上海：上海科技出版社，2004.

按语： 发热目直视，多为肝热生风之象，但本案患者胸膈大痛、嗽呕有血、不思饮食，为食积中焦，胃气上逆所致，治以消食导滞之品。

虫痛

【原文】辛氏女子五岁，病虫痛。诸医以巴豆、干漆、硇砂之属治之不效。至五日外，多哭而俯仰，睡卧不安，自按心腹，时大叫，面无正色，或青，或黄，或白，或黑，目无光而慢，唇白吐沫。至六日，胸高而卧转不安。召钱至，钱详视之。用芜荑散三服，见目不除青色，大惊曰：此病大困，若更加泻，则为逆矣。至次日，辛见钱曰：夜来三更果泻。钱于泻盆中看，如药汁，以杖搅之，见有丸药。钱曰：此子肌厚当气实，今证反虚，不可治也。辛曰：何以然？钱曰：脾虚胃冷则虫动，而今反目青，此肝乘脾，又更加泻，知其气极虚也。而丸药随粪下，即脾胃已脱，兼形病不相应，故知死病，后五日昏笃，七日而死。

芜荑散

治胃寒虫痛。

白芜荑去扇, 秤　干漆炒, 各等分

上为细末，每服一字，或五分一钱，米饮调下，发时服。杜壬[1]、《养生必用方》[2]同，杜亦治胃寒虫上。

【注释】

［1］杜壬：宋代医家，撰《杜壬医准》一卷，已佚。

［2］《养生必用方》：全名《古今录验养生必用方》，宋人初虞世撰。

【提要】本案为患儿虫积又受猛药攻下所致死证。

【精解】患儿脾胃虚寒，内有虫积，蛔虫走窜而有腹痛剧烈等一系列表现。用芜荑散治疗不效，目有青色，提示肝盛；泻下丸药，提示脾胃极虚弱，不能纳运药物，疾病缺乏向愈之机。此案患儿病虫积，蛔虫吸收水谷精微、耗伤胃气，他医投以巴豆、干漆、硇砂等峻下破瘀之品，患儿脾胃更加虚衰，蛔虫不能耐受寒凉而动，腹痛明显。患儿形盛气虚，提示疾病危重，预后不良。

【医案举隅】

虫痛案

小儿虫动心腹痛，先服芜荑散下之，更加作呕，食少，口渴饮汤，右腮鼻准白中兼黄，此脾肺气虚也，余用异功散二服少愈，仍加炮姜一服而安。

佚名. 小儿卫生总微论方 [M]. 北京：人民卫生出版社，1990.

按语： 患儿病虫证腹痛，医者治以芜荑散逐虫，不效，反伤脏腑之气，出现右腮、鼻准白中兼黄。根据钱乙小儿望面上理论，右腮属肺，鼻准属脾，此为脾肺气虚之候，治以异功散健脾益气。脾气健而肺气充，则脏腑实而虫不为害，再加炮姜温补中焦，则脏温而虫安，腹痛亦休。

病嗽咯血

【原文】 段斋郎子，四岁，病嗽，身热，吐痰，数日而咯血。前医以桔梗汤及防己丸治之不愈。涎上攻，吐、喘不止。请钱氏，下褊银丸一大服，复以补肺散、补脾散治之。或问：段氏子咯血肺虚，何以下之？钱曰：肺虽咯血，有热故也，久则虚痿。今涎上潮而吐，当下其涎，若不吐涎，则为甚便[1]。盖吐涎能虚，又生惊也。痰实上攻，亦能发搐，故以法只宜先下痰，而后补脾肺，必涎止而吐愈，为顺治也，若先补其肺，为逆耳！此所谓识病之轻重先后为治也。

【注释】

[1] 便：顺利。

【提要】 本案为患儿痰热灼络所致咯血。

【精解】 患儿咳痰咯血，前医使用桔梗汤及防己丸清热化痰，属于病重药轻。钱乙认为本案咯血并有吐涎，并非肺阴亏虚，而是痰火灼络所致，病性属实，应当用褊银丸祛痰清热，引导痰涎下行，否则吐涎日久易损耗津液，成为肺痿，或痰火上犯生风，皆会变为小儿急惊风。又用补肺汤、补肺散养阴补脾益肺，脾肺气机恢复则水液输布正常，并能防止攻痰猛药下后伤正。若先补肺则会助长邪实，临床应当注意治疗的顺序，可与"东都张氏孙九岁病肺热"案的先补后下相参。

误下太过

【原文】郑人齐郎中者，家好收药散施。其子忽脏热，齐自取青金膏，三服并一服，饵^[1]之。服毕，至三更泻五行，其子困睡。齐言：子睡多惊。又与青金膏一服，又泻三行，加口干身热。齐言：尚有微热未尽。又与青金膏。其妻曰：用药十余行未安，莫生他病否？召钱氏至，曰：已成虚羸。先多煎白术散，时时服之，后服香瓜丸，十三日愈。

青金丹

疏风利痰。

芦荟　牙硝　青黛各一钱　使君子三枚　硼砂　轻粉各五分　蝎梢十四枚

上末，磨香黑拌，丸麻子大。每三丸，薄荷汤下。

【注释】

［1］饵：喂。

【提要】本案为小儿热证误下太过。

【精解】患儿脏腑有热，齐郎中误用青金膏（即青金丹）下之，致小儿夜间多次腹泻，不能安睡，白日困倦，此时患儿脾胃已经损伤。齐郎中见小儿嗜睡，误认为是惊风，又予青金膏祛风定惊，使小儿津液受损，口干身热。齐郎中误认为余热未清，再予青金膏清解邪热，下之太过致小儿脾阳虚极，虚热内生。钱乙用白术散温补脾胃，待正气恢复，再用香瓜丸缓缓清热。

【医案举隅】

痢案

汪某年六十，生一子，三岁病痢，医下之太过，脾胃受伤，中气下陷。又一医以豆蔻、香、连，合粟壳等止之，痢益甚，后重而少物。万视之曰：老年之子，胎禀已弱，下之太过而下陷，法当举之，陈药未尽，劫涩之剂，亦不可用也。乃以钱氏异功散加香、连、归、芍、山药、莲肉、神曲，糊丸服之，旬日痢止。元气未复也，令以前药调之。适有人曰：吾有阿魏，治痢甚效。即以五分作丸五粒，令儿服之。人以为不可服也。汪曰：今早服一丸，饮后服一丸，服后熟睡未醒。万曰：痢止矣，何必服药？此药太峻，元气被伤，恐非正睡也。试呼之，不应，推之，不知，入视，白眼张露，气已绝矣。详记之，以为轻妄用药之戒。

魏之琇. 续名医类案［M］. 北京：人民卫生出版社，1984.

按语：患儿为老年得子，先天禀赋不足，其病痢当攻补兼施。但医下之太过伤及脾胃，导致中气下陷，此时当治以健运脾胃、燥湿止痢、调气和血之品，久久为功。惜之，其父为求速愈，误用消积散痞之阿魏，一误再误，终致患儿不治。

伤 食

【原文】曹宣德子，三岁，面黄，时发寒热，不欲食而饮水及乳。众医以为潮热，用牛黄丸、麝香丸，不愈。及以止渴干葛散，服之反吐。钱曰：当下白饼子，后补脾。乃以消积丸磨之，此乃癖也。后果愈。何以故？不食，但饮水者，食伏于脘内不能消，致令发寒，服止渴药吐者，以药冲脾故也，下之即愈。

【提要】本案为小儿伤食成癖。

【精解】患儿饮食积滞，脾胃运化无力，故不欲饮食；食积化热，故喜饮水。医者误认为是潮热，使用牛黄丸、麝香丸清热，由于食积未化而疗效不佳；又用干葛散生津止渴，但葛根升清，反使胃气上逆，引发呕吐，损伤津液。钱乙认为应当先用白饼子消积化滞，再补益脾胃，使得下不伤正，脾气恢复则疾病向愈；食积日久，聚结成癖，再用消积丸治疗，以清未尽之邪，消导化滞。

【医案举隅】

伤食案

一小儿停食吐泻，后饮食不节，作泻腹痛膨胀，腹中结块，作渴发热，龈烂口臭，服消导克滞之药，而前症益甚，形体益瘦，视其面色，黄中隐青，乃脾土亏损，而肝木所侮也。法当调补中气，兼平肝木，遂用冲和汤，及大芜荑汤之类，半载而愈。

薛铠，薛己. 保婴撮要［M］. 北京：中国中医药出版社，2016.

按语：患儿停食吐泻，脾胃受损，后又饮食不节，脾胃更虚，导致气机阻滞，食积化热伤津，出现腹胀痛、腹胀、腹泻等症状。患儿食积的核心病机为脾胃虚弱，但误用消食导滞之药，重伤胃气，致使食积加重，面色黄中隐有青色，是土虚木乘之象，经改用抑肝扶脾之法，调治半年而愈。

卷下 诸方

【原文】

大青膏

治小儿热盛生风，欲为惊搐，血气未实，不能胜邪，故发搐也。大小便依度，口中气热，当发之。

天麻_{末，一钱} 白附子_{末，生，一钱五分} 青黛_{研，一钱} 蝎尾_{去毒，生，末} 乌蛇梢肉_{酒浸，焙干，取末，各一钱} 朱砂_研 天竺黄_研

上同再研细，生蜜和成膏，每服半皂子大至一皂子大。月中儿粳米大。同牛黄膏、温薄荷水化一处服之，五岁以上，同甘露散服之。

【提要】本节论述大青膏的主治、组成和煎服法。

【精解】大青膏功效清热化痰、息风定惊，具有镇惊、抗惊厥的作用。钱氏多以大青膏疏散肝经风邪，用于外感风邪及伤风引起的发搐、吐泻、夜卧不安等变证。方中天麻、白附子平肝息风，镇惊化痰，青黛、朱砂清热解毒，凉血定惊，天竺黄清热豁痰，凉心定惊，用薄荷水化下增强清热之功。此外，还可用本方外敷治疗腮腺炎、痛风、结节性红斑等外科疾病。需要注意的是，本方含有朱砂，不宜多服、久服。

【原文】

凉惊丸

治惊疳。

148

草龙胆　防风　青黛各三钱匕　钩藤二钱匕　黄连五钱　牛黄　麝香　龙脑各一字匕

上同研，面糊丸粟米大，每服三五丸至一二十丸，金银汤下。

【提要】本节论述凉惊丸的主治、组成和煎服法。

【精解】凉惊丸功效息风镇惊、清热开窍，主治小儿惊疳（即心疳）、急惊风、高热惊厥、舌强口噤、夜啼不安等病症。方中龙胆草、黄连清热解毒，钩藤、防风息风止痉，牛黄、青黛清热解毒镇惊，麝香、龙脑气味芳香，通关开闭强心。吴师机《理瀹骈文》载凉惊丸外治用法："用金银花汤化擦胸口""主治一切惊风"，是临床治疗高热动风的良方。

【原文】

粉红丸又名温惊丸

天南星腊月酿牛胆中百日，阴干，取末四两别研，无酿者，只锉炒熟用　朱砂一钱五分，研　天竺黄一两，研　龙脑半字，别研　坯子胭脂一钱，研，乃染胭脂

上用牛胆汁和丸，鸡头大，每服一丸，小者半丸，砂糖温水化下。

【提要】本节论述粉红丸的组成和煎服法。

【精解】粉红丸功效清热化痰止惊，用于治疗小儿痰热惊搐，症见身热面赤、烦躁口渴、牙关紧急、二便不通、舌红苔黄、脉弦数等。方中天南星、天竺黄祛风清热化痰，朱砂镇惊安神，龙脑芳香开窍，胭脂活血解毒。凉惊丸偏于治疗心经热盛动风，与之相比，本方更适合治疗心火、肝风、痰涎俱盛的病症。

【原文】

泻青丸

治肝热搐搦，脉洪实。

当归去芦头，切、焙、秤　龙脑焙，秤　川芎　山栀子仁　川大黄湿纸裹，煨　羌活　防风去芦头，切、焙、秤

上件等分为末，炼蜜和丸，鸡头大，每服半丸至一丸，煎竹叶汤同砂糖温水化下。

【提要】本节论述泻青丸的主治、组成和煎服法。

【精解】泻青丸功效清肝泻火、疏散郁热，并滋养肝阴，主治小儿肝经热盛动风，夜寐不安、易惊多怒、脉洪实。方中龙胆草清肝泻火，大黄、栀子、竹叶引热从二便分消，羌活、防风辛温透散，防肝火内郁，《素问》云："肝欲散，急食辛以散之。"当归、川芎滋养肝之阴血，以防肝火伤阴耗血，并寓

"治风先治血，血行风自灭"之意。

【原文】

地黄丸

治肾怯失音，囟开不合，神不足，目中白睛多，面色㿠白等方。

熟地黄_{炒，秤八钱}　山萸肉　干山药_{各四钱}　泽泻　牡丹皮　白茯苓_{去皮，各三钱}

上为末，炼蜜丸，如梧子大，空心，温水化下三丸。

【提要】本节论述地黄丸的主治、组成和煎服法。

【精解】地黄丸功效补肾填精，治疗小儿先天不足、肝肾亏虚，症见失音、解颅、少神、白睛多等。熟地、山茱萸、山药分别补益肾、肝、脾，而熟地用量为山萸、山药的2倍，故以滋养肾阴为主。泽泻、丹皮、茯苓分别泄浊、清火、利湿，以防地黄滋腻、山萸温涩，并助山药健脾。吴崑《医方考》释本方："熟地黄、山茱萸，味厚者也，经曰味厚为阴中之阴，故能滋少阴，补肾水；泽泻味甘咸寒，甘从湿化，咸从水化，寒从阴化，故能入水脏而泻水中之火；丹皮气寒味苦辛，寒能胜热，苦能入血，辛能生水，故能益少阴，平虚热；山药、茯苓，味甘者也，甘从土化，土能防水，故用之以制水脏之邪，且益脾胃而培万物之母也。"

【原文】

泻白散 又名泻肺散

治小儿肺盛，气急喘嗽。

地骨皮_{洗去土，焙}　桑白皮_{细锉，炒黄，各一两}　甘草_{炙，一钱}

上锉散，入粳米一撮，水二小盏，煎七分，食前服。

【提要】本节论述泻白散的主治、组成和煎服法。

【精解】泻白散功效清肺泻火、止咳平喘，主治小儿肺经伏火、肺气损耗所致咳喘气急、潮热等。桑白皮清泻肺热，止咳平喘，为君药。地骨皮清肺中伏火，凉血除蒸，兼可清肾之虚热以泻肺火，为臣药。张秉成《成方便读》云："桑白皮，皮可行皮，白能归肺，其甘寒之性，能入肺而清热，故不待言。而根者入土最深，能清而复降，又可推想。地骨皮深入黄泉，无所底止，其甘淡而寒之性，虽能泻肺之伏火，然观其命名取意，能入肝肾，凉血退蒸。可知二皮之用，皆在降肺气，降则火自除也。"粳米、甘草补益脾土，为佐使药，钱乙常通过补脾达到脾肺同补的目的。全方标本兼治，泻中兼补。

【原文】

阿胶散又名补肺散

治小儿肺虚气粗喘促。

阿胶一两五钱，麸炒　黍粘子炒香　甘草炙，各二钱五分　马兜铃五钱，焙　杏仁七个，去皮尖，炒　糯米一两，炒

上为末，每服一二钱，水一盏，煎至六分，食后温服。

【提要】本节论述阿胶散的主治、组成和煎服法。

【精解】阿胶散养阴补肺，清热止咳，治疗小儿肺阴虚有热，症见喘咳气促、咳痰不爽，甚或咳血，舌红少苔、脉细数等。本方重用阿胶，滋阴补肺，养血止血，为君；牛蒡子疏风散热，利膈滑痰，马兜铃清热降气，杏仁润肺降气，化痰止咳，汪昂评价："气顺则不哽，液补则津生，火退而嗽宁矣。"另用甘草、糯米培土生金，与阿胶同用肺脾同补，母子兼顾。现代医学常用于治疗支气管炎、肺结核、支气管扩张等病。

【原文】

导赤散

治小儿心热，视其睡，口中气温，或合面睡，及上窜咬牙，皆心热也。心气热则心胸亦热，欲言不能，而有就冷之意，故合面睡。

生地黄　甘草生　木通各等分

上同为末，每服三钱，水一盏，入竹叶同煎至五分，食后温服。一本不用甘草，用黄芩。

【提要】本节论述导赤散的主治、组成和煎服法。

【精解】导赤散清心泻火，利水养阴，主治心经实火，或可下移小肠，症见心烦、小便短赤、舌红脉数。生地黄滋阴降火，与甘草、木通同用利水而不伤阴；甘草、木通利水，将心经火热从小便引出。《古今名医方论》载季楚重评价："钱乙制此方，意在制丙丁之火，必先合乙癸之治。生地黄凉而能补，直入下焦，培肾水之不足，肾水足则心火自降。"临床可治疗口腔溃疡、尿路感染、肾病综合征、小儿夜啼等病症。

【原文】

益黄散又名补脾散

治脾胃虚弱及治脾疳，腹大，身瘦。

陈皮去白，一两　丁香二钱，一方用木香　诃子炮去核　青皮去白　甘草炙，各五钱

上为末，三岁儿，一钱半，水半盏，煎三分，食前服。

【提要】本节论述益黄散的主治、组成和煎服法。

【精解】益黄散功效健脾理气、温中止泻，主治小儿中焦虚寒、升降失常，表现为腹大神萎、身形瘦削、乳食内停、呕吐泄泻、水谷不化等。陈皮、青皮健脾理气，以通为补，《张氏医通》云："益黄不用补中州，反用陈、青二橘，辟除陈气，其旨最微。婴儿久泻，连绵不已，乳食积滞于内，故需二皮专理肝脾宿荫……深得泻中寓补之法。"丁香温中散寒止呕，诃子涩肠止泻，甘草健脾益气和胃。临床可用于治疗小儿消化不良、慢性肠胃炎等。

【原文】

泻黄散又名泻脾散

治脾热弄舌。

藿香叶七钱　山栀子仁一钱　石膏五钱　甘草三两　防风四两，去芦，切，焙

上锉，同蜜酒微炒香，为细末，每服一钱至二钱，水一盏，煎至五分，温服清汁，无时。

【提要】本节论述泻黄散的主治、组成和煎服法。

【精解】泻黄散功效清泻脾胃伏火，主治中焦蕴热，症见烦渴易饥、口干弄舌、目黄口甜、舌红脉数等。栀子、石膏泻脾胃积热，清上彻下；重用防风升散脾胃伏火，寓"火郁发之"之意，泻火而不凉遏，《医方集解》载防风"又能土中泻木也"；藿香芳香理气，辟恶调中，振奋脾胃气机，并助防风疏散伏火；甘草和中泻火，调和诸药，使得全方泻脾而不伤脾。临床可以治疗小儿口腔溃疡、鹅口疮、吐弄舌等。

【原文】

白术散

治脾胃久虚，呕吐泄泻，频作不止，精液苦竭，烦渴躁，但欲饮水，乳食不进，羸瘦困劣，因而失治，变成惊痫，不论阴阳虚实，并宜服。

人参切去头，二钱五分　白茯苓五钱　白术五钱，炒　藿香叶五钱　木香二钱　甘草一钱　葛根五钱，渴者加至一两

上㕮咀，每服三钱，水煎。热甚发渴，去木香。

【提要】本节论述白术散的主治、组成和煎服法。

【精解】白术散功效健脾益气、和胃生津，主治脾胃虚弱、津液受损，表现为吐泻日久、口渴烦躁、不欲饮食、消瘦乏力，甚或迁延为慢惊风。原方以

四君子汤健脾益气，藿香芳香化浊，和中止呕，葛根升阳止泻，益胃生津，木香理气导滞，温中止痛。常用于治疗小儿消化不良、吐泻、疳证等疾病。

【原文】

涂囟法

麝香一字匕　蝎尾去毒，为末，半钱。一作半字　薄荷叶半字匕　蜈蚣末　牛黄末　青黛末各一字匕

上同研匀，用熟枣肉剂为膏，新绵上涂匀，贴囟上，四方可出一指许，火上炙手频熨，百日内外小儿，可用此。

【提要】本节论述涂囟法的组成和使用方法。

【精解】涂囟法功效清热解毒开窍，用于治疗百日左右的婴儿惊风发搐、客忤、阴痫、伤寒等病症。方中麝香芳香开窍，蝎尾、蜈蚣祛风定惊，薄荷叶、牛黄、青黛清热解毒。危亦林《世医得效方》称此方"不但初生，但有风证即用"。

【原文】

浴体法

治胎肥、胎热、胎怯。

天麻末二钱　全蝎去毒，为末　朱砂各五钱　乌蛇肉酒浸焙干　白矾各二钱　麝香一钱　青黛三钱

上同研匀，每用三钱，水三碗，桃枝一握、叶五七枚，同煎至十沸，温热浴之，勿浴背。

【提要】本节论述浴体法的主治、组成和使用方法。

【精解】浴体法功效清热解毒祛风，清解脏腑郁热，主治小儿胎肥、胎热、胎怯等疾病。天麻、全蝎、乌梢蛇祛风通络止痉，朱砂、麝香安神开窍，青黛、白矾清热解毒。危亦林称此方"惊风及伤风不醒，渐传风证僵仆，皆可用"。

【原文】

甘桔汤

治小儿肺热，手捻眉目鼻面。

桔梗二两　甘草一两

上为粗末，每服二钱，水一盏，煎至七分，去滓，食后温服。加荆

芥、防风，名如圣汤。热甚加羌活、黄芩、升麻。

【提要】本节论述甘桔汤的主治、组成和煎服法。

【精解】本方原载于《伤寒论》，亦可桔梗、甘草等分。甘桔汤功效清肺止咳、祛痰利咽、解毒排脓，主治小儿肺经郁热咳嗽、喉风、肺痈等病症，汪昂《医方集解》云："治少阴咽痛喉痹，肺痈吐脓，干咳无痰，火郁在肺。亦治心脏发咳，咳则心痛，喉中介介如梗状。"方中桔梗清肺利膈，祛痰排脓，甘草泻火解毒。二药合用，辛苦散寒，甘平除热。现用于治疗咽炎、扁桃体炎、肺炎、支气管炎、肺脓肿等疾病。

【原文】

安神丸

治面黄颊赤，身壮热，补心。一治心虚肝热，神思恍惚。

马牙硝五钱　白茯苓五钱　麦门冬五钱　干山药五钱　龙脑一字，研　寒水石五钱，研　朱砂一两，研　甘草五钱

上末之，炼蜜为丸，鸡头大，每服半丸，砂糖水化下，无时。

【提要】本节论述安神丸的主治、组成和煎服法。

【精解】安神丸功效清热泻火、养心安神，治疗小儿五脏积热、心神失养而见躁动不安、身热、惊啼等。方中马牙硝、寒水石、龙脑清热泻火，茯苓、山药健脾化湿，麦冬养阴清心，朱砂镇心安神，甘草清热解毒，调和诸药。另，本方含有朱砂，不可久服。

【原文】

当归散

治小儿夜啼者，脏寒而腹痛也。面青手冷，不吮乳者是也。

当归　白芍药　人参各一分　甘草炙，半分　桔梗　陈皮不去白，各一分

上为细末，水煎半盏，时时少与服。又有热痛，亦啼叫不止，夜发，面赤唇焦，小便黄赤，与三黄丸，人参汤下。

【提要】本节论述当归散的主治、组成和煎服法。

【精解】当归散功效温中散寒、行气止痛，治疗小儿因脾胃虚寒而致腹痛、夜啼、面青手冷、不欲饮食等病症。方中当归养血活血，白芍缓急止痛，人参、甘草补脾益肺，桔梗、陈皮行气止痛。诸药合用，气血兼顾，标本同治。若有热痛，予三黄丸（黄芩、大黄、黄连，清热泻火，与人参汤同服则下不伤正。

【原文】

泻心汤

治小儿心气实，则气上下行涩，合卧则气不得通，故喜仰卧，则气上下通。

黄连一两，去须

上为末，每服五分，临卧取温水化下。

【提要】本节论述泻心汤的主治、组成和煎服法。

【精解】泻心汤仅用一味黄连，清热燥湿，泻火解毒，治疗小儿心经、胃经有热，表现为痞满吞酸、心烦多动、胃火牙痛、血热吐衄、目赤肿痛等症。还可以煎汤外洗，功效清热消肿止痛。现代医学认为其有抗菌消炎的作用，外用治疗各种感染性疾病。此外，黄连苦寒败胃，小儿不宜久服。

【原文】

生犀散

治目淡红，心虚热。

生犀二钱，锉末　地骨皮自采者佳　赤芍药　柴胡根　干葛锉，各一两　甘草炙，五钱

上为粗末，每服一二钱，水一盏，煎至七分，温服食后。

【提要】本节论述生犀散的主治、组成和煎服法。

【精解】生犀散功效滋阴清热，治疗小儿阴虚血热所致目淡红、骨蒸潮热、盗汗、五心烦热等症。方中生犀角清心凉血，钱乙认为"凡盛物者，皆经蒸煮，不堪用，须生者为佳"；地骨皮清虚热；赤芍清热凉血；柴胡根、干葛发表和里，退热升阳；甘草调和诸药。本方宜食后服。

【原文】

白饼子又名玉饼子

治壮热。

滑石末一钱　轻粉五钱　半夏末一钱　南星末一钱　巴豆二十四个，去皮膜，用水一升，煮干，研细

上三味，捣罗为末，入巴豆粉，次入轻粉，又研匀，却入余者药末，如法令匀，糯米粉丸，如绿豆大，量小儿虚实用药。三岁以下，每服三丸至五丸，空心，紫苏汤下。忌热物，若三五岁儿，壮实者不以此为，加至二十丸，以利为度。

【提要】本节论述白饼子的主治、组成和煎服法。

【精解】白饼子是钱乙的常用方，功效消食导滞，属于温下剂，治疗小儿食积所致的发热、腹痛吐泻、不欲乳食、嗳气吐涎等症。方中滑石降热积，轻粉杀虫积，半夏、南星化痰积，巴豆破积逐水，诸药合用，可除热、虫、痰、瘀、气、食等积滞。但本方药性较为峻烈，应中病即止。

【原文】

利惊丸

治小儿急惊风。

青黛　轻粉各一钱　牵牛末五钱　天竺黄二钱

上为末，白面糊丸，如小豆大，二十丸，薄荷汤下。一法炼蜜丸，如芡实大一粒，化下。

【提要】本节论述利惊丸的主治、组成和煎服法。

【精解】利惊丸功效清热化痰定惊，主治小儿热盛动风、风痰相引所致急惊风，兼有身热面赤、大小便不通等症。方中青黛清热解毒镇惊，轻粉攻毒逐水，牵牛泻下逐水，陈士铎《本草新编》云牵牛"除壅滞气急，及疝瘕蛊毒，利大小便难，并脚满水肿，极验"。天竺黄清热逐痰，开窍定惊，为儿科惊痰天吊之要药。本方中轻粉为氯化亚汞，牵牛"脱人元气"，皆不宜久服。

【原文】

栝楼汤

治慢惊。

栝楼根二钱　白甘遂一钱

上用慢火炒焦黄色，研匀，每服一字，煎麝香薄荷汤调下，无时。凡药性虽冷，炒焦用之，乃温也。

【提要】本节论述栝楼汤的主治、组成和煎服法。

【精解】栝楼汤中栝楼根清热生津，白甘遂即重楼能清热定惊，二者慢火炒焦黄，则微寒之药性骤减而生津、定惊之功用尚存，用于治疗慢惊风。煎服法中"煎麝香薄荷汤调下"，似存疑问，盖因麝香并不适合煎服。

【原文】

五色丸

治五痫。

朱砂五钱，研　水银一两　雄黄一两　铅三两，同水银熬　珍珠末一两，研

上炼蜜丸，如麻子大，每服三四丸，金银、薄荷汤下。

【提要】本节论述五色丸的主治、组成和煎服法。

【精解】五色丸功效息风化痰、清热解毒，主治五痫，即卷上所述犬痫（肝痫）、羊痫（心痫）、牛痫（脾痫）、鸡痫（肺痫）、猪痫（肾痫）。钱乙本方运用五行理论，赤色朱砂清心镇惊，入于心；白色水银攻毒，安魂魄，入于肺；黄色雄黄祛痰解毒，入于脾；黑色铅镇心安神，解毒坠痰，入于肾；青色珍珠末镇心安魂魄，入于肝。诸药合用，清火涤痰，重镇安神。

【原文】

调中丸

人参去芦　白术　干姜炮，各三两　甘草炙，减半

上为细末，丸如绿豆大，每服半丸至二三十丸，食前温水送下。

【提要】本节论述调中丸的组成和煎服法。

【精解】调中丸组方与理中丸相同，功效健脾益气、温中散寒，适用于脾胃虚寒证。方中人参益气健脾，白术健脾燥湿，干姜温中散寒，甘草补土和中，故为温中健脾的常用方。

【原文】

塌气丸

治虚胀如腹大者，加萝卜子名褐丸子。

胡椒一两　蝎尾去毒，五钱

上为细末，面丸粟米大，每服五七丸至一二十丸，陈米饮下，无时。一方有木香一钱。

【提要】本节论述塌气丸的组成和煎服法。

【精解】塌气丸功效温中散寒、行气止痛，用于小儿脾胃虚寒气滞，表现为腹痛、腹胀、四肢末冷、面青等。方中胡椒通阳散寒止痛，蝎尾祛风止痉，通络止痛，二药合用温中行气消胀满。萝卜籽即莱菔子，功能消食除胀、降气化痰，用于虚中夹实证；木香行气止痛、温中和胃，消胀效佳，在临床应用中可适当加减。

【原文】

木香丸

治小儿疳瘦腹大。

木香　青黛另研　槟榔　豆蔻去皮,各一分　麝香另研,一钱五分　续随子去皮,一两　虾蟆[1]三个,烧存性

上为细末,蜜丸绿豆大,每服三五丸至一二十丸,薄荷汤下,食前。

【注释】

[1] 虾蟆:虾通"蛤"。虾蟆即青蛙和蟾蜍。

【提要】本节论述木香丸的主治、组成和煎服法。

【精解】木香丸功效健脾行气止痛,适用于小儿脾失健运所致小儿疳积、气滞、食滞等病症。方中木香健脾行气止痛,槟榔破积下气行水,豆蔻温中行气消食,麝香行气辟秽散坚,续随子(即千金子)化瘀利水消胀,虾蟆消积解毒。诸药合用,有利于消除积滞胀满,并用薄荷汤调下清除郁热。

【原文】

胡黄连丸

治肥热疳。

川黄连五钱　胡黄连五钱　朱砂一钱,另研

以上二物为细末,入朱砂末,都填入猪胆内,用淡浆水煮,以杖于铫子[1]上,用线钓之,勿着底,候一炊久取出,研入芦荟、麝香各一分,饭和丸如麻子大,每服五七丸至二三十丸,米饮下,食后。一方用虾蟆半两不烧。

【注释】

[1] 铫(diào 调)子:烧水或熬药的器具。

【提要】本节论述胡黄连丸的主治、组成和煎服法。

【精解】胡黄连丸功效清热解毒,适用于小儿积滞生热所致肥热疳。方中川黄连、胡黄连皆能清热、解毒、燥湿,川黄连主清实热,胡黄连主清虚热。朱砂清心安神,芦荟杀虫化瘀,麝香活血散结。诸药合用,能够清除食积、气滞及其所致郁热,积滞消除、气机畅达,脾胃才能恢复正常生理功能。非实热者需慎用。

【原文】

兰香散

治疳气，鼻下赤烂。

兰香叶_{菜名，烧灰，二钱}　铜青_{五分}　轻粉_{二字}

上为细末，令匀，看疮大小干贴之。

【提要】本节论述兰香散的主治、组成和煎服法。

【精解】兰香散外用功效祛腐收湿敛疮，主治小儿肺胃蕴热所致疳气鼻下赤烂，及其他风、热、毒、虫所致蚀疮。方中兰香叶为佩兰、香草之类，芳香化浊，烧灰止血敛疮，清热止痒；铜青、轻粉祛腐杀虫敛疮。诸药同用，尤其益于内有蕴热或外有感染所致皮肤赤烂的疾病。

【原文】

白粉散

治诸疳疮。

海螵蛸_{三分}　白及_{三分}　轻粉_{一分}

上为末，先用浆水洗，拭干贴。

【提要】本节论述白粉散的主治、组成和用法。

【精解】白粉散功效收湿敛疮、拔毒生肌，主治各种疳气蚀疮及其他疮疡。海螵蛸、白及消肿收口生肌，轻粉杀虫攻毒敛疮，共同研末外用，治疗小儿疮疡简便廉验。

【原文】

消积丸

治大便酸臭。

丁香_{九个}　缩砂仁_{二十个}　乌梅肉_{三个}　巴豆_{二个，去皮油心膜}

上为细末，面糊丸黍米大。三岁以上三五丸，以下三二丸。温水下，无时。

【提要】本节论述消积丸的主治、组成及用法。

【精解】消积丸功效温脾消积，主治小儿脾胃虚寒、饮食积滞、阳虚不化，表现为大便酸臭色白。方中丁香、砂仁温中行气止痛；巴豆攻逐峻下，乌梅肉性酸收敛，二药合用使得下不伤正。诸药合用，散中予收，标本兼治。

【原文】

安虫散

治小儿虫痛。

胡粉[1]炒黄　槟榔　川楝子去皮核　鹤虱炒黄,各二两　白矾铁器熬,一分　干漆炒烟尽,二分　雄黄一分　巴豆霜一分

上为细末,每服一字,大者半钱。温米饮调下,痛时服。

【注释】

[1]胡粉:即铅粉、铅华。

【提要】本节论述安虫散的主治、组成及用法。

【精解】安虫散功效杀虫攻积、温中散寒,适用于小儿腹中虫积、大便秘结、寒积腹痛等病症。方中胡粉温中安蛔,槟榔杀虫破积下气,川楝子行气止痛,鹤虱、白矾、干漆、雄黄皆为杀虫攻毒之品,巴豆泻下虫积,使得邪有出路。本方杀虫攻积效强,性烈有毒,脾胃虚弱的小儿应当慎用。

【原文】

紫霜丸

消积聚。

代赭石煅,醋淬七次　赤石脂各一钱　杏仁五十粒,去皮尖　巴豆三十粒,去皮膜心出油

上先将杏仁、巴霜入乳钵内,研细如膏,却入代赭、石脂末,研匀,以汤浸蒸饼为丸,如粟米大。一岁服五丸,米饮汤下;一二百日内儿三丸,乳汁下。更宜量其虚实加减,微利为度。此药兼治惊痰[1]诸症,虽下不致虚人。

【注释】

[1]惊痰:因痰迷心窍而致心痛、惊悸、癫狂等证。

【提要】本节论述紫霜丸的主治、组成及用法。

【精解】紫霜丸功效攻积祛痰、降逆止呕,用于小儿痰气乳食积滞、气机不畅所致呕吐腹胀、大便酸臭,或痰热所致惊搐等病症。方中代赭石重镇降逆,赤石脂涩肠固脱,并缓解巴豆的峻烈,杏仁下气降痰,巴豆攻积泄痰。本方涤痰镇坠,以攻下为主,为治标之剂,脾胃虚弱患儿慎用。

【原文】

止汗散

治六阳虚汗。上至头，下至项，不过胸也，不须治之。喜汗，厚衣卧而额汗出也，止汗散止之。

蒲扇灰如无扇，只将故蒲烧灰

研细。每服一二钱，温酒调下，无时。

【提要】本节论述止汗散的主治、组成及用法。

【精解】止汗散功效收敛止汗、引热下行，兼有清热之功，适用于小儿阳热亢盛所致头面汗出。方中仅有一味蒲扇灰，蒲草即蒲黄的叶，烧灰存性，清热收敛，引热下行，张山雷记载："败扇经摇动之余，取其得空气较多，能生凉风以除火气耳，此亦古人理想。"亦可用蒲扇灰外敷止汗。

【原文】

香瓜丸

治遍身汗出。

大黄瓜黄色者一个，去瓤　川大黄湿纸裹，煨至纸焦　胡黄连　柴胡去芦　鳖甲醋炙黄　芦荟　青皮　黄柏　黄连各等分

上除黄瓜外，同为细末。将黄瓜割去头，填入诸药置满，却盖口，用杖子插定，慢火内煨熟，面糊丸，如绿豆大。每服三二丸，食后，冷浆水或新水下。大者五七丸至十丸。

【提要】本节论述香瓜丸的主治、组成及用法。

【精解】香瓜丸功效清热泻火、滋阴止汗，主治小儿虚实汗出。方中大黄瓜清心泻火，大黄、芦荟清泻实火，胡黄连、黄柏清虚热，除骨蒸，柴胡、鳖甲滋阴养营，清血分热。本方较为苦寒，小儿脏腑娇嫩，当中病即止。

【原文】

花火膏

治夜啼。

灯花一棵

上取下，涂乳上，令儿吮之。

【提要】本节论述花火膏的主治、组成及用法。

【精解】花火膏仅用一味灯花，功效清心泻火，适用于小儿心火亢盛、邪热扰神所致夜啼。阳出于阴则寤，阳入于阴则寐，小儿阴分火炽，难以入睡

则夜啼，故用灯花清泻心火。另有记载云须以香油点灯结花，增强清热解毒之功。

【原文】

白玉散

治热毒气客于腠理，搏于血气，发于外皮，上赤如丹，是方用之。

白土二钱五分，又云滑石　寒水石五钱

上为末，用米醋或新水调涂。

【提要】本节论述白玉散的主治、组成及用法。

【精解】白玉散功效清热泻火，主治小儿外感风热毒气，与血气相搏于肌腠，发为赤游丹，症见皮肤红赤、灼热、肿痛。方中白土即滑石，与寒水石同用清热泻火，凉血解毒。亦可加入冰片、芒硝煎汤外敷。

【原文】

牛黄膏

治惊热。

雄黄小枣大，用独茎萝卜根，水并醋共大盖，煮尽　甘草末　甜硝各三钱　朱砂半钱匕
龙脑一钱匕　寒水石研细，五钱匕

上同研匀，蜜和为剂，食后，薄荷汤温化下半皂子大。

【提要】本节论述牛黄膏的主治、组成及用法。

【精解】牛黄膏功效清热化痰、祛风镇惊，主治小儿受到惊吓、心肝风火相煽、内有痰热的惊热。方中雄黄燥湿解毒，朱砂重镇安神，冰片开窍醒神，寒水石清热泻火。甜硝，一说为芒硝与甘草同煮取结晶，以增强解毒功效，削弱寒凉之性。诸药合用，风、火、痰、毒皆可消减。

【原文】

牛黄丸

治小儿瘠积。

雄黄研，水飞　天竺黄各二钱　牵牛末，一钱

上同再研，面糊为丸，粟米大，每服三丸至五丸。食后，薄荷汤下。并治瘠消积，常服尤佳，大者加丸数。

【提要】本节论述牛黄丸的主治、组成及用法。

【精解】牛黄丸功效清热化痰、解毒杀虫，主治小儿瘠积。方中雄黄解毒

杀虫，天竺黄清热化痰安神，牵牛杀虫攻积，涤痰泻下。诸药合用，清疳热，消痰积，杀蛔虫。

【原文】

玉露丸又名甘露散

治伤热吐泻，黄瘦。

寒水石_{软而微青，黑中有细纹者是}　石膏_{坚白而墙壁，手不可折者是好，各半两}　甘草_{生，}一钱

上同为细末，每服一字或半钱、一钱，食后，温汤调下。

【提要】本节论述玉露丸的主治、组成及用法。

【精解】玉露散功效清热泻火解毒，主治小儿感受热邪或内有积热，脾胃运化及升降失常所致吐泻、面黄肌瘦等症。方中寒水石、石膏清热泻火除烦，甘草清热解毒，诸药合用清解里热，恢复脾胃气机。

【原文】

百祥丸一名南阳丸

治疮疹倒靥黑陷。

用红芽大戟，不以多少，阴干，浆水煮软去骨，日中曝干，复内汁中煮，汁尽焙干为末，水丸如粟米大。每服一二十丸，研赤脂、麻汤下，吐利同，无时。

【提要】本节论述百祥丸的主治、组成及用法。

【精解】百祥丸适用于治疗小儿正气不足，热毒壅盛，煎灼津液，致痘疮焦枯，不能如期灌浆结痂，病邪内陷的病症。方中主要用一味红芽大戟，张志聪《侣山堂类辨》云："夫大戟性能泄水，味苦寒而色紫赤，能泻水中之火毒，浸于水中，其色青翠，盖从子以泄母也。"有关本方，万全《万氏家传痘疹心法》云："或见钱氏用百祥丸，以下肾之实者，又欲虚其肾，以防黑陷之变，不知百祥丸正谓黑陷，为毒气入肾，故以百祥丸下。若不烦躁，大小便秘，安可下之乎。谓之实者，邪气实也，苟无黑陷而下之，宁不反虚其里，自取陷伏之变乎？"也有医家认为肾与膀胱互为表里，本方以泻膀胱代替泻肾。

【原文】

牛李膏一名必胜膏

治同前方。

牛李子

上杵汁，石器内熬膏，每服皂子大，煎杏胶汤化下。

【提要】本节论述牛李膏的主治、组成及用法。

【精解】牛李膏用一味牛李子制成，功效除湿逐热，适用于小儿疮疹黑陷。牛李子又称鼠李子，其性苦凉，入肝肾血分，张璐称其"善解诸经伏匿之毒"。董汲《小儿斑疹备急方论》云："如疮疱紫黑内陷者，不过再服，当取下恶血及鱼子相似，其已黑陷于皮下者，即红大而出，神验。"

【原文】

宣风散

治小儿慢惊。

槟榔二个　陈皮　甘草各半两　牵牛四两，半生半熟

上为细末，三二岁儿，蜜汤调下五分，已上一钱，食前服。

【提要】本节论述宣风散的主治、组成及用法。

【精解】宣风散功效消积化滞、逐水祛痰，主治小儿余热未尽，疮疹不结痂，或脾虚食滞痰积，引动肝风。方中槟榔破气行滞，牵牛逐水泻下，陈皮理气化痰，甘草益气和中。本方以攻为主，药性峻猛，脾胃虚寒之慢惊不可用，正如张山雷指出："欲取攻荡以宣此风，岂不犯虚虚之戒。"

【原文】

麝香丸

治小儿一切惊、疳等病。

草龙胆　胡黄连各半两　木香　蝉壳去剑为末，干秤　芦荟去砂秤　熊胆　青黛各一钱　轻粉　脑麝　牛黄各一钱，并别研　瓜蒂二十一个，为末

上猪胆丸如桐子及绿豆大。惊疳，脏腑或秘或泻，清米饮或温水下，小丸五七粒至一二十粒。疳眼，猪肝汤下。疳渴，焊猪[1]汤下亦得，猪肉汤下亦得。惊风发搐，眼上，薄荷汤化下一丸，更水研一丸滴鼻中。牙根疮、口疮，研贴。虫痛，苦楝皮或白芜荑汤送下。百日内小儿，大小便不通，水研封脐中。虫候，加干漆、好麝香各少许，并入生油[2]一两点，温水化下。大凡病急则研碎，缓则浸化，小儿虚极、慢惊者勿服，尤治急惊痰热。

【注释】

[1] 焊（xún 寻）猪：这里指带皮猪肉。焊，开水去毛。

〔2〕生油：即芝麻油，俗称香油，性味甘凉。

【提要】本节论述麝香丸的主治、组成及用法。

【精解】麝香丸功效清热化痰止痉，主治小儿肝胆经火热、痰热生风所致急惊风、疳证。方中龙胆草、熊胆清利湿热，木香行气止痛，蝉蜕祛风解毒，芦荟泄热通便杀虫，青黛泻火解毒，轻粉、麝香、牛黄、瓜蒂清热止痉，逐痰开窍。小儿慢惊虚证不宜服用本方。

【原文】

大惺惺丸

治惊疳百病及诸坏病，不可具述。

辰砂研 青礞石 金牙石各一钱半 雄黄一钱 蟾灰二钱 牛黄 龙脑各一字，别研 麝香半钱，别研 蛇黄三钱，醋淬五次

上研匀细，水煮，蒸饼为丸，朱砂为衣，如绿豆大。百日儿每服一丸，一岁儿二丸，薄荷温汤下，食后。

【提要】本节论述大惺惺丸的主治、组成及用法。

【精解】大惺惺丸功效镇惊安神开窍、清热攻毒杀虫、攻痰消积化滞，主治小儿痰热惊风、疳积等以痰、热、虫、风等为主要病机的病症。方中多用金石重坠之品，以祛风镇惊、清热降痰，配血肉有情之品清心开窍醒神。本方与麝香丸功效相似，攻痰消积之力更强。

【原文】

小惺惺丸

解毒，治急惊，风痫，潮热及诸疾虚烦，药毒上攻，躁渴。

腊月取东行母猪粪烧灰存性 辰砂水研飞 脑 麝各二钱 牛黄一钱，各别研 蛇黄西山者，烧赤，醋淬三次，水研飞，干用半两

上以东流水作面糊丸，桐子大，朱砂为衣，每服二丸，钥匙研破，温水化下。小儿才生，便宜服一丸，除胎中百疾，食后。

【提要】本节论述小惺惺丸的主治、组成及用法。

【精解】小惺惺丸功效泻火解毒、息风定惊，适用于小儿急惊风、风痫、潮热虚烦、药毒烦渴等病症。方中猪粪泻火解毒，凉肝定惊，辰砂、龙脑、麝香、牛黄、蛇黄等药同用，清热息风，可除先天蕴热胎毒及虚热、痰热、药毒等诸病。

【原文】

银砂丸

治涎盛膈热，实痰嗽，惊风，积，潮热。

水银_{结砂子，三皂子大} 辰砂_{研，二钱} 蝎尾_{去毒，为末} 硼砂 粉霜_{各研} 轻粉 郁李仁_{去皮，焙，秤为末} 白牵牛_{一钱} 铁粉 好腊茶_{各三钱}

上同为细末，熬梨汁为膏，丸如绿豆大。龙脑水化下一丸至三丸。亦名梨汁饼子，及治大人风涎，并食后。

【提要】本节论述银砂丸的主治、组成及用法。

【精解】银砂丸功效清热涤痰、消积化滞、息风止痉，主治小儿痰、热、风、积，表现为涎盛、咳痰、惊风、积滞、潮热等病症。方中多用金石重坠之药，能够镇心安神、清火降气，辅以蝎尾息风止痉、郁李仁下气利水、白牵牛逐水消积等。药性峻烈有毒，现在很少使用。

【原文】

蛇黄丸

治惊痫。因震骇、恐怖、叫号、恍惚是也。

蛇黄_{真者三个，火煅，醋淬} 郁金_{七分，一处为末} 麝香_{一字匕}

上为末，饭丸桐子大。每服一二丸，煎金银磨刀水化下。

【提要】本节论述蛇黄丸的主治、组成及用法。

【精解】蛇黄丸功效镇惊安神、豁痰开窍，主治小儿痰热内蕴、风火相煽所致惊痫。方中蛇黄镇心安神解毒，郁金清心解郁，麝香开窍醒神，磨刀水重坠降逆。诸药合用，清心肝火热，祛风化痰。

【原文】

三圣丸

化痰涎，宽膈，消乳癖，化惊风、食痫、诸疳。小儿一岁以内，常服极妙。

小青丸

青黛_{一钱} 牵牛_{末，三钱} 腻粉_{一钱}

并研匀，面糊丸，黍米大。

小红丸

天南星_{末，一两，生} 朱砂_{半两，研} 巴豆_{一钱，取霜}

并研匀，姜汁面糊丸，黍米大。

小黄丸

半夏生末, 一分　巴豆霜一字匕　黄柏末, 一字匕

并研匀, 姜汁面糊丸, 黍米大。

以上, 百日者各一丸, 一岁者各二丸, 随乳下。

【提要】本节论述三圣丸（小青丸、小红丸、小黄丸）的主治、组成及用法。

【精解】三圣丸用于治疗小儿惊风、食积、诸疳。钱乙认为1岁以内小儿宜多服。其中小青丸功效逐痰清热除疳, 小红丸功效祛痰镇惊导滞, 小黄丸功效化痰消积清热, 皆是治疗痰热里实诸症的方剂。但药性峻猛, 不宜多服。

【原文】

铁粉丸

治涎盛, 潮搐, 吐逆。

水银砂子二分　朱砂　铁粉各一分　轻粉二分　天南星炮制, 去皮脐, 取末一分

上同研, 水银星尽为度, 姜汁面糊丸, 粟米大, 煎生姜汤下, 十丸至十五丸、二三十丸。无时。

【提要】本节论述铁粉丸的主治、组成及用法。

【精解】铁粉丸功效豁痰镇惊安神, 主治小儿痰涎壅盛、气机逆乱所致抽搐、吐逆等病症。方中水银攻毒, 朱砂、铁粉泻火镇心, 轻粉攻毒逐水, 天南星清热化痰。与前方银砂丸相似。

【原文】

银液丸

治惊热, 膈实呕吐, 上盛涎热。

水银半两　天南星二钱, 炮　白附子一钱, 炮

上为末, 用石脑油[1]为膏。每服一皂子大, 薄荷汤下。

【注释】

[1] 石脑油：即石油, 又称泥油、石漆。

【提要】本节论述银液丸的主治、组成及用法。

【精解】银液丸功效清热豁痰定惊, 主治小儿痰热生风吐涎。方中金石有毒之品较多, 现已不用。

【原文】

镇心丸

治小儿惊痫，心热。

朱砂　龙齿　牛黄_{各一钱}　铁粉　琥珀　人参　茯苓　防风_{各二钱}　全蝎_{七个，焙}

上末，炼蜜丸如桐子大。每服一丸，薄荷汤下。

【提要】本节论述镇心丸的主治、组成及用法。

【精解】镇心丸功效镇惊安神、清热豁痰，主治小儿心经有热、脾胃亏虚之惊痫抽搐。方中朱砂、龙齿、铁粉、琥珀镇心定惊，牛黄凉肝清热，人参、茯苓补气健脾，防风、全蝎息风祛痰。后世对本方的争议主要在于，防风主祛散外风，而小儿惊风常为内热生风，故不恰当。

【原文】

金箔丸

治急惊涎盛。

金箔_{二十片}　天南星_{锉，炒}　白附子_炮　防风_{去芦须，焙}　半夏_{汤浸七次，切，焙，干秤，各半两}　雄黄　辰砂_{各一分}　生犀末_{半分}　牛黄　脑　麝_{各半分，以上六物研}

上为细末，姜汁面糊丸，麻子大。每服三五丸至一二十丸，人参汤下。如治慢惊，去龙脑，服无时。

【提要】本节论述金箔丸的主治、组成及用法。

【精解】金箔丸功效化痰定惊、清热安神，用于治疗小儿痰热壅盛之急惊风。其中多金石及有毒药物，现已不用。

【原文】

辰砂丸

治惊风涎盛潮作，及胃热吐逆不止。

辰砂_{别研}　水银砂子_{各一分}　天麻　牛黄_{五分}　脑　麝_{别研，五分}　生犀末　白僵蚕_{酒炒}　蝉壳_{去足}　干蝎_{去毒，炒}　麻黄_{去节}　天南星_{汤浸七次，焙切，干秤，各一分}

上同为末，再研匀，熟蜜丸如绿豆大，朱砂为衣。每一二丸或五七丸，食后服之，薄荷汤送下。

【提要】本节论述辰砂丸的主治、组成及用法。

【精解】辰砂丸功效祛风定惊、清热化痰，主治小儿痰热惊风及胃热呕吐。与上方相似。

【原文】

剪刀股[1]丸

治一切惊风，久经宣利，虚而生惊者。

朱砂　天竺黄各研　白僵蚕去头足,炒　蝎去毒,炒　干蟾去四足并肠,洗,炙焦黄为末　蝉壳去剑　五灵脂去黄者为末,各一分　牛黄　龙脑并研,各一字　麝香研,五分　蛇黄五钱,烧赤,醋淬三五次,放水研飞

上药末共二两四钱，东流水煮，白面糊丸，桐子大。每服一丸，剪刀环头研，食后薄荷汤化下。如治慢惊，即去龙脑。

【注释】

[1] 剪刀股：张山雷认为剪刀股即蝎尾。

【提要】本节论述剪刀股丸的主治、组成及用法。

【精解】本方功效镇肝息风、开窍定惊，可用于治疗小儿急惊风，去掉龙脑可治疗慢惊风。与金箔丸相似。

【原文】

麝蟾丸

治惊风、惊涎潮搐。

大干蟾秤二钱,烧灰另研　铁粉三钱　朱砂　青礞石末　雄黄末　蛇黄烧,淬取末,各二钱匕　龙脑一字　麝香一钱匕

上件研匀，水浸，蒸饼为丸，如桐子大，朱砂为衣。薄荷水下半丸至一丸。无时。

【提要】本节论述麝蟾丸的主治、组成及用法。

【精解】麝蟾丸功效化痰定惊，主治小儿惊痫抽搐。方中大干蟾解毒，开窍，铁粉、青礞石重坠下痰定惊，朱砂、龙脑、麝香合用镇惊开窍，雄黄、蛇黄解毒。现很少使用。

【原文】

软金丹

治惊热痰盛，壅嗽膈实。

天竺黄　轻粉各二两　青黛一钱　黑牵牛取[1]头末　半夏用生姜三钱,捣曲,同焙干,再为细末,各三分

上同研匀，熟蜜剂为膏，薄荷水化下，半皂子大至一皂子大，量儿度多少用之。食后。

【注释】

[1] 取：人卫本脱，据起秀堂本补。

【提要】本节论述软金丹的主治、组成及用法。

【精解】软金丹功效化痰开窍、清热定惊，主治小儿痰热惊风。方中天竺黄清热化痰，轻粉镇惊攻毒，青黛泻火平肝，牵牛逐水祛痰，半夏燥湿化痰，合薄荷水增强清热开窍之功。

【原文】

桃枝丸

疏取积热及结胸，又名桃符丸。

巴豆霜　川大黄　黄柏末，各一钱一字　轻粉　硇砂各五分

上为细末，面糊丸，粟米大。煎桃枝汤下。一晬儿[1]，五七丸；五七岁，二三十丸。桃符汤下亦得。未晬儿，三二丸，临卧。

【注释】

[1] 一晬（zuì 最）儿：即年满 1 周岁的小儿。

【提要】本节论述桃枝丸的主治、组成及用法。

【精解】桃枝丸功效清热泻下，主治小儿积热、结胸。方中巴豆、大黄、轻粉泻下攻积，黄柏清热，硇砂软坚消积，破瘀祛痰。与桃枝汤下通络解毒。

【原文】

蝉花散

治惊风，夜啼，咬牙，咳嗽，及疗咽喉壅痛。

蝉花[1]和壳　白僵蚕直者，酒炒熟　甘草炙，各一钱　延胡索半分

上为末，一岁一字，四五岁半钱。蝉壳汤下。食后。

【注释】

[1] 蝉花：真菌寄生在蝉类若虫上形成的子座及若虫的干燥复合体，与虫草类似。

【提要】本节论述蝉花散的主治、组成及用法。

【精解】蝉花散功效解毒利咽、息风止痉，主治小儿惊风、夜啼、咬牙、咳嗽、咽痛等病症。蝉花息风止痉，解毒利咽，镇惊安神，尤适用于小儿惊风、夜啼、咽喉肿痛；白僵蚕祛风解痉，解毒化痰；甘草解毒利咽；延胡索行

气止痛。全方辛凉清热解毒，小儿惊搐夜啼以致咽肿咳嗽者可选用。

【原文】

钩藤饮子

治吐利，脾胃气弱，虚风慢惊。

钩藤三分　蝉壳　防风去芦头，切　人参去芦头，切　麻黄去节，秤　白僵蚕炒黄　天麻　蝎尾去毒，炒，各半两　甘草炙　川芎各一分　麝香一分，别研入

上同为细末，每服二钱，水一盏，煎至六分，温服，量多少与之。寒多，加附子末半钱，无时。

【提要】本节论述钩藤饮子的主治、组成及用法。

【精解】钩藤饮子功效平肝息风，兼补益脾胃，治疗肝木乘脾之脾虚慢惊，兼有吐泻。方中钩藤、天麻平抑肝阳，蝉蜕、防风、麻黄疏风解表，人参、甘草补脾益气，川芎、麝香芳香开窍行气。本方仍有误将内风作外风论治的争议，临床应用时防风、麻黄、川芎、麝香等药应推敲取舍。

【原文】

抱龙丸

治伤风瘟疫，身热昏睡，气粗风热，痰塞壅嗽，惊风潮搐，及蛊毒中暑。沐浴后并可服。壮实小儿，宜时与服之。

天竺黄一两　雄黄水飞，一钱　辰砂　麝香各别研，半两　天南星四两，腊月酿牛胆中，阴干百日，如无，只将生者去皮脐，锉，炒干用

上为细末，煮甘草水和丸，皂子大，温水化下服之。百日小儿，每丸分作三四服；五岁一二丸，大人三五丸。亦治室女白带。伏暑，用盐少许，嚼一二丸，新水送下。腊月中，雪水煮甘草和药尤佳。一法用浆水或新水浸天南星三日，候透软，煮三五沸，取出，乘软切去皮，只取白软者，薄切，焙干，炒黄色，取末八两，以甘草二两半，拍破，用水二碗，浸一宿，慢火煮至半碗，去滓，旋旋洒入天南星末，慢研之，令甘草水尽，入余药。

【提要】本节论述抱龙丸的主治、组成及用法。

【精解】抱龙丸功效清热解毒、化痰开窍，主治小儿外感风热毒邪、内有痰热湿浊所致身热嗜睡、气粗喘嗽、惊风抽搐等病症。方中天竺黄、天南星清热化痰，雄黄、辰砂、麝香定惊开窍解毒。室女白带证属湿热交阻者亦可服用。后世医家在此基础上加减，创立琥珀抱龙丸、牛黄抱龙丸等，临床应用效佳。

【原文】

豆卷散

治小儿慢惊，多用性大温及热药治之，有惊未退，而别生热症者；有病愈而致热症者；有反为急惊者甚多。当问病者几日？因何得之？曾以何药疗之？可用解毒之药，无不效，宜此方。

大豆黄卷_{水浸黑豆，生芽是也。晒干}　板蓝根　贯众　甘草_炙，各一两

上四物同为细末，每服半钱至一钱，水煎，去滓服。甚者三钱，浆水内入油数点，煎。又治吐虫，服无时。

【提要】本节论述豆卷散的主治、组成及用法。

【精解】豆卷散方中诸药皆清热解毒，主治小儿慢惊过用热药，以至于出现热证、急惊等。

【原文】

龙脑散

治急慢惊风。

大黄_蒸　甘草　半夏_{汤洗，薄切，用姜汁浸一宿，焙干，炒}　金星石　禹余粮　不灰木　青蛤粉　银星石　寒水石

上各等分，同为细末，入龙脑一字，再研匀，新水调一字至五分，量儿大小与之，通解诸毒。本旧方也，仲阳添入甘松三两枝，藿香叶末一钱，金芽石一分，减大黄一半，治药毒吐血，神妙。

【提要】本节论述龙脑散的主治、组成及用法。

【精解】龙脑散功效镇惊解毒，用于治疗小儿急慢惊风。方中多用金石重坠之品，易损小儿脾胃，故后世多认为本方治疗慢惊有误。现本方亦少用。

【原文】

治虚风方

治小儿吐泻，或误服冷药，脾虚生风，因成慢惊。

大天南星_{一个，重八九钱以上者良}

上用地坑子一个，深三寸许，用炭火五斤，烧通赤，入好酒半盏在内，然后入天南星，却用炭火二三条，盖却坑子，候南星微裂，取出锉碎，再炒匀熟，不可稍生，候冷为细末，每服五分或一字，量儿大小，浓煎生姜、防风汤，食前调下，无时。

虚风又方

半夏一钱，汤洗七次，姜汁浸半日，晒干　梓州厚朴一两，细锉

上件米泔[1]三升，同浸一百刻，水尽为度，如百刻水未尽，加火熬干，去厚朴，只将半夏研为细末，每服半字、一字，薄荷汤调下。无时。

【注释】

[1]米泔：淘米时第二次滤出的水。其味甘，性寒，功效清热凉血利水。

【提要】本节论述治虚风方、虚风又方的主治、组成及用法。

【精解】治虚风方功效化痰祛风，主治小儿吐泻日久、误服冷药，以致脾虚生风者。方中天南星燥湿化痰，祛风解痉，合生姜、防风加强疏散风邪之功。虚风又方用半夏、厚朴，薄荷汤调下，主清热行气化痰。两方均缺乏扶正补脾功效，并非十分对证，故多有争议。

【原文】

褊银丸

治风涎膈实上热，及乳食不消，腹胀喘粗。

巴豆去皮油心膜，研细　水银各半两　黑铅二钱半，同水银结砂子　麝香五分，别研
好墨八钱，研

上将巴豆末并墨，再研匀，和入砂子、麝香，陈米粥和丸，如绿豆大，捏褊。一岁一丸，二三岁二三丸，五岁以上五六丸，煎薄荷汤放冷送下，不得化破。更量虚实增减，并食后。

【提要】本节论述褊银丸的主治、组成及用法。

【精解】褊银丸功效逐痰下气，主治小儿风涎、上焦实热，及乳食积滞腹胀等病症。方中多金石重坠之品，导痰下行，又加巴豆泻下湿浊与药毒。现已不用。

【原文】

牛黄膏

治惊热，及伤风温壮，疳热引饮。

雄黄研　甘草末　川甜硝各一分　寒水石生飞研，一两　郁金末　脑子[1]一钱
绿豆粉半两

上研匀，炼蜜和成膏，薄荷水化下，半皂子大，食后。

【注释】

[1]脑子：即樟脑。

【提要】本节论述牛黄膏的主治、组成及用法。

【精解】牛黄膏功效清热化痰，用于治疗小儿痰热惊搐、外感高热、疳积发热、口渴多饮等病症。方中雄黄燥湿解毒，甜硝清热导滞，寒水石清泻肝火，郁金行气清心，甘草、绿豆清热解毒。

【原文】

五福化毒丹

治疮疹余毒上攻口齿，躁烦，亦咽干，口舌生疮，及治蕴热积，毒热，惊惕，狂躁。

生熟地黄焙秤，各五两 玄参 天门冬去心 麦门冬去心，焙秤，各三两 甘草炙 甜硝各二两 青黛一两半

上八味为细末，后研入硝、黛，炼蜜为丸如鸡头大。每服半丸或一丸，食后，水化下。

【提要】本节论述五福化毒丹的主治、组成及用法。

【精解】五福化毒丹功效清热解毒、养阴生津，主治小儿疮疹后余毒上攻、耗伤津液，以及阴虚火旺所致咽喉口腔疾患，症见咽干口渴、口舌生疮、身热易惊、烦躁不安等。方中生地、玄参、天冬、麦冬滋阴清热，甜硝泄热导滞，青黛凉血解毒，甘草清热解毒，调和诸药。

【原文】

羌活膏

治脾胃虚，肝气热盛生风，或取转过，或吐泻后为慢惊，亦治伤寒。

羌活去芦头 川芎 人参去芦头 赤茯苓去皮 白附子炮，各半两 天麻一两 白僵蚕酒浸，炒黄 干蝎去毒，炒 白花蛇酒浸，取肉焙干。各一分 川附子炮去皮脐 防风去芦头，切焙 麻黄去节，秤。各三钱 豆蔻肉 鸡舌香即母丁香 藿香叶 木香各二钱 轻粉一钱 珍珠 麝香 牛黄各一钱 龙脑半字 雄黄 辰砂各一分，以上七味，各别研入

上同为细末，熟蜜和剂旋丸，大豆大，每服一二丸，食前，薄荷汤或麦冬汤温化下。实热惊急勿服，性温故也。服无时。

【提要】本节论述羌活膏的主治、组成及用法。

【精解】羌活膏功效祛风开窍、温中健脾，主治小儿肝经热盛或脾胃虚寒，或吐泻伤及脾胃所致急、慢惊风。方中羌活、防风、麻黄祛散外风，白附子、天麻、白僵蚕、干蝎、白花蛇平息内风，人参、茯苓、附子补气温阳，轻

粉、珍珠、麝香、牛黄、龙脑、雄黄、辰砂解毒镇惊，通窍安神。但本方主治存在肝经实热与脾胃虚寒交杂、内风与外风不明之弊，后世争议颇多。

【原文】

郁李仁丸

治襁褓小儿大小便不通，惊热痰实，欲得溏动者。

郁李仁_{去皮}　川大黄_{去粗皮，取实者，锉，酒浸半日，控干，炒为末。各一两}　滑石_{半两，研细}

上先将郁李仁研成膏，和大黄、滑石，丸如黍米大。量大小与之，以乳汁或薄荷汤下，食前。

【提要】本节论述郁李仁丸的主治、组成及用法。

【精解】郁李仁丸功效通利二便，主治婴幼儿大小便闭、痰热腑实者。方中郁李仁润肠通便，大黄泻下攻积，滑石利水渗湿。诸药合用，前后分消，餐前服用可消除痰热积滞。

【原文】

犀角丸

治风热痰实面赤，大小便秘涩，三焦邪热，腑脏蕴毒，疏导极稳方。

生犀角末_{一分}　人参_{去芦头，切}　枳实_{去瓤，炙}　槟榔_{半两}　黄连_{一两}　大黄_{二两，酒浸切片，以巴豆去皮一百个贴在大黄上，纸裹，饭上蒸三次，切，炒令黄焦，去巴豆不用}

上为细末，炼蜜和丸，如麻子大，每服一二十丸，临卧熟水下。未动，加丸。亦治大人，孕妇不损。

【提要】本节论述犀角丸的主治、组成及用法。

【精解】犀角丸功效通腑泄热，适用于治疗小儿痰热腑实，表现为面赤身热、二便不通等。方中生犀角清热凉血，解毒定惊，枳实、槟榔、大黄通利二便，黄连清解里热，又加人参使下不伤正。诸药合用，清热通腑。

【原文】

异功散

温中和气。治吐泻，不思乳食。凡小儿虚冷病，先与数服，以助其气。

人参_{切去顶}　茯苓_{去皮}　白术　陈皮_锉　甘草_{各等分。炒}

上为细末，每服二钱，水一盏，生姜五片，枣两个，同煎至七分，食前，温服，量多少与之。

【提要】本节论述异功散的主治、组成及用法。

【精解】异功散功效健脾理气、和中止泻，主治小儿脾胃虚弱、气机阻滞所致脘痞纳呆、呕吐腹泻、四肢乏力等病症。本方为四君子汤加陈皮，人参、茯苓、白术、甘草补气，渗湿，健脾，和中，加陈皮增强行气化痰之功，使得全方补而不滞。

【原文】

藿香散

治脾胃虚有热，面赤，呕吐涎嗽，及转过度者。

麦门冬去心，焙　半夏曲炒　石膏（有本无石膏）　甘草炙。各半两　藿香叶一两

上为末，每服五分至一钱，水一盏半，煎七分，食前温服。

【提要】本节论述藿香散的主治、组成及用法。

【精解】藿香散功效滋阴清热止呕，主治小儿脾胃虚弱，食积生浊，发为呕吐，或胃阴亏虚，气机逆乱而呕吐、面赤。方中麦冬、甘草益胃生津，半夏降逆止呕，燥湿化痰，石膏清泄胃热，藿香化浊和胃止呕。

【原文】

如圣丸

治冷热疳泻。

胡黄连　白芜荑去扇，炒　川黄连各二两　使君子一两，去壳秤　麝香别研，五分　干虾蟆五枚，锉，酒熬膏

上为末，用膏丸如麻子大，每服人参汤下。二三岁者，五七丸；以上者，十丸至十五丸，无时。

【提要】本节论述如圣丸的主治、组成及用法。

【精解】如圣丸功效清热杀虫、止泻消积，用于治疗小儿疳积所致身热泄泻。方中胡黄连、川黄连清疳热，白芜荑、使君子燥湿杀虫，麝香芳香开窍，干虾蟆上通下达，内清外透，破瘀散结，有助于消除疳积。服人参汤下使得攻不伤正。方中云"治冷热疳泻"，实则冷疳常不用此方。

【原文】

白附子香连丸

治肠胃气虚，暴伤乳哺，冷热相杂，泻痢赤白，里急后重，腹痛扭

176

撮[1]，昼夜频并，乳食减少。

黄连　木香各一分　白附子大，二个

上为末，粟米饭丸，绿豆大或黍米大，每服十九至二三十九，食前，清米饮下，日夜各四五服。

【注释】

［1］扭撮：拘紧牵引貌。

【提要】本节论述白附子香连丸的主治、组成及用法。

【精解】白附子香连丸寒温并用，行气止痛，主治小儿肠胃气虚、伤食积滞所致寒热夹杂的泻痢腹痛、不欲饮食等。本方为香连丸加白附子。方中黄连苦寒清热，木香行气和胃，二药合用用于治疗大肠湿热所致的痢疾；白附子辛温，加强祛痰止痛之功。

【原文】

豆蔻香连丸

治泄泻，不拘寒热赤白，阴阳不调，腹痛肠鸣切痛，可用如圣。

黄连炒，三分　肉豆蔻　南木香各一分

上为细末，粟米饭丸，米粒大，每服米饮汤下，十九至二三十九，日夜各四五服，食前。

【提要】本节论述豆蔻香连丸的主治、组成及用法。

【精解】豆蔻香连丸功效温中涩肠、燥湿止泻，适用于治疗小儿里热兼有气滞所致泄泻或滑脱日久。本方与白附子香连丸相似，为香连丸加豆蔻，豆蔻温中涩肠止泻，香连丸行气燥湿。临床应注意辨证论治，湿热蕴结者慎用，避免闭门留寇。

【原文】

小香连丸

治冷热腹痛，水谷利，滑肠方。

木香　诃子肉各一分　黄连半两，炒

上为细末，饭和丸，绿豆大，米饮下十九至三五十九，频服之，食前。

【提要】本节论述小香连丸的主治、组成及用法。

【精解】小香连丸功效涩肠止泻，用于治疗小儿腹痛肠滑见水样便者。本方与豆蔻香连丸相似，将豆蔻换作诃子，加强涩肠下气之力而燥热不甚。

【原文】

二圣丸

治小儿脏腑或好或泻，久不愈，嬴瘦成疳。

川黄连去须　黄柏去粗皮。各一两

上为细末，将药末入猪胆内，汤煮熟，丸如绿豆大。每服二三十丸，米饮下。量儿大小加减，频服，无时。

【提要】本节论述二圣丸的主治、组成及用法。

【精解】二圣丸功效清热燥湿止泻，适用于治疗小儿泄泻日久，耗伤津液，积滞不化，郁而生热，脾胃受损而消瘦之疳积。方中黄连清中焦之热，燥湿解毒；黄柏清下焦之热，退虚热。二药合用，苦寒坚阴，兼清疳热，燥湿止泻。

【原文】

没石子丸

治泄泻白浊，及疳痢、滑肠、腹痛者方。

木香　黄连各一分　没石子[1]一个　豆蔻仁二个　诃子肉三个

上为细末，饭和丸，麻子大，米饮[2]下。量儿大小加减，食前。

【注释】

[1]没石子：又名没食子、墨石子，为没食子蜂幼虫寄生于没食子树幼枝上产生的虫瘿。味苦，性温，入肺、脾、肾经，功效固气敛肺、涩精止血。

[2]饮：一本作"饭"，据起秀堂本改。

【提要】本节论述没石子丸的主治、组成及用法。

【精解】没石子丸功效涩肠止泻，用于治疗小儿泄泻日久、白浊、滑肠、腹痛等病症。本方为豆蔻香连丸、小香连丸合用，再加没食子，增强收涩止泻之功，较前两方功效更强。

【原文】

当归散

治变蒸有寒无热。

当归二钱　木香　官桂　甘草炙　人参各一钱

上㕮咀，每服二钱，水七分盏，姜三片，枣一枚去核，同煎服。

【提要】本节论述当归散的主治、组成及用法。

【精解】当归散功效温阳扶正、气血同补，用于治疗小儿变蒸有寒无热、元阳不足的病症。小儿变蒸当有身热，此时身寒为正气亏虚，用当归养血、官桂温阳、人参益气，并加木香辛温行散，使得全方补而不滞。

【原文】

温白丸

治小儿脾气虚困，泄泻瘦弱，冷痱洞痢，及因吐泻，或久病后慢惊，身冷[1]瘈疭。

天麻生半两　白僵蚕炮　白附子生　干蝎去毒　天南星锉，汤浸七次，焙。各一分

上同为末，汤浸，寒食面和丸，如绿豆大。丸了，仍与寒食面内，养七日取出。每服五七丸至二三十丸，空心煎生姜米饮，渐加丸数，多与服。

【注释】

[1]冷：据起秀堂本补。

【提要】本节论述温白丸的主治、组成及用法。

【精解】温白丸功效温阳止泻、祛风通络，适用于小儿脾虚泄泻日久，消瘦身冷而成冷痱，或吐泻、久病后脾胃虚寒，虚风内动而成慢惊风。方中天麻、白僵蚕、干蝎祛风通络止痉，白附子温阳散寒，天南星祛风化痰。钱乙用寒食面包裹丸药增强健脾养胃之功，现已少用，临床应加强补中益气的药物以扶正固本。

【原文】

豆蔻散

治吐泻烦渴，腹胀，小便少。

豆蔻　丁香各半分　舶上硫黄一分　桂府白滑石三分

上为细末，每服一字至半钱，米饮下，无时。

【提要】本节论述豆蔻散的主治、组成及用法。

【精解】豆蔻散功效温脾理气，主治小儿阳不化津、脾肾寒湿所致吐泻腹胀、小便不利。方中豆蔻、丁香温中行气，消除腹胀，硫黄温肾补火，滑石通利小便。本方主治有"烦渴"一症，似与豆蔻、丁香不相符，又有腹泻而用硫黄，药证不合，多有争议。

【原文】

温中丸

治小儿胃寒泻白，腹痛肠鸣，吐酸水，不思食，及霍乱吐泻。

人参切去顶，焙　甘草锉，焙　白术各一两，为末

上姜汁面和丸，绿豆大，米饮下一二十丸，无时。

【提要】本节论述温中丸的主治、组成及用法。

【精解】温中丸功效温补脾胃、燥湿止泻，治疗小儿脾胃寒湿，升降失调所致大便色白、腹痛肠鸣、反酸纳呆、霍乱吐泻等病症。方中人参大补元气，甘草益气健脾，白术燥湿利水，健脾和胃。诸药合用，以补气健脾为主，而温中之力稍弱，临床使用时可酌情加以温振中阳的药物。

【原文】

胡黄连麝香丸

治疳气羸瘦，白虫作方。

胡黄连　白芜荑去扇，各一两半　木香　黄连各半两　辰砂另研，一分　麝香锉研，一钱

上为细末，面糊丸绿豆大。米饮下五七九至十九；三五岁以上者，可十五丸、二十九。无时。

【提要】本节论述胡黄连麝香丸的主治、组成及用法。

【精解】胡黄连麝香丸功效杀虫消积、清热除疳，主治小儿疳积。本方与如圣丸相似，用胡黄连、白芜荑、黄连、麝香清热除疳，杀虫解毒，又加木香行气止痛，辰砂解毒杀虫，但效力较弱，临床可用以下大胡黄连丸、大芦荟丸替代。

【原文】

大胡黄连丸

治一切惊疳，腹胀，虫动，好吃泥土、生米，不思饮食，多睡，齄齄[1]，脏腑或秘或泻，肌肤黄瘦，毛焦发黄，饮水，五心烦热。能杀虫，消胀进饮食，兼治疮癣。常服不泻痢方。

胡黄连　黄连　苦楝子各一两　白芜荑去扇，半两，秋初三分　芦荟另研　干蟾头烧存性，另研。各一分　麝香一钱，另研　青黛一两半，另研

上先将前四味为细末，猪胆汁和为剂，每一胡桃大，入巴豆仁一枚，置其中，用油单一重裹之，蒸熟，去巴豆，用米一升许，蒸米熟为度，入

后四味为丸。如难丸，少入面糊，麻子大。每服十九、十五丸，清米饮下，食后、临卧，日进三两服。

【注释】

[1] 嗞啀（zī ái 姿捱）：指小儿烦躁的表现。《婴童百问》云："嗞啀者，心经有风邪，精神恍惚，心躁生风，热多不安，烦久则惊，风多不定，躁久而搐。"

【提要】本节论述大胡黄连丸的主治、组成及用法。

【精解】大胡黄连丸功效清热杀虫、消积除疳，主治小儿疳积异食、嗜睡烦躁、便秘或腹泻、面黄肌瘦、头发焦黄结穗、口渴引饮，或疮疥癣毒。方中胡黄连、黄连、白芜荑、干蟾、麝香与如圣丸相似，功效清热杀虫；加苦楝子行气杀虫，芦荟泻下清肝杀虫，并可治疗癣疥；青黛、猪胆汁清热解毒；巴豆杀虫攻积。诸药合用，疳热得清，疳积得消。

【原文】

榆仁丸

治疳热瘦悴，有虫，久服充肥。

榆仁去皮　黄连去头，各一两

上为细末，用猪胆七个，破开取汁，与二药同和入碗内，甑上蒸九日，每日一次，候日数足，研麝香五分，汤浸一宿，蒸饼，同和成剂，丸如绿豆大。每服五七九至一二十九，米饮下，无时。

【提要】本节论述榆仁丸的主治、组成及用法。

【精解】榆仁丸功效清热杀虫、行气除疳，主治小儿疳积消瘦。方中榆仁为榆科植物榆树果实，芜荑为榆科植物大果榆果实，功效温中行气、杀虫，黄连、猪胆汁清热解毒，麝香芳香开窍，与上方相似。

【原文】

大芦荟丸

治疳杀虫，和胃止泻。

芦荟研　木香　青橘皮　胡黄连　黄连　白芜荑去扇，秤　雷丸破开白者佳，赤者杀人勿用　鹤虱微炒，各半两　麝香二钱，另研

上为细末，粟米饮丸绿豆大。米饮下二十九，无时。

【提要】本节论述大芦荟丸的主治、组成及用法。

【精解】大芦荟丸功效清热杀虫、除疳和胃，主治小儿疳积见疳热、泄泻

者。方中芦荟、白芜荑、雷丸、鹤虱杀虫疗疳，胡黄连、黄连清疳热，木香、青皮、橘皮理气行滞，麝香芳香开窍解毒。

【原文】

龙骨散

治疳、口疮、走马疳。

砒霜　蟾酥各一字　粉霜五分　龙骨一钱　定粉[1]一钱五分　龙脑半字

上先研砒粉极细，次入龙骨再研，次入定粉等，同研，每用少许敷之。

【注释】

[1]定粉：即铅粉。

【提要】本节论述龙骨散的主治、组成及用法。

【精解】走马牙疳好发于3~6岁小儿，相当于坏疽性口龈炎，主要症状是牙龈腐碎、红肿出血、骨露齿脱、穿唇溃腮，进展迅速。多为湿热邪毒壅盛所致，可发于麻疹、猩红热、白喉等感染性疾病余毒未清者。方中诸药研粉外用，去腐蚀疮，解毒生肌。此外，走马牙疳多为胃火炽盛，应予内服汤剂清火解毒。

【原文】

橘连丸

治疳瘦，久服消食和气，长肌肉。

陈橘皮一两　黄连一两五钱，去须，米泔浸一日

上为细末，研入麝香五分，用猪胆七个，分药入在胆内，浆水煮，候临熟，以针微扎破，以熟为度。取出，以粟米粥和丸，绿豆大。每服十九至二三十丸，米饮下，量儿大小与之，无时。

【提要】本节论述橘连丸的主治、组成及用法。

【精解】橘连丸功效健脾行气、清热燥湿，适用于治疗小儿湿浊中阻，内有蕴热所致纳呆便溏、疳积消瘦。方中陈皮化痰行气，黄连清热燥湿，加猪胆增强清热化痰功效。

【原文】

龙粉丸

治疳渴。

草龙胆　定粉微炒　乌梅肉焙,秤　黄连各二分

上为细末，炼蜜丸，如麻子大，米饮下一二十九，无时。

【提要】本节论述龙粉丸的主治、组成及用法。

【精解】龙粉丸功效杀虫除疳、清热生津，主治小儿疳渴。方中龙胆草、黄连清疳热，定粉杀虫，乌梅肉生津止渴。临床内服时不宜用铅粉。一说草龙胆为贵州獐牙菜，具有清热解毒利湿之功。

【原文】

香银丸

治吐。

丁香　干葛各一两　半夏汤浸十次,切,焙　水银各半两

上三味，同为细末，将水银与药同研匀，生姜汁丸，如麻子大。每服一二九至五七丸，煎金银汤下，无时。

【提要】本节论述香银丸的主治、组成及用法。

【精解】香银丸功效和胃降逆、温中止呕，主治小儿胃寒浊气上逆之呕吐。方中丁香、半夏温中降逆，燥湿化浊，葛根生津，水银重镇。方中葛根能否用于呕吐尚有争议，现临床水银不应使用。

【原文】

金华散

治干湿疮癣。

黄丹煅,一两　轻粉一钱　黄柏　黄连各半两[1]　麝香一字

上为末，先洗，次干掺[2]之。如干癣疮，用腊月猪脂和敷。如无，用麻油亦可，加黄芩、大黄。

【注释】

[1]各半两：据起秀堂本补。

[2]掺：涂抹。

【提要】本节论述金华散的主治、组成及用法。

【精解】金华散功效清热燥湿、杀虫解毒，外用治疗干湿疮癣等皮肤病。方中黄丹、轻粉杀虫止痒，拔毒生肌，黄柏、黄连清热燥湿解毒，麝香解毒消肿，用猪脂、麻油调和保护皮肤。

【原文】

安虫丸

治上中二焦虚，或胃寒虫动及痛。又名苦楝丸方。

干漆三分, 杵碎, 炒烟尽　雄黄　巴豆霜—钱

上为细末，面糊丸，黍米大，量儿大小与服，取东行石榴根煎汤下，痛者煎苦楝根汤下。或芜荑汤下五七九至三二十九，发时服。

【提要】本节论述安虫丸的主治、组成及用法。

【精解】安虫丸功效杀虫攻下，主治小儿虫积，证属上中二焦不足、胃寒虫痛者。方中干漆、雄黄杀虫解毒，巴豆霜峻下冷积，使虫积排出体外。本方药性峻烈，脾胃不足的小儿应当慎用，或下后辅以补脾扶正的药物善后，或用芜荑、乌梅、槟榔等药物代替。

【原文】

芜荑散

治胃寒虫痛。

白芜荑去扇, 秤　干漆炒。各等分

上为细末，每服一字，或五分一钱，米饮调下，发时服。杜壬《养生必用方》同。杜亦治胃寒虫上。

【提要】本节论述芜荑散的主治、组成及用法。

【精解】芜荑散主治小儿胃寒虫痛。方中白芜荑杀虫消积，温中燥湿，干漆现已不用。

【原文】

胆矾丸

治痞，消癖进食，止泻和胃，遣虫。

胆矾真者—钱, 为粗末　绿矾真者, 二两　大枣十四个, 去核　好醋—升

以上四物同煎，熬令枣烂，和后药：

使君子二两, 去壳　枳实去瓤炒, 三两　黄连　诃黎勒去核。各—两, 并为粗末　巴豆二七枚, 去皮, 破之

以上五物同炒令黑，约三分干，入后药：

夜明砂—两　虾蟆灰存性, —两　苦楝根皮末, 半两

以上三物，再同炒，候干，同前四物杵罗为末，却同前膏和入白中，杵千下。如未成，更旋入熟枣肉，亦不可多，恐服之难化。太稠，即入温

水，可丸，即丸如绿豆大。每服二三十丸，米饮温水下，不拘时。

【提要】本节论述胆矾丸的主治、组成及用法。

【精解】胆矾丸功效除疳消癖、和中止泻，主治小儿疳积癖结、纳呆腹泻等。方中胆矾、绿矾、使君子、苦楝根皮杀虫，枳实、巴豆、夜明砂、虾蟆灰行气除疳，消积攻下，诃黎勒开胃涩肠止泻，大枣缓解药物峻烈之性。使用本方时应注意扶助正气，使得下不伤正，又方中有胆矾，不可多服。

【原文】

真珠丸

取小儿虚中一切积聚、惊涎、宿食、乳癖。治大小便涩滞，疗腹胀，行滞气。

木香　白丁香[1]真者　丁香末。各半钱　巴豆仁十四个，水浸一宿，研极腻　轻粉各五分，留少许为衣　白滑石末，二钱

上为末，研匀，湿纸裹烧，粟米饭丸麻子大。一岁一丸，八九岁以上至十五岁，服八丸，炮皂子煎汤放冷下，夹风热难动者，先服凉药一服；乳癖者，减丸数，隔日临卧一服。

【注释】

[1] 白丁香：即麻雀粪。味苦，性温，微毒。《本草从新》载："时珍曰：雀食诸谷，皆易消化，故所治诸证，皆取其能消烂之义也。"

【提要】本节论述真珠丸的主治、组成及用法。

【精解】真珠丸功效理气行滞、消积攻痰，主治小儿积聚、惊涎、宿食、乳癖、二便不通、腹胀等病症。方中木香、白丁香、丁香温中理气，消积化滞，巴豆、轻粉泻下攻积，白滑石利水渗湿。诸药合用，气、食、痰等积滞消散，从二便而解。临床当谨慎使用巴豆、轻粉。

【原文】

消坚丸

消乳癖及下交奶[1]，又治痰热膈实，取积。

硇砂末　巴豆霜　轻粉各一钱　水银砂子两皂子大　细墨少许　黄明胶末，五钱

上同研匀，入面糊丸，如麻子大。倒流水下，一岁一丸，食后。

【注释】

[1] 交奶：又名继病、交乳等，由母妊后继续乳儿或乳食停滞所致的营

养不良性疾病。

【提要】本节论述消坚丸的主治、组成及用法。

【精解】消坚丸功效消积化滞、清热化痰，主治小儿乳食积滞、营养不良，或有痰热结于膈上。方中药物多峻烈有毒，现已不用。

【原文】

百部丸

治肺寒壅嗽，微喘。

百部炒　麻黄去节。各二分　杏仁四十个，去皮尖，微炒，煮三五沸

上为末，炼蜜丸如芡实大，热水化下，无时，日三四服。此本方也。仲阳加松子仁肉五十粒，糖丸之，含化大妙。

【提要】本节论述百部丸的主治、组成及用法。

【精解】百部丸功效散寒宣肺、化痰止咳，主治小儿外感风寒，痰饮咳嗽。方中百部润肺化痰，麻黄解表宣肺，杏仁止咳平喘，炼蜜为丸增加润肺之功，易于小儿服用。

【原文】

紫草散

发斑疹。

钩藤钩子　紫草茸[1]各等分

上为细末，每服一字，或五分一钱，温酒调下，无时。

【注释】

[1] 紫草茸：按后文董汲玳瑁散一方中所载系"紫草嫩茸"。一说为紫胶，又名"紫矿"，为紫胶虫的干燥分泌物，因功效倍于紫草，故名"紫草茸"。

【提要】本节论述紫草散的主治、组成及用法。

【精解】紫草散功效清热透疹，主治小儿痘疮、麻疹。方中钩藤清热开泄，紫草解毒凉血，温酒调下以助透散。

【原文】

秦艽散

治潮热，减食，蒸瘦方。

秦艽去芦头，切，焙　甘草炙，各一两　干薄荷半两，勿焙

上为粗末，每服一二钱，水一中盏，煎至八分，食后温服。

【提要】本节论述秦艽散的主治、组成及用法。

【精解】秦艽散功效退虚热，适用于治疗小儿阴虚潮热、不欲饮食、变蒸消瘦。方中秦艽清退虚热，薄荷疏散风热，炙甘草益气滋阴，全方中正平和。

【原文】

地骨皮散

治虚热潮作，亦治伤寒壮热，及余热方。

地骨皮自采，佳　知母　银州柴胡去芦　甘草炙　半夏汤洗十次，切，焙　人参切去顶，焙　赤茯苓各等分

上为细末，每服二钱，姜五片，水一盏，煎至八分，食后温服，量大小加减。

【提要】本节论述地骨皮散的主治、组成及用法。

【精解】地骨皮散功效清虚热、除蒸热、退疳热，并能益气扶正，用于治疗小儿阴虚潮热，或热病后期气阴两伤证。方中地骨皮、知母、银柴胡退热除蒸，炙甘草、人参、茯苓健脾益气，半夏燥湿化痰。小儿伤寒实热不宜使用。

【原文】

人参生犀散

解小儿时气，寒壅咳嗽，痰逆喘满，心忪[1]惊悸，脏腑或秘或泄。调胃进食。又主一切风热，服寻常凉药即泻而减食者。

人参切，去芦，三钱　前胡去芦，七钱　甘草炙黄，二钱　桔梗　杏仁去皮尖，略曝干为末，秤，各五钱

上将前四味为末，后入杏仁，再粗罗罗过。每服二钱，水一盏，煎至八分，去滓温服，食后。

【注释】

[1] 忪（zhōng 钟）：惊恐貌。

【提要】本节论述人参生犀散的主治、组成及用法。

【精解】人参生犀散功效宣肺散寒、止咳化痰，主治小儿外感风寒，寒邪束肺所致咳痰喘满、心悸惊恐、大便溏结不调、不欲饮食，或凉药伤及脾胃等。方中人参、甘草补益脾胃，前胡、杏仁降气化痰，桔梗宣肺止咳。本方无生犀，疑似传抄有误。

【原文】

三黄丸

治诸热。

黄芩_{半两，去心}　大黄_{去皮，湿纸裹煨}　黄连_{去须，各一钱}

上同为细末，面糊丸绿豆大，或麻子大，每服五七丸或十五丸、二十丸，食后，米饮送下。

【提要】本节论述三黄丸的主治、组成及用法。

【精解】三黄丸功效清热泻下，主治实热诸证。方中黄芩、黄连苦寒，清热解毒，大黄清热泻下，用面糊丸顾护胃气。初生儿开奶前将此三药浓煎或蒸取汁喂下，可解胎毒。

【原文】治囟开不合，鼻塞不通方。

天南星大者，微炮去皮，为细末，淡醋调，涂绯帛上，贴囟上，火炙手频熨之。

【提要】本节论述天南星散的主治、组成及用法。

【精解】天南星散用一味天南星外敷，祛痰通络，而解颅多为先天禀赋不足、肾精气不足，似不对症，且天南星有毒，小儿皮肤娇嫩易受损伤，现已不用。

【原文】

黄芪散

治虚热盗汗。

牡蛎_煅　黄芪　生地黄_{各等分}

上为末，煎服，无时。

【提要】本节论述黄芪散的主治、组成及用法。

【精解】黄芪散功效滋阴固表止汗，主治小儿虚热盗汗。方中煅牡蛎滋阴涵阳，收涩止汗，黄芪益气固表，生地黄滋阴清热。后世多认为牡蛎生用为佳，效力更强。

【原文】

虎杖散

治实热盗汗。

上用虎杖锉，水煎服。量多少与之，无时。

【提要】本节论述虎杖散的主治、组成及用法。

【精解】虎杖散单用一味虎杖，清热解毒，活血通络，气血通畅、血热得解，则盗汗可止。临床应用时单用虎杖效果可能不佳。

【原文】

捻头散

治小便不通方。

延胡索　川苦楝各等分

上同为细末，每服五分或一钱，捻头[1]汤调下，量多少与之。如无捻头汤，即汤中滴油数点，食前。

【注释】

[1]捻头：又称寒具，为一种油炸面食，即现今的馓子。

【提要】本节论述捻头散的主治、组成及用法。

【精解】捻头散功效行气利水，用于治疗小儿肝失于疏泄，小便不通。方中延胡索、川楝子入足厥阴经，苦寒降泄，加捻头汤温中行气，有助于肺气下行，通利水道。叶天士《类证普济本事方释义》云："凡小儿小便不通，亦是厥阴为病。肝不疏泄，故必用疏肝之法。"

【原文】

羊肝散

治疮疹入眼成翳。

上用蝉蜕末，水煎，羊子肝汤调服二三钱。凡痘疮才欲着痂，即用酥或面油不住润之，可揭即揭去，若不润及迟揭，疮硬即隐成瘢痕。

【提要】本节论述羊肝散的主治、组成及用法。

【精解】羊肝散功效明目退翳、疏风清热，用于治疗小儿痘疮入眼成翳。方中蝉蜕疏风退翳，羊肝明目补肝，目翳皆可使用。

【原文】

蝉蜕散

治斑疮入眼，半年以内者，一月取效。

蝉蜕去土，取末，一两　猪悬蹄甲二两，罐子内盐泥固济，烧存性

上二味研，入羚羊角细末一分拌匀。每服一字；百日外儿五分，三岁以上一二钱。温水或新水调下，日三四，夜一二，食后服。一年以外

难治。

【提要】本节论述蝉蜕散的主治、组成及用法。

【精解】蝉蜕散功效疏风退翳、明目解毒,主治小儿斑疮入眼生翳。方中蝉蜕疏风清热,猪蹄甲化痰解毒,二药皆有退翳之功;羚羊角清肝明目,引药入肝经。

【原文】

乌药散

治乳母冷热不和及心腹时痛,或水泻,或乳不好。

天台乌药　香附子破,用白者　高良姜　赤芍药

上各等分为末,每服一钱,水一盏,同煎六分,温服。如心腹疼痛,入酒煎。水泻,米饮调下。无时。

【提要】本节论述乌药散的主治、组成及用法。

【精解】乌药散功效温中行气止痛,适用于乳母体寒,乳汁清冷,小儿食后中寒腹痛,甚则腹泻,或可兼见夜啼、手足不温等。方中天台乌药、香附、高良姜温中行气,赤芍活血止痛,防止药物过于温燥,入酒煎增强温散之功。

【原文】

二气散

治冷热惊吐反胃,一切吐利,诸治不效者。

硫黄半两,研　水银二钱半研,不见星,如黑煤色为度

上每服一字至五分,生姜水调下。或同炒,结砂为丸。

【提要】本节论述二气散的主治、组成及用法。

【精解】二气散功效逐痰降逆,主治小儿真阳虚衰,浊阴上逆所致呕吐下利。方中硫黄辛热温阳,水银辛寒镇痰,叶天士《类证普济本事方释义》认为二药合用治疗"阴阳乘伏,二气欲离,诸药不能效者,乃急救之方"。硫黄、水银皆为有毒药物,现已不用。

【原文】

葶苈丸

治乳食冲肺,咳嗽、面赤、痰喘。

甜葶苈隔纸炒　黑牵牛炒　汉防己　杏仁炒,去皮尖,各一钱

上为末,入杏仁泥,取蒸陈枣肉,和捣为丸,如麻子大,每服五丸至

七丸，生姜汤送下。

【提要】本节论述葶苈丸的主治、组成及用法。

【精解】葶苈丸功效泻肺平喘、祛痰利水，主治小儿肺有痰饮郁热之咳喘。方中葶苈子泻肺平喘，利水消肿，牵牛、防己利水逐痰，杏仁润肺止咳。

【原文】

麻黄汤

治伤风发热，无汗，咳嗽喘急。

麻黄去节三钱，水煮去沫，漉出晒干　肉桂二钱　甘草炙，一钱　杏仁七个，去皮尖，麸炒黄，研膏

每服一钱，水煎服。以汗出为度，自汗者不宜服。

【提要】本节论述麻黄汤的主治、组成及用法。

【精解】麻黄汤功效发汗解表、宣肺平喘，主治外感风寒表证，咳喘气急、身热无汗。本方为仲景麻黄汤易桂枝为肉桂，解表之力稍弱而增强温里作用。

【原文】

生犀磨汁

治疮疹不快，吐血衄血。

生犀磨汁

上一物不拘多少，于涩器物中，用新水磨浓汁，微温，饮一茶脚[1]许，乳食后，更量大小加减之。

【注释】

[1] 茶脚：喝剩的茶水、茶叶残渣。

【提要】本节论述生犀磨汁的主治、组成及用法。

【精解】本方将生犀角磨汁，功效清热凉血解毒，治疗小儿痘疹透发不畅，血热妄行而致吐血衄血。

【原文】

大黄丸

治诸热。

大黄　黄芩各一两

上为末，炼蜜丸如绿豆大。每服五丸至十丸，温蜜水下。量儿加减。

【提要】本节论述大黄丸的主治、组成及用法。

【精解】大黄丸功效清热泻下，主治诸热证。方中大黄泻下攻积，泻火解毒，与黄芩合用清热燥湿，与前方三黄丸相似。

【原文】

使君子丸

治脏腑虚滑及疳瘦下利，腹胁胀满，不思乳食。常服，安虫补胃，消疳肥肌。

厚朴去粗皮，姜汁涂　甘草炙　诃子肉半生半煨　青黛各半两。如是兼惊及带热泻，入此味，如则变疳不调，不用此味　陈皮去白一分　使君子去壳一两，面裹煨熟，去面不用

上为末，炼蜜丸，如小鸡头大，每服一丸，米饮化下。百日以上，一岁以下，服半丸，乳汁化下。

【提要】本节论述使君子丸的主治、组成及用法。

【精解】使君子丸功效除疳杀虫、清热消积，主治小儿疳积所致泄泻消瘦、胸腹胀痛、不欲饮食。方中使君子杀虫健脾消积，厚朴、陈皮行气化滞，甘草、青黛清除疳热，诃子涩肠止泻。本方在钱乙杀虫疗疳的方剂中较为平和。

【原文】

青金丹

疏风利痰。

芦荟　牙硝　青黛各一钱　使君子三枚　硼砂　轻粉各五分　蝎梢十四枚

上末，磨香黑拌，丸麻子大，每三丸，薄荷汤下。

【提要】本节论述青金丹的功效、组成及用法。

【精解】青金丹功效祛风通络、杀虫逐痰，主治小儿内有痰热虫积，虚风内动证。方中芦荟、使君子、硼砂、轻粉杀虫逐痰，牙硝、青黛清热，蝎梢通络祛风，张山雷认为蝎梢在此用意为泄导下行。

【原文】

烧青丸

治乳癖。

轻粉　粉霜　硇砂各一钱　白面二钱　玄精石一分　白丁香一字　定粉一钱
龙脑半字

上同一处研，令极细，滴水和为一饼，以文武火烧熟勿焦，再为末，研如粉面，滴水和丸如黄米。每服七丸，浆水化下。三岁以下服五丸。量儿大小，加减服之。此古方也。

【提要】本节论述烧青丸的主治、组成及用法。

【精解】烧青丸功效消癖疗疳，治疗小儿乳癖、疳积。方中轻粉、粉霜、硇砂、玄精石、定粉皆为金石重坠之品，白丁香、龙脑辛散通窍除疳，白面缓和诸药峻烈之性。本方力猛有毒，现已不用。

【原文】

败毒散

治伤风、瘟疫、风湿，头目昏暗，四肢作痛，憎寒壮热，项强睛疼，或恶寒咳嗽，鼻塞声重。

柴胡洗,去芦　前胡　川芎　枳壳　羌活　独活　茯苓　桔梗炒　人参各一两　甘草半两

上为末，每服二钱。入生姜、薄荷煎，加地骨皮、天麻。或㕮咀，加蝉蜕、防风。治惊热可加芍药、干葛、黄芩。无汗加麻黄。

【提要】本节论述败毒散的主治、组成及用法。

【精解】本方即人参败毒散，功效益气解表、散风除湿，适用于体质素弱，复感风寒湿邪，症见恶寒发热、头目昏沉、四肢疼痛、恶寒发热无汗、头项强痛，或见咳嗽鼻塞声重。张璐《张氏医通》评价本方："其立方之妙，全在人参一味，力致开阖，始则鼓舞羌、独、柴、前各走其经，而与热毒分解之门；继而调御津精血气各守其乡，以断邪气复入之路，与桂枝汤中芍药护营之意不殊。"

【原文】

木瓜丸

治生下吐。

木瓜末　麝香　腻粉　木香末　槟榔末各一字

上同研末，面糊丸，如小黄米大，每服一二丸，甘草水下，无时服。

【提要】本节论述木瓜丸的主治、组成及用法。

【精解】木瓜丸功效行气和胃、宣通止吐，主治小儿初生拭口不净，误食秽浊所致呕吐。方中木瓜化湿和胃止呕，麝香芳香辟秽，木香健脾行气，槟榔消积行气利水，腻粉有毒现已不用。

阎氏小儿方论

宋大梁　阎孝忠著

【原文】余家幼稚多疾，率用钱氏方诀，取效如神。因复研究诸法，有得于心，如惊、疳等。钱仲阳之未悉者，今见于下，并以仲阳传附卷末。

治　法

治小儿急慢惊

【原文】小儿急慢惊，古书无之，唯曰阴阳痫。所谓急慢惊者，后世名之耳。正如赤白痢之类是也。阳动而速，故阳病曰急惊；阴静而缓，故阴病曰慢惊。此阴阳虚实寒热之别，治之不可误也。急惊由有热，热即生风，又或因惊而发，则目上目札，涎潮搐搦，身体与口中气皆热，及其发定或睡起，即了了如故[1]，此急惊证也。当其搐势渐减时，与镇心治热药一二服《直诀》中麝香丸、镇心丸、抱龙丸、辰砂丸及至宝丹、紫雪丹之类。候惊势已定，须臾以药下其痰热《直诀》中利惊丸、软金丹、桃枝丸之类，或用大黄、朴硝等药利下痰热，心神安宁即愈。慢惊得于大病之余，吐泻之后，或误取转，致脾胃虚损，风邪乘之凡小儿吐泻不止，必成慢惊，宜速治。似搐而不甚搐此名瘛疭，似睡而精神慢，四肢与口中气皆冷，睡露睛，或胃痛而啼哭如鸦声。此证已危，盖脾胃虚损故也。

【注释】

[1] 了了如故：像往常一样清醒。了了，清楚、明白。

【提要】本节为阎孝忠对急惊、慢惊的分类与证治。

【精解】阎氏对急慢惊的观点与钱乙基本是一致的，仍以急惊风的病因为热、痰，而诱因则为受惊，由此引动肝风，发为惊搐。慢惊风病因主要有三：其一为大病之后正气虚损，其二为外感风寒而吐泻，其三为病情迁延失治误治，并以脾胃虚损为致病根本。有所进步的是，阎孝忠将急惊归为阳证而慢惊归为阴证，为惊风理论的发展奠定了基础。

治小儿吐泻

【原文】凡小儿吐泻，当温补之。余每用理中丸以温其中，以五苓散导其逆五苓散，最治小儿吐，连与数服，兼用异功散等温药调理之，往往便愈。若已虚损，当速生其胃气，宜与附子理中丸，研金液丹末，煎生姜米饮调灌之。唯多服乃效服至二三两无害。候胃气已生，手足渐暖，阴退阳回，然犹瘛疭，即减金液丹一二分，增青州白丸子一二分，同研如上服。以意详之。渐减金液丹，加白丸子，兼用异功散、羌活膏、温白丸、钩藤饮子之类，调理至安。依此治之，仍频与粥，虽至危者，往往死中得生，十救八九。

【提要】本节论阎孝忠以温补为主治小儿吐泻。

【精解】阎孝忠治小儿吐泻继承了钱乙重视脾胃的思想。钱乙将吐泻分为虚热、实热，病因则有外感与内伤（内伤主要是乳食）；而阎孝忠治小儿吐泻，纯用温补，以五苓散降逆，尤配以异功散增加温热之性，常以附子理中丸暖土生胃气，胃气生则阳气复，生化不已。

金液丹治小儿吐泻虚极

【原文】金液丹治小儿吐泻虚极最妙。沈存中《良方》论金液丹云：亲[1]见小儿吐利剧，气已绝，服之复活者数人，真不妄也。须多服方验。

【注释】

[1] 亲：一本作"新"，据起秀堂本改。

【提要】本节论述金液丹治小儿吐泻的重症。

【精解】本节属于对上一节"治小儿吐泻"所做的补充。

惊风或泄泻等

【原文】惊风或泄泻等诸病，烦渴者，皆津液内耗也。不问阴阳，宜煎钱氏白术散，使满意，取足饮之，弥[1]多弥好。

【注释】

[1] 弥：愈，更。

【提要】本节论述白术散治惊风或泄泻所致烦渴。

【精解】阎氏接受钱乙之说，认为小儿症见烦渴，为阴液亏损之象。白术散为补气生津之良方，方中四君子汤健脾益气，藿香芳香化浊，和中止呕，木香理气导滞，温中止痛，葛根升阳止泻，益胃生津。

治小儿急惊方搐

【原文】凡小儿急惊方搐，不用惊扰，此不足畏。慢惊虽静，乃危病也。急惊方搐，但扶持不可擒捉。盖风气方盛，恐流入筋脉，或致手足拘挛。

【提要】本节主要论述急惊发作之初的应对措施。

【精解】小儿急惊症状剧烈，看似凶险，然发作后如常，为顺证，易治；小儿慢惊发病症状较平缓，钱氏认为此属虚寒证，可由急惊风迁延不愈而致，此为逆证，难治。阎氏补充小儿急惊的急性发作期不可以蛮力控制其肢体，恐邪气流入肢体筋脉，致其手足拘挛。现代医学亦认为，小儿抽搐发作时强力牵拉，会导致瘫痪或强直等后遗症，处理方法是身体平卧，头侧位，并用纱布包裹压舌板，置于上、下牙齿之间，以防咬伤舌体。若喉中有痰，要及时清痰，必要时可给氧。

治急慢惊

【原文】治急慢惊，世人多用一药。有性温性凉，不可泛用，宜审别之。又治慢惊药，宜去龙脑，纵须合用，必以温药为佐，或少用之。

【提要】本节强调慢惊需用温药。

【精解】本节对钱乙"急惊合凉泻，慢惊合温补"作了补充，提出慢惊不宜使用龙脑等凉性药物，纵欲用其走窜之功，必使剂量稍轻或配伍温药综合药性。

治小儿实热疏转

【原文】凡小儿实热，疏转[1]后如无虚证，不可妄温补，热必随生。

【注释】

[1] 疏转：犹"疏导"，泻下。

【提要】本节补充小儿实热证经泻下后无虚不可用温补。

【精解】钱乙善用寒凉清泻治疗实热证，如：肝热以泻青丸主之，若木火刑金则合泻白散；肺热，甘桔汤主之；心热，导赤散主之。脾胃不和所致的虚热，施以胡黄连丸，虚热伤津则多服白术散。阎氏临证谨察患儿病情虚实，若无虚证，不敢妄投温补药，恐虚热之邪如灰中之火随温药复燃。

治小儿惊风痰热

【原文】治小儿惊风，痰热坚癖，能不用水银、轻粉甚便，如不得已用之，仅去疾即止。盖肠胃易伤，亦损口齿。

【提要】本节是对钱乙治疗惊风、痰热、坚癖等病多用水银、轻粉的矫正。

【精解】钱氏常用水银、轻粉等金石之品治疗小儿惊风，痰热积聚者。盖金石重镇之品可镇心安神，导痰下行，水银辛寒镇痰，可安魂魄，轻粉可攻毒逐水。阎氏意识到，水银、轻粉会损伤机体，不可轻易使用。如今，水银、轻粉在临床上已基本不作内服用。

治小儿疮疹伤食相似

【原文】治小儿壮热昏睡，伤风风热，疮疹伤食，皆相似。未能辨认，间服升麻葛根汤、惺惺散、小柴胡汤甚验。盖此数药通治之，不致误也。唯伤食则大便酸臭，不消化，畏食或吐，宜以药下之。

【提要】本节论述小儿疮疹、伤食等发热疾病的鉴别诊断与治疗。

【精解】钱乙认为，伤寒与疮疹起病相似，皆以发热、咳嗽、脉浮等肺系症状为主，共同病机是热邪郁于肌腠间。阎氏进一步提出，小儿的伤风、风热、疮疹、伤食等病都可导致以壮热、昏睡为主的症状，并提出可令患儿交替服用麻葛根汤、惺惺散、小柴胡汤，皆为通用良方。值得注意的是，伤食患儿伴有大便酸臭、呕吐、拒食等消化系统的特征性症状，宜使用下法。

治小儿疮疹

【原文】小儿耳冷尻冷，手足乍冷乍热，面赤，时嗽嚏，惊悸，此疮疹欲发也。未能辨认，间服升麻葛根汤、消毒散。已发、未发皆宜服，仍用胡荽酒、黄柏膏。暑月烦躁，食后与白虎汤、玉露散。热盛与紫雪。咽痛或生疮，与甘桔汤、甘露饮子。余依钱氏说。大人同。

【提要】本节对钱乙治疗疮疹的论述作了补充。

【精解】钱氏认为，疮疹发病初期可见肝、心、肺、脾四脏热证的表现，唯有肾脏方位属北而主寒，耳冷、尻骨冷为肾未受热，为顺证，手足乍冷乍热为阳气受郁闭的表现，面赤、时嗽嚏为邪热。因仅从恶寒发热难以辨别外感病与疮疹，所以阎氏提出令患者在疮疹初期内服升麻葛根汤、消毒散，外用胡荽酒、黄柏膏。并根据时令与患者病情调整用药，夏月暑季烦热者以白虎汤、玉露散清除暑热；热盛入血者，予紫雪丹；肺胃热盛致咽痛、生疮者，施以甘桔汤、甘露饮子。

治小儿脾胃虚弱

【原文】小儿多因爱惜过当，往往三两岁未[1]与饮食，致脾胃虚弱，平生多病。自半年以后，宜煎陈米稀粥，取粥面时时与之。十月以后，渐与稠粥烂饭，以助中气，自然易养少病。唯忌生冷、油腻、甜物等。

【注释】

[1] 未：一本作"末"，据起秀堂本改。

【提要】本节提出将养失宜是导致小儿脾胃虚弱的又一重要原因。

【精解】脾胃虚弱，除了钱乙提到的大病、久病、误治等致脾胃不和外，阎氏又提出，小儿服乳食至两三岁，脾胃得不到水谷之气充养，可致胃气受损。正确的喂养方法，应当是从半岁起以陈米粥油喂养，10个月之后渐给稠粥烂饭，忌生冷、油腻、甜品，以培中气。即使放在今天，也是比较科学的辅食添加指南。

小儿治法

【原文】小儿治法，大概与大人同，唯剂料小耳。如升麻葛根汤、惺惺散等，虽人皆知之，仓卒亦难检，今并载于下。钱氏已有方者，今不复录。

【提要】本节提出大人和小儿的用药是一致的，区别仅在于剂量的大小。

【精解】从"对症下药"的角度来看，阎氏的观点确实是执简驭繁，符合"辨证论治"的思维。但是，从现代医学角度来说，小儿的用药还应当考虑到其尚未发育完全的消化、代谢等功能，且需要注意不能影响其生理功能日后的发育。另外，小儿的味觉非常敏感，一些口味苦劣的药物恐会引起患儿拒药，需要考虑使用矫味剂、替换药品或者改变药物剂型等。

药 方

【原文】

升麻葛根汤

治伤寒、温疫、风热壮热，头痛肢体痛，疮疹已发未发，并宜服之。

干葛细锉　升麻　芍药　甘草锉，炙。各等分上同为粗末，每服四钱，水一盏半，煎至一盏，量大小与之，温服，无时。

【提要】本节论述升麻葛根汤的主治、组成和煎服法。

【精解】本方是伤寒、疮疹等热病的通治方。疮疹系胎毒由里出表，伤寒系外邪由表入里，二者皆可见"热留肤腠"之症，因此治法有重合。方中升麻升阳发表，透疹解毒，葛根解肌透疹，生津除热，二药相须为用，能升脾胃清阳，有助于邪气外达；芍药凉血活血，有叶天士所谓"凉血散血"之用，酸甘又能防辛散太过而伤正；炙甘草调和药性。本方以辛凉散郁热，以酸甘养阴血，药味少而治法全。"温服，无时"则提示本方适宜代茶饮。

【原文】

惺惺散

治伤寒时气，风热痰涌咳嗽，及气不和。

桔梗　细辛去叶　人参切去顶，焙　甘草锉，炒　白术　白茯苓去皮　栝楼根各一两

上同为细末，每服二钱，水一盏，入薄荷五叶，煎至七分，温服，不拘时。如要和气，入生姜五片同煎。一法用防风一分，用川芎一分。

【提要】本节论述惺惺散的主治、组成和煎服法。

【精解】本方相当于四君子汤加桔梗、细辛、栝楼根（天花粉），四君子汤补脾益气，桔梗宣肺化痰，细辛温肺化饮，花粉生津止渴，兼能排脓，全方以补气化痰为主，又加姜、薄以散表证。一法可用防风、川芎，防风为"风中润药"，川芎为"血中气药"，是"治风先治血"之意，且二药并能治头痛，可知本方适应证当有头痛，头痛微者加姜、薄，甚者则用防风、川芎。

【原文】

消毒散

治疮疹未出，或已出未能匀遍。又治一切疮。凉膈去痰，治咽痛。

牛蒡子二两，炒　甘草半两，锉，炒　荆芥穗一分

上同为粗末，每服三钱，水一盏半，煎至一盏，温服，不拘时。

【提要】本节论述消毒散的主治、组成和煎服法。

【精解】本方用于透疹、出痘、凉膈、去痰、治咽痛。牛蒡子主透疹解毒，荆芥穗则长于解表，能给邪以出路，且二药并能治咽痛，故相须为用。牛蒡子性滑利，荆芥穗性发散，赖甘草缓和调中。

【原文】

黄柏膏

治疮疹已出，用此涂面，次用胡荽酒。

黄柏去粗皮，一两　甘草四两　新绿豆一两半

上同为细末，生油调，从耳前至眼轮，并厚涂之，日二三次。如早用，疮不上面，纵有亦少。

【提要】本节论述黄柏膏的主治、组成和煎服法。

【精解】本方用于防治疮疹发于面部。疮疹已出后，疮面疼痛难愈，且天花疮的典型后遗症是麻子脸，因此强调"疮不上面"。方中重用生甘草清热解毒，后世用生甘草节更妙，能治外科疮疡；黄柏外用可清热燥湿，减少渗液；绿豆甘凉，亦具清热解毒之功。此方当于疮疹出后涂抹，若于未出之时过早使用，则妨碍疮疹透出，邪热留内，反生他变。

【原文】

胡荽酒

胡荽细切四两，以好酒二盏，煎一两，沸入胡荽再煎，少时用物合定，放冷

上每吸一二口，微喷，从顶至足匀遍，勿喷头面。病人左右常令有胡荽，即能辟去汗气，疮疹出快。

疮疹忌外人及秽触之物，虽不可受风冷，然亦不可拥过。常令衣服得中，并虚凉处坐卧。

【提要】本节论述胡荽酒的主治、组成、制备和用法。

【精解】本方是疮疹常备方。胡荽即香菜，性味辛温，能发表透疹，止痛解毒；酒在本方中一方面作为胡荽的溶剂，一方面发汗散表，胜湿祛寒，协助胡荽透疹。除了胡荽酒之外，还要让患者时时与胡荽相伴，取其芳香能辟秽恶。

【原文】治疮疹出不快及倒靥[1]，四圣散。

紫草茸　木通锉　甘草锉，炒　枳壳麸炒，去瓤秤　黄芪切焙，等分

上同为粗末，每服一钱，水一中盏，煎八分，温服，无时。

【注释】

[1] 倒靥：起秀堂本作"倒撅"（yè），结合前后文可判断即"倒靥"。

【提要】本节论述四圣散的主治、组成和煎服法。

【精解】本方治疗虚证所致的"疮疹出不快"及"倒靥"。方中紫草茸活

血凉血，清热解毒；木通清降心火，可疗诸疮；生甘草能治疮疡，解诸毒；枳壳行气化痰宽中，麸炒后能益脾胃；黄芪补肺脾之气，托毒排脓，兼生肌敛疮。全方性味以甘寒为主，又补气行气，有凉血活血之效。

【原文】又方

蓝根散

板蓝根一两　甘草三分，锉，炒

上同细末，每服半钱或一钱。取雄鸡冠血二三点，同温酒少许，食后同调下。二方无证勿服。

【提要】本节论述蓝根散的主治、组成和煎服法。

【精解】本方效用与四圣散似，但更偏走窜。板蓝根苦寒入血分，可清热解毒，凉血消斑；甘草甘平，防板蓝根过于苦寒而伤胃；又雄鸡冠血为至阳之物，酒得水谷剽悍之气，少少用之，即有祛风、活血、通络之功，而不妨碍板蓝根清热之效。因四圣散、蓝根散性寒，不宜常服，只可在疮疹起发后服用。

【原文】治疮疹倒靥黑陷。

人牙烧存性，研入麝香少许

上每服三钱，温酒少许调下，无时。

又方

小猪儿尾尖取血三五点，研入生龙脑少许

上新水调下，食后。

【提要】本节论述治疮疹倒靥黑陷二方的组成和服法。

【精解】"黑陷"属肾，因而本节二方治疗从肾出发。

一方，人牙咸温，《本草纲目》载为痘陷之"神品"，但仅适用于风寒闭塞腠理导致的出痘不畅；酒、麝为温通香窜之品，可入肾拔出毒气。本方服用不拘时候。

一方，按《本草求真》谓猪为"阴物"，其血更为"至阴"，能润血燥，且猪尾时常活动，尾尖为活中之活，因而有活血之妙，血燥涩不耐辛温者可用猪尾尖血；冰片能开腠理；新汲水能解热毒。本方寒凉，不宜空腹服用。

【原文】治伏热在心，昏瞀不省，或误服热药，搐热冒昧不知人，及疮疹倒靥黑陷。

生梅花脑子[1]研，半字或一字

上取新杀猪心一个，取心中血同研作大丸，用新汲水少许化下。未省再服。如疮疹陷伏者，温酒化下。

【注释】

[1] 生梅花脑子：即龙脑香。

【提要】本节论述疮疹热陷心肾的治法。

【精解】疮疹热毒，入肾则为黑陷，入心则为搐热神昏，猪心血能"凉血热，发痘疹"（《本草便读》），且作为引经药"以心归心，以血导血"（《本草纲目》）。本方与前"小猪尾儿尖"方的区别主要在于作用脏腑不同。若高热神昏兼见黑陷，仍须入肾拔毒，故用"温酒化下"。

【原文】

甘露饮子

治心胃热，咽痛，口舌生疮，并疮疹已发未发并可服。又治热气上攻，牙龈肿，牙齿动摇。

生干地黄焙，秤　熟干地黄焙，秤　天门冬　麦门冬各去心，焙，秤　枇杷叶去毛　黄芩去心　石斛去苗　枳壳麸炒去瓤　甘草锉，炒　山茵陈叶

上各等分，为粗末，每服二钱，水一盏，煎八分，食后温服。牙齿动摇，牙龈肿热，含嗽漱，并服。

【提要】本节论述甘露饮子的主治、组成和煎服法。

【精解】本方主治疮疹热盛于心胃。方中熟地黄滋阴，生地黄凉血，天冬、麦冬、石斛甘寒，清心肺而滋肾阴；黄芩清热燥湿，茵陈清热利湿；枳壳、枇杷叶，取其辛散之性，一行气，一降气，遵《黄帝内经》所谓"火郁发之"。本方以寒凉为主，甘苦同用，气血并治，具清热解毒、养阴凉血之功，有补而不滞之妙。

【原文】

白虎汤

解暑毒烦躁，身热痰盛，头痛，口燥大渴。

知母一两半，焙干，秤　甘草半两，锉，炒　石膏四两　白粳米八钱

上同为粗末，每服三钱，水一盏，煎至八分，食后，温冷随意服。气虚人，加人参少许同煎。

【提要】本节论述白虎汤的主治、组成和煎服法。

【精解】本方用治疮疹兼暑月烦躁、气阴两亏的症状。方中重剂石膏清热

203

散表，知母、甘草、粳米滋阴润燥，全方偏于清解肺胃热毒，与之前倒靥、黑陷等不同。气虚甚者，稍加人参补气。后世将白虎加人参汤亦称作"化斑汤"，治疗斑疹在内的"发斑伤寒"。

【原文】疮疹太盛，宜服此调肝散。令不入眼。

生犀锉，取末，一分　草龙胆半钱　黄芪半两，切　大黄去皮，二钱　石膏半两　桑白皮自采，焙干　钩藤钩子　麻黄去节，各一分　瓜蒌去皮　甘草炙。各等分

上为粗末，每服二钱，水一盏，煎半盏，食后，时时温服少许。

【提要】本节论述调肝散的主治、组成和煎服法。

【精解】本方防治疮疹入目，以肝为核心立法处方。方中生犀清热凉血，钩藤平肝息风，二者合用而肝血得宁；龙胆清肝利湿，大黄活血逐瘀，二者调畅气机；麻黄、石膏、甘草、桑白皮、瓜蒌，取法麻杏石甘汤，泄热、平喘、涤痰，肺得宣肃则肝气平顺；黄芪甘温，制约诸药之寒凉，且能托毒外出。

【原文】治疮疹入眼。

马屁勃半两　皂角子十四个　蛇皮半两

上入小罐子内，盐泥固济，烧存性，研细，温酒调下一二钱，食后服。

【提要】本节论述疮疹入眼的治法。

【精解】肝藏血，血中疮疹热毒不除，则随肝经入眼。肝热为本，目疾为标，但目痛难忍，遂以治目为急。马勃辛平，具有清肺利咽、消痈敛疮的作用，入方中可清头面之热；皂荚辛散温通，咸软痰结，具散结消肿之功；蛇皮甘、咸、平，主入肝经，尤其对目疾有祛翳止痒之效，用于疮疹入眼极为合适。

【原文】治疮疹入眼成翳。

栝楼根半两　蛇皮二钱

上同为细末，用羊子肝一个，劈开入药末二钱，麻缠定，米泔煮熟，频与食之。未能食，肝令乳母多食。

【提要】本节论述疮疹入眼成翳的治法。

【精解】栝楼根即天花粉，善清肺胃上焦之火，又消肿排脓；蛇皮祛风退翳；羊肝具有益血、补肝、明目之功。还提及了特殊服法，即乳母服用后，通过乳汁喂给患儿。

204

【原文】又方

蝉壳_末

上用水煎，羊子肝汤，调服二三钱。

凡豆疮^[1]才欲着痂，即用酥，或面油，不住润之，可揭即揭去。若不润及迟揭，疮痂硬，即隐成瘢痕。

【注释】

［1］豆疮：又名"豌豆疮"，今作"痘疮"，即天花。

【提要】本节论述疮疹入眼成翳的又一治法。

【精解】蝉蜕性味甘寒，疏风，明目退翳，较之甘咸平的蛇皮，走血分力弱；羊肝亦能明目退翳。痘疮欲结痂时需以油润滑之，以助翳痂脱落，否则疮痂硬化则留下瘢痕，甚至影响小儿视物。

【原文】治口疮。

大天南星_{去皮，只取中心如龙眼大，为细末}

上用醋调，涂脚心。

【提要】本节论述疮疹口疮的外治法。

【精解】天南星苦辛温，外用散结消肿；醋能散瘀解毒。本方用之涂脚底，散脾胃伏火，以治口疮。

【原文】治脓耳。

白矾_{火飞，一钱}　麝香_{一字}　坯子胭脂_{染胭脂也，一钱}

上同研匀，每用少许。先用绵裹杖子，搌^[1]净掺之。

【注释】

［1］搌（zhǎn 展）：轻轻擦抹。

【提要】本节论述耳中流脓的外敷治法。

【精解】白矾酸涩性寒，外用能燥湿止痒；麝香辛散香燥，能散结消肿；胭脂活血解毒。

【原文】治蓄热在中，身热狂躁，昏迷不食。

豆豉_{半两}　大栀子仁_{七个，槌破}

上共用水三盏，煎至二盏，看多少服之，无时。或吐，或不吐，立效。

【提要】本节论述蓄热在中的治法。

【精解】本方即《伤寒论》栀子豉汤，原治热郁胸膈所致心烦。方中栀子苦寒能降火除烦，豆豉辛凉能发郁散热，辛开苦降而蓄热随去。

【原文】治虫咬心痛欲绝。

五灵脂末，二钱匕　白矾火飞，半钱匕

上同研，每服一二钱，水一盏，煎五分温服，无时。当吐出虫。

【提要】本节论述虫咬心痛的治法。

【精解】方中以五灵脂活血止痛，白矾"除风杀虫，止血定痛"（《本草备要》）。白矾即明矾，内服易致痴呆，现代外用，颇有良效。

【原文】治脾胃虚寒，吐泻等病，及治冷痰。

齐州半夏汤浸七次，切，焙，一两　陈粟米三分，陈粳米亦得

上㕮咀，每服三钱，水一大盏半，生姜十片，同煎至八分，食前，温热服。

【提要】本节论述脾胃虚寒所致吐泻、有痰的治法。

【精解】本方相当于小半夏汤加陈米，小半夏汤降逆止呕，陈米较新米少了剽悍之气，补脾而不滋腻，并能缓和药力。

【原文】治外肾肿硬成疝。

干蚯蚓为细末

上用唾调涂，常避风冷湿地。

【提要】本方治男性患儿睾丸肿硬成疝。

【精解】蚯蚓作药名地龙，入肝肺经，清热定惊。本方外用可治疗热疝肿痛，若为寒疝则不宜。

【原文】

钩藤膏

小儿腹中极痛，干啼后偃[1]，名盘肠内吊[2]。

没药研　好乳香水中坐，乳钵研细秤　木香　姜黄各四钱　木鳖子仁十二个

上先将下三味同为细末，次研入上二味，炼蜜和成剂收之。每一岁儿，可服半皂子大。余以意加减，煎钩藤汤化下，无时。次用魏香散。

魏香散

蓬莪茂[3]半两　真阿魏一钱

上先用温水化阿魏，浸蓬莪茂[3]一昼夜，焙干为细末，每服一字或半钱，煎紫苏米饮，空心调下。

【注释】

[1]偃：仰倒。

[2]盘肠内吊：类似今所谓小儿肠套叠所致的疼痛。盘肠，大肠。内吊，痉挛。

[3]茂：一本作"茂"，据起秀堂本改。蓬莪茂，即莪术。

【提要】本节论述钩藤膏、魏香散的主治、组成和服法。

【精解】钩藤膏中，乳香、没药、姜黄活血散瘀，行气定痛；木香辛香温散，通理三焦之气，尤善行肠胃气滞而止痛；木鳖子仁性温，味苦微甘，具有消肿散结的功效，有毒，小儿宜慎用。本方用药多为行气、活血、止痛之品，治小儿腹中寒凝，气滞血瘀所致的腹中疼痛。魏香散中，蓬莪术苦辛温，《本经逢原》载其能"入肝破血……专破气中之血"；真阿魏亦具理气活血之功，然而此药闻之有蒜臭味，小儿恐难以服用。

【原文】

地黄散

治心肝壅热，目赤肿痛生赤脉，或白膜遍睛，四边散漫者，犹易治。若暴遮黑睛，多致失明，宜速用此方。亦治疮疹入眼。

生干地黄切焙，秤　熟干地黄切焙，秤　当归去芦头，切焙秤。各一分　黄连去须，一钱　木通一钱半　玄参半钱　甘草一钱半，锉，炒　防风去芦头，焙　羌活　生犀末　蝉壳去土　木贼　谷精草　白蒺藜去尖　沙苑蒺藜各一钱　大黄去皮，取实者，锉，略炒，一钱

上为细末，每服一字或半钱，量大小加减。煎羊肝汤，食后调下，日三夜一。忌口将息。亦治大人。

【提要】本节论述地黄散的主治、组成和煎服法。

【精解】本方主治肝胆实火，上炎头目所致目赤肿痛。生地黄、熟地黄、当归滋养肝肾之阴血；玄参、生犀清热凉血；大黄、黄连清中焦之热，据五轮之说，脾胃主眼睑，因而上下眼睑肿甚者尤宜；羌活、防风辛散疏风之力强，蝉蜕、木贼、谷精草、蒺藜清热明目之效佳；木通利尿，导肝经之湿热；羊肝引药入肝；甘草调和诸药。全方疏散清凉，养血明目，为眼科用药之套方。

【原文】治热痢下血。

黄柏_{去皮，半两}　赤芍药_{四钱}

上同为细末，饭和丸麻子大，每服一二十丸下，大者加丸数。

【提要】本节论述热痢下血的治法。

【精解】热痢以便赤白脓血、赤多脓少、里急后重为主症。本方中，黄柏专入下焦，清大肠湿热；赤芍清热凉血，活血行瘀，取"行血则便脓自愈"（《素问病机气宜保命集》）之义。本方药味精简，小儿病情不重，可酌情使用，若下痢较甚，则宜参考芍药汤酌情加减。

【原文】治心气不足，五六岁不能言，菖蒲丸。

石菖蒲_{二钱}　丹参_{二钱}　人参_{切去顶，焙，半两}　赤石脂_{三钱}　天门冬_{去心，焙秤}
麦门冬_{去心，焙秤。各一两}

上同为细末，炼蜜丸绿豆大或麻子大，温水下五七丸至一二十丸，不计时，日三四服。久服取效。又有病后肾虚不语者，宜兼服钱氏地黄丸。

【提要】本节论述菖蒲丸的主治、组成和服法。

【精解】天冬、麦冬均为甘寒清润之品，前者主清心降火，后者主滋养心阴；丹参味苦微寒，可清心除烦；石菖蒲开窍化痰，醒神益智；人参大补元气；赤石脂多用于涩肠止泻，按《神农本草经》有"久服补髓益气"之效，陈修园进一步提出"湿去则津生，自能补髓益气"，脑为髓之海，补髓则能益智。小儿年长而不能言语，谓之"语迟"，为心神不得滋养所致，本方以滋养心之阴阳为主，兼以清心化痰，临床可辨证选用。若兼见其他"五迟五软"的症状，当责之肾虚，宜用六味地黄丸酌宜加味。

【原文】

鸡头丸

治诸病后不语。

雄鸡头_{一个，炙}　鸣蝉_{三个，炙}　大黄_{一两，取实处湿纸裹，煨熟}　甘草_{一两，锉炒}
木通_{半两}　当归_{去芦头，切焙，三分}　黄芪_{切焙}　川芎　远志_{去心}　麦门冬_{去心焙。各三分}　人参_{切去顶，焙，半两}

上同为细末，炼蜜丸小豆大。平旦，米饮下五丸，空心，日三四，儿大者加之。久服取效。鸡、蝉二物，宜求死者用之，不可旋杀。孙真人所谓"杀生求生，去生更远"，不可不知也。

【提要】本节论述鸡头丸的主治、组成和服法。

【精解】病后不语，或是因体虚，或可因余邪未清。《灵枢·忧恚无言》

提到，神的活动与气的出行与语言功能密切相关。心主神，肺主气，因而不语的治法以心肺为核心。本方中，雄鸡头与鸣蝉，取其能啼鸣发声，其中蝉蜕确能开音疗哑；麦冬清心肺之热，当归、川芎滋养心血；黄芪、人参补肺脾之气；《神农本草经》言木通"主除脾胃寒热"，恢复中焦斡旋之机；大黄"推陈致新""安和五脏"。全方以养血安神、补脾益气为主。

【原文】治肾虚或病后筋骨弱，五六岁不能行，宜补益肝肾，羚羊角丸。

羚羊角尖细而节密者是，锉，取末　生干地黄焙秤　虎胫骨敲破，涂酥炙黄　酸枣仁去皮，秤，炒　白茯苓各半两　桂去皮，取有味处，不见火　防风去芦头，切焙　当归同上　黄芪切焙。各一分

上同为细末，炼蜜和成剂，每服一皂子大，儿大者加之，食前，温水化下，日三四服，取效。

【提要】本节论述羚羊角丸的主治、组成和服法。

【精解】自古治疗筋骨羸弱，多以补益肝肾之法，用大剂熟地、山茱萸等药；钱乙治小儿骨弱充分考虑其"肝常有余""脾常不足"的生理特点，少用滋腻之品，多用健运脾胃之药。羚羊角清肝息风，生地养阴生津，虎胫骨健骨镇惊，《名方类证医书大全》载该"桂"为桂心，可温脾肾之阳；黄芪、茯苓可健脾渗湿；防风辛散，可运脾化湿；酸枣仁、当归甘温，养心补血。全方补益肝肾与健脾运脾同施，且入清肝之品，多为小儿惊风后骨弱不行所设。

【原文】治惊风，中风，口眼喝斜，语不正，手足偏废不举，全蝎散。

全蝎去毒，炒　僵蚕直者，炒　甘草　赤芍药　桂枝不见火　麻黄去节　川芎　黄芩去心。各三钱　天麻六钱　大天南星汤浸七次，去皮脐，切焙，三钱

上为粗末，每服三钱，水一盏半，姜七片，煎七分，温服，无时，量大小与之。日三四服。忌羊肉。

【提要】本节论全蝎散的主治、组成和煎服法。

【精解】此处的"惊风"是痰热生风，"中风"按《金匮要略》所载，"当半身不遂，或但臂不遂者，此为痹"，不是现代意义上的中风。本方中，麻黄、桂枝辛温，能散经络风邪；全蝎、僵蚕、天麻凉肝息风，镇痉定惊；天南星辛散温燥，偏于祛风痰而解痉止厥；黄芩入少阳以清胆热，赤芍凉血散血，川芎入肝经以行肝血。

【原文】

和中散

和胃气，止吐泻，定烦渴。治腹痛，思食。

人参切去顶，焙　白茯苓　白术　甘草锉炒　干葛锉炒　黄芪切焙　白扁豆炒　藿香叶各等分

上为细末，每服三钱，水一盏，干枣二个去核，姜五片，煎八分，食前温服。

【提要】本节论和中散的主治、组成和煎服法。

【精解】本方为四君子汤加味，与七味白术散颇为相似，但行气之力稍逊而益气之效更佳。人参、茯苓、白术、甘草益气健脾；白扁豆、藿香重在化湿；黄芪、葛根功专升阳。全方以藿香和中止呕，黄芪升阳止泻，人参生津止渴，均用性味平和之药，尤宜小儿脾虚湿盛之吐泻、腹痛。

【原文】

紫苏子散

治咳逆上气，因乳哺无度，内夹风冷，伤于肺气；或啼气未定，与乳饮之，乳与气相逆，气不得下。

紫苏子　诃子去核，秤　萝卜子　杏仁去皮尖，麸炒　木香　人参切去须各三两　青橘皮　甘草锉炒。各一两半

上为细末，每服一钱，水一小盏，入生姜三片，煎至五分，去滓，不计时候，温服，量大小加减。

【提要】本节论紫苏子散的主治、组成和煎服法。

【精解】本方主治肺气上逆，脾胃气滞之证。紫苏子、杏仁降气止咳，化痰平喘；诃子敛肺止咳，涩肠止泻；青皮、木香、莱菔子（萝卜子）破气散结，理气化痰，消食导滞，专为小儿疾病夹食、夹痰而设；人参、甘草补脾益气，扶助小儿正气；生姜为"呕家之圣药"，专降胃气。全方以降气行气为主，化痰消积为辅，宜用治小儿咳逆而兼痰、食之证。

【原文】

赤石脂散

治痢后䐀气[1]下，推出肛门不入。

真赤石脂拣去土　伏龙肝各等分

上为细末，每用半钱，敷[2]肠头上，频用。

【注释】

[1] 躽（yǎn 眼）气：指久痢气虚下陷，致里急后重或用力后肛门脱出。躽，身向前曲。

[2] 敷：涂抹。

【提要】本节论赤石脂散的主治、组成和用法。

【精解】本方为外用方，主治痢疾后脾虚气陷引起的脱肛。赤石脂涩肠止泻；伏龙肝即灶心土，为土灶内底部中心的焦黄土块，可温中止泻。两者研磨敷于直肠脱出之处，可起收涩回纳之效。

【原文】

柏墨散

治断脐后为水湿所伤，或襁袍[1]湿气伤于脐中，或解脱风冷所乘，故令小儿四肢不和，脐肿多啼，不能乳哺，宜速疗之。

黄柏炒　釜下墨　乱发烧。各等分

上为细末，每用少许敷之。

【注释】

[1] 襁（běng 琫）袍：此指婴儿的包被。襁，同"绷"，束。

【提要】本节论柏墨散的主治、组成和用法。

【精解】本方主治小儿调护不当，脐中受风湿之邪而致脐肿。黄柏能清热燥湿，可推测患儿有局部的肿胀、起疮、流水；釜下墨即百草霜，乱发烧灰即血余炭，二者化瘀止血。三药研末，外敷患处，可收燥湿、止血、敛疮之功。

【原文】

至宝丹

治诸痫，急惊心热，卒中客忤，不得眠睡，烦躁，风涎搐搦，及伤寒狂语，伏热呕吐，并宜服之。

生乌犀屑　生玳瑁屑　琥珀研　朱砂细研水飞　雄黄以上，各一两，细研水飞　金箔五十片，一半为衣　银箔五十片，研　龙脑一分，研　麝香一分　牛黄半两，研　安息香一两半，为末，以无灰酒飞过，滤净，去砂石，约取一两，慢火熬成膏

上生犀、玳瑁，捣罗为细末，研入余药令匀，将安息香膏以重汤[1]煮，凝成，和搜为剂。如干，即入少熟蜜，盛不津器[2]中，旋丸如桐子大。二岁儿服二丸，人参汤化下，大小以意加减。又治大人卒中不语，中恶气绝，中诸物毒，中热暗风，产后血运，死胎不下。并用童子小便一

阎氏小儿方论

211

合，生姜自然汁三五滴，同温过，化下五丸，立效。

【注释】

[1] 重汤：隔水蒸煮。

[2] 不津器：不渗水的容器。

【提要】本节论至宝丹的主治、组成和用法。

【精解】本方与安宫牛黄丸、紫雪合称"凉开三宝"。功能清热开窍，化浊解毒。犀角、玳瑁清热凉血解毒；琥珀安神，散瘀；麝香开窍醒神；牛黄清热豁痰；冰片（龙脑）、安息香辟秽化浊，芳香开窍；雄黄、朱砂、金箔、银箔均为金石质重之品，可镇心，安神，定惊。全方用药贵重，故称"至宝"，为小儿痰热内闭心包所致高热神昏、烦躁谵语等症的急救所设。

【原文】

紫雪

治惊痫百病，烦热涎厥，及伤寒，胃热发斑，一切热毒，喉痹肿痛。又治疮疹，毒气上攻咽喉，水浆不下。

黄金十两　寒水石　磁石　滑石　石膏各四两八钱，并捣碎

以上用水五升，煮至四升，去滓，入下项药：

玄参一两六钱，捣碎　木香捣碎　羚羊角屑　犀角屑　沉香各半两，捣碎　升麻一两六钱，捣碎　丁香一钱，捣碎　甘草八钱，炙锉

以上八味，入前药汁中，再煮取一升五合，去滓，入下项药：

消石三两一钱，芒硝亦得　朴硝一斤，精者

以上二味，入前汁中，微火上煎，柳木篦搅不住手，候有七合，投在木盆中半日，欲凝，入下项药：

朱砂三钱，飞研　麝香当门子[1]一钱一字，研

以上二味，入前药中搅匀，寒之两日。

上件成紫色霜雪，每服一字至半钱，冷水调下，大小以意加减。咽喉危急病，捻少许于咽立效。又治大人脚气，毒遍内外，烦热不解，口中生疮，狂易叫走，瘴疫毒厉，卒死。温疟，五尸[2]，五痓，大能解诸药毒。每服一钱至二钱，冷水调下，并食后服。

【注释】

[1] 当门子：麝香之优者。刚采集的天然麝香中，颗粒状的为"当门子"，粉末状的称"元寸"。

[2] 五尸：古人认为人体内有"三尸"接引外邪，所生诸病就叫"诸

尸"，其中最危重的五种称为"五尸"。

【提要】本节论紫雪的主治、组成和用法。

【精解】本方主治小儿热盛动风证。犀角清热凉血，羚羊角清热凉肝，麝香开窍醒神，三药共奏清热、开窍、息风之功；石膏辛甘泻火，滑石引热下行，寒水石辛咸清热，三石辛、甘、咸并用，再伍以玄参咸寒滋阴，清热而不伤津；硝石、芒硝泄热通便，有"釜底抽薪"之义；升麻、木香、丁香、沉香辛温，具透邪、行气、通窍之力；黄金、朱砂、磁石均为金石重坠之品，可重镇安神；甘草于其中调和诸药，以防寒凉伤胃。本方以重坠与走窜之品为主，可清热开窍，息风止痉。

【原文】

理中丸

治吐利不渴，米谷不化，手足厥冷。

人参_{去芦，锉}　白术_锉　干姜_炮　甘草_{炙锉，各一两}

上为末，炼蜜和丸鸡黄大，每服一丸，水一大盏化开，煎及七分，连滓放温服。小儿分为三服，大小以意加减，食前。

【提要】本节论理中丸的主治、组成和煎服法。

【精解】本方出自《伤寒论》。方中干姜可温中散寒，人参益气健脾，白术健脾燥湿，甘草调和诸药，并能缓急止痛。本方用于治疗小儿脾胃虚寒所致的呕吐、腹泻、手足不温。

【原文】

五苓散

治霍乱吐泻，躁渴饮水，小便不利。

泽泻_{二两半，锉}　木猪苓_{去皮，锉，一两半}　官桂_{去皮，一两}　白茯苓_{一两半，锉}
白术_{一两半，锉}

上为细末，每服一钱，温汤调下，渴躁，新水调服。大小以意加减，不以时候。

【提要】本节论五苓散的主治、组成和煎服法。

【精解】本方出自《伤寒论》。方中泽泻、茯苓、猪苓淡渗利湿，白术补气健脾，燥湿利水，桂心温肾散寒而助膀胱泄水。全方主以甘淡兼温，具利水渗湿、温阳化气之效。

阎氏小儿方论

213

【原文】

附子理中丸

治脾胃寒弱，风冷相乘，心痛，霍乱吐利转筋。

人参去芦　白术锉　干姜炮　甘草炙锉　黑附子炮去皮脐。各一两

上为细末，炼蜜和一两，作十丸，每服一丸，水一中盏化开，煎及七分，稍热服，食前。小儿分作三二服，大小以意加减。

【提要】本节论附子理中丸的主治、组成和煎服法。

【精解】本方即理中丸加附子，附子辛甘大热，通行十二经，具回阳救逆、补火助阳之功。因此，本方不仅适于脾病日久，阳虚及肾，也可用于治疗阴寒内盛。

【原文】

金液丹

治吐利日久，脾胃虚损，手足厥逆，精神昏塞，多睡露睛，口鼻气凉，欲成慢惊风者。又治大人阳虚阴盛，身冷脉微，自汗吐利，小便不禁。

舶上硫黄十两，先飞炼去砂石，秤，研为细末，用砂合子盛，令八分满，水和赤石脂封缝，盐泥固济，晒干。露地先埋一水罐子，盛水满，坐合子在上，又以泥固济讫，常以三斤火，养三日三夜足，加顶火一斤煅成，候冷取药

上以柳木槌，乳钵内研为细末，每服二钱，生姜米饮调下。大小以意加减，多服取效。大人药末一两，蒸饼一两，水浸，去水，和丸，桐子大，晒干，每服五十丸至百丸，米饮下。并空心，连并服。

又方范文正宅

硫黄不以多少，淡黄通明者为上。飞炼去砂石，研为细末，用有盖砂罐子一个，取水中田字草或益母草，捣淤土成泥，更入纸筋同捣，固济，罐子贵不破。晒干，盛硫黄末在内，可不满二指，于露地，深画十字放罐子在中心，使底下通透，四面用炭约四五斤，匀火簇，不盖罐子顶，时时揭觑，候化为汁，速去四面火，用湿土埋一宿，次日，取出于北荫下，不见日气处，撅坑子约一二尺，将罐子去盖，倒埋一宿，次日取出，和罐入汤内，煮五十沸，漉出取药

上以柳木槌乳钵内研如粉面相似。小儿因吐泻之后，变成慢惊风者，每服一二钱，生姜米饮调下，并服取效。大人阴证伤寒，脉微欲绝，以水浸，无盐蒸饼，和丸，桐子大，晒干。每服五十丸或百丸，米饮下并空心服。

【提要】本节论金液丹的主治、组成、制备和服法。

【精解】金液丹用治"吐泻虚极"，硫黄酸温，补火助阳，宜脾肾阳衰，纯阴无阳者，故钱乙用之治小儿脾肾久衰，欲成慢惊之证。本方需与生姜米饮调下，硫黄为金石类药，易伤胃气，服之易致呕吐，故以米饮养胃，生姜止呕，便于硫黄服用。两法都用升华法制备高纯度硫黄，提升药效，降低杂质所带来的毒性。

【原文】

青州白丸子

治小儿惊风，大人诸风。

半夏七两，生　天南星三两，生　白附子二两，生　川乌头半两，生，去皮脐

上捣罗为细末，以生绢袋盛，用井花水摆。未出者，更以手揉令出，如有滓更研，再入绢袋摆尽为度。放瓷盆中，日晒夜露至晓，弃水，别用井花水搅，又晒，至来日早，再换新水搅。如此春五日，夏三日，秋七日，冬十日。一法四时只浸一宿。去水晒干后如玉片，研细，以糯米粉煎粥清，丸绿豆大。每服三、五丸，薄荷汤下；大人每服二十丸，生姜汤下。瘫痪、风温，酒下。并不以时候服。

【提要】本节论青州白丸子的主治、组成和服法。

【精解】本方用药均为温燥化痰之品，适用于治疗寒痰壅盛所致的惊风。半夏、天南星、白附子辛温，均能燥湿化痰，半夏温化寒痰，天南星还兼祛风止痉，白芥子可祛风痰，定惊搐；川乌辛温大热，善祛经络之风寒湿邪。井花水即清晨第一次汲取的井水，用其清凉之性可缓诸药之温燥。全方以温阳化痰为主，祛风除湿为辅，宜治大人小儿惊厥抽搐等症。

【原文】

小柴胡汤

治伤寒温热病，身热恶风，头痛项强，四肢烦疼，往来寒热，呕哕痰实，中暑疟病，并宜服。

柴胡去芦，八钱　半夏汤洗，切焙，二钱半　黄芩去心　人参去芦　甘草炙，锉，各三钱

上为粗末，每三钱，水一盏半，生姜五片，枣一枚擘破，同煎及八分，滤去滓，放温，分作三二服。大小以意加减，并不以时候，日三夜二。

【提要】本节论小柴胡汤的主治、组成和煎服法。

【**精解**】本方出自《伤寒论》，主治伤寒半表半里证。柴胡苦辛，疏肝，理气，散邪；黄芩苦寒，能清外感、伤食等所致的内热；半夏、生姜降逆止呕；人参、大枣、甘草补中益气，扶正祛邪。全方补气、散邪并用，伤寒、中暑等有恶寒发热、寒热往来表证者均可使用。

董氏小儿斑疹备急方论

宋·东平　董汲及之著

序

【原文】世之人有得一奇方，可以十全愈疾者，恐恐然，唯虑藏之不密，人或知之，而使其药之不神也，其亦陋矣。夫药之能愈病，如得人人而告之，使无夭横，各尽其天年以终，此亦仁术也。吾友董及之，少举进士不第，急于养亲，一日尽弃其学，而从事于医。然医亦非鄙术矣！古之人未尝不能之，如张仲景、陶隐居、葛洪、孙思邈皆名于后世。但昧者为之，至于异贵贱、别贫富，自鄙其学，君子不贵也。及之则不然，凡人之疾苦，如己有之。其往来病者之家，虽祁寒[1]大暑，未尝少惮。至于贫者，或昏夜自惠薪粲[2]，以周其乏者多矣。他日携《小儿斑疹方》一帙见过，求序于余，因为引其略。亦使见及之之所存，知世之有奇方，可以疗疾者，不足贵也，如此。

东平十柳居士孙准平甫序

【注释】

[1] 祁寒：大寒。祁，盛，大。

[2] 自惠薪粲：自己赠送柴米。粲，上等的白米。

【提要】本序为孙准所作，以向他人推介董汲其人、其书。

【精解】本序先论当时社会上对秘方敝帚自珍的行为，次述董汲弃举学医之事，藉此抒发"医非鄙术"的感慨，提升医术的地位，对医者的社会责任感提出了较高的要求，文末对董氏的医术与医方进行了盛赞。

自 序

【原文】夫上古之世，事质民淳，禀气全粹，邪不能干。纵有疾病，祝由[1]而已。虽大人方论尚或未备，下逮中古，始有巫方氏者，著小儿《颅囟经》，以卜寿夭，别死生，历世相授，于是小儿方论兴焉。然在襁褓之时，脏腑嫩弱，脉促未辨，痒不知处，痛亦难言，只能啼叫。至于变蒸、惊风、客忤、解颅，近世巢氏一一明之。然于斑疹欲出，证候与伤风相类，而略无辨说，致多谬误。而复医者，不致详慎，或乃虚者下之，实者益之，疹者汗之，风者温之，转生诸疾，遂致夭毙，噫可叹也！今采摭[2]经效秘方，详明证候，通为一卷，目之曰《斑疹备急方》。非敢谓有补于后世，意欲传诸好事者，庶几鞠[3]育之义存焉。

东平董汲及之序

【注释】

[1]祝由：即"祝病之所由"，上古祈祷祛病的方法。

[2]采摭：搜集选取。

[3]鞠：养育，抚育。

【提要】本序为董汲自题，用以点明本书专为小儿斑疹而作。

【精解】宋以前小儿科方书甚少，斑疹更鲜有记载，董氏对此进行了简单的回顾：上古之人得病轻浅，多用祝由，各科的方剂均不完善；中古有《颅囟经》，专论小儿病，但于新生儿疾患又有不足；后赖隋代巢元方将之梳理完善，然巢氏没有明述斑疹与伤风之别，故董汲考虑临床的需要，特为小儿斑疹作专论。

总 论

【原文】论曰：夫生民之道，自微而著，由小而大。此物理灼然，不待经史证据可知。然小儿气禀微弱，故《小品方》云：人生六岁以上为小，六岁以下，经不全载。所以乳下婴儿，有疾难治者，皆为无所依据。至如小儿斑疹一候，不唯脉理难辨，而治疗最比他病尤重。始觉证与伤寒、阴痈相近，通都辅郡，名医辈出，则犹能辨其一二，远地左邑，执病不精，失于详审，投药暴妄。加之小儿脏腑娇嫩，易为伤动，斑疹未出，往往疑为伤风，即以麻黄等药，重发其汗，遂使表虚里实。若为阴痈治之，便用温惊药品，则热势愈盛。直至三四日，证候已定，方得以斑疮药治之，则所失多矣。大率世俗医者，斑疹欲出，多以热药发之，遂使胃中热极。其初作时，即斑疹见于皮下；其已出者，变黑色而内陷。既见不快，犹用热药，熏蒸其疾。斑疹得热，则出愈难，转生热证，大小便不通；更以巴豆取积药下之，则使儿脏腑内虚，热又不除，邪气益深，变为喘满，便血，或为疮痈，身体裂破。遂使百年之寿，一旦为俗医所误也，可不痛哉！

大抵斑疹之候，始觉多咳嗽，身体温壮，面色与四肢俱赤，头痛腰疼，眼睛黄色，多睡，睡中瘛疭，手足厥，耳尖及尻冷，小便赤，大便秘，三部脉洪数绝大不定，是其候也。其乳下儿，可兼令乳母服药。其证候未全或未明者，但可与升麻散解之；其已明者，即可用大黄、青黛等凉药下之，次即与白虎汤。如秋冬及春寒，未用白虎汤之时，但加枣煎服，不必拘于常法。仲景云：四月后天气大热，即可服白虎汤，特言其梗概耳！大率疹疮未出即可下；已出即不可下；出足即宜利大小便。其已出未快者，可与紫草散、救生散、玳瑁散之类；其重者，以牛李膏散之；或毒攻咽喉者，可与少紫雪及如圣汤，无不效也。其余热不解，身热烦渴及病疹，儿母俱可与甘露饮；或便血者，以牛黄散治之。兼宜常平肝脏，解其败热，虑热毒攻肝，即冲于目，内生障翳，不遇医治，瞳人遂损，尤宜慎之。然已出未平，切忌见杂人，恐劳力之人及狐臭熏触故也。未愈，不可当风，即成疮痂。如脓疱出，可烧黑丑、粪灰随疮贴之，则速愈而无瘢也。又左右不可缺胡荽，盖能御汗气，辟恶气故也。如儿能食物，可时与少葡萄，盖能利小便，及取如穗出快之义也。小儿斑疹，本以胎中积热，及将养温厚，偶胃中热，故乘时而作。《外台》方云：胃烂即发斑。微者，赤斑出。极者，黑斑出。赤斑出，五死一生；黑斑出，十死一生。其腑热即为疹，盖热浅也。脏热即为疮，盖热深也。故《证色论》云：大者属阴，小者属阳。汲总角而来，以多病之故，因而业医。近年累出诸处治病，当壬申岁，冬无大雪，天气盛温，逮春初，见小儿多病斑疹。医者颇如前说，如投以白虎汤之类。即窃笑云：白虎汤本治大人。盖不知孙真人所论大人小儿为治不殊，但用药剂多少为异耳！则是未知用药之法，故多失误。今博选诸家，及亲经用有效者方，备录为书。

【提要】本节论述董氏对辨治小儿斑疹的观点与措施。

【精解】董氏基于钱氏的伤寒疮疹同异论，提出斑疹常与伤风、阴痫混淆，若误认作伤风而发表则表虚里实，若误作阴痫而温惊则里热，若以温下之药攻里热实证则更伤脏腑，斑疹患儿禁忌如此。其后，阐述斑疹分期、分型的辨治之法，除了内治法外又记载了外治之法及乳母与乳儿同时服药之法，并提出选方用药重在对症而不拘大人、小儿。

药　方

【原文】

升麻散

治疗疹疱未出，疑贰[1]之间，身热与伤寒温疫相似，及疮子已出发热，并可服之方。

升麻　芍药　葛根锉，炒　甘草炙。各一两

上为细末，每二岁儿服二钱，水一盏，煎至五分，去滓温服，不以时，日三夜一服。

【注释】

［1］疑贰：模棱两可的，存疑的。

【提要】本节论述升麻散的主治、组成和煎服法。

【精解】本方主以升麻、葛根辛散透疹，治小儿疹疱不出；芍药活血凉血；甘草和中。全方主散表邪，兼透疮疹，为疑似两可之法。

【原文】

白虎汤

治痘疱、麸疹、斑疮赤黑，出不快，及疹毒余热，并温热病、中暑气，烦躁热渴方。

石膏四两　　知母一两半，锉　　甘草炙，三两　　人参半两

上为细末，每服二钱，水一盏，入粳米二十粒，同煎至七分，去滓，温服，不以时。小儿减半服。春冬秋寒有证亦服，但加姜、枣煎，并乳母亦令服之。

【提要】本节论述升麻散的主治、组成和煎服法。

【精解】本方实为白虎加人参汤，辛寒清热之力著，主治邪热入于气分诸症。钱乙用之治痘疮赤黑者，以其气分热盛，邪热进一步传入血分，故于赤色中夹有黑色，治疗急先以清气，后以凉血，故用此方略加清热凉血之品为宜。方中入人参，盖见其痘疮"出不快"，为邪热炽盛，耗气伤津，正气已损，无力驱邪外出，故用人参补气生津，助痘疮徐徐透出。

【原文】

紫草散

治伏热在胃经，暴发痘疱疮疹，一切恶候，出不快，小便赤涩，心腹胀满方。

紫草去苗，一两　　甘草生用半两　　木通去根节，细锉　　枳壳麸炒，去瓤　　黄芪各半两，炙锉

上为细末，每服二钱，水一盏，煎至六分，去滓，温，时时呷之。

【提要】本节论述紫草散的主治、组成和煎服法。

【精解】本方紫草清热凉血以透疹消斑，治疗热入血分所致痘疱疮疹；又因正虚，则邪气透出无力，入黄芪补气升阳以助紫草透疹；伏热在胃，中焦气机升降不畅，心腹胀满，故以枳壳清热泻火，行气消胀；小便赤涩为心经有热，下移小肠，故用木通清心除烦，利尿通淋。

【原文】

抱龙丸

治一切风热，中暑惊悸，疮疹欲出，多睡，咳嗽，涎盛面赤，手足冷，发温壮，睡中惊，撖搦不宁，脉洪数，头痛，呕吐，小便赤黄方。

天南星锉开里白者，生为末，腊月内取黄牛胆汁和为剂，却入胆内阴干，再为末，半斤　　天竺黄二两，别研　　朱砂二钱，研，水飞　　雄黄半两，研，水飞　　麝香好者一钱，别研　　牛黄一字，别研

上同研极细，甘草水和圆鸡头大，窨干[1]。二岁儿，竹叶或薄荷汤化下一丸，不拘时候。一方不用牛黄。

【注释】

[1]窨（yìn印）干：避风、避光晾干。

【提要】本节论述抱龙丸的主治、组成和服法。

【精解】方中天南星燥湿化痰，天竺黄清热豁痰，寒热并用；麝香辛散温通，牛黄苦寒清热，两者兼具开窍醒神之功；朱砂镇静安神，清心解毒；雄黄主入下焦，补火助阳。全方温散与清热并重，重在化痰开窍，镇心安神，可治痰浊或痰火闭窍之证。

【原文】

救生散

治疮疹脓疱，恶候危困，陷下黑色方。

猜[1]猪血腊月内以新瓦罐子盛，挂于屋东山，阴干，取末一两　马牙硝一两，研　硼砂研　朱砂水飞　牛黄研　龙脑研　麝香各一钱，别研

上同研极细，每二岁儿取一钱，新汲水调下。大便下恶物，疮疱红色为度。不过再服。神验无比。

【注释】

[1]猜（fén汾）：阉过的猪。

【提要】本节论述救生散的主治、组成和服法。

【精解】本方功在清热解毒，开窍醒神。马牙硝泄热通便，硼砂清热消痰，朱砂、牛黄、冰片均为清心开窍之品；于众苦寒药中反佐一味麝香，取其芳香辛散之力；阉猪之血尤为温和，能补血养心，并引诸药入血分。全方可治热邪深入血分，毒热壅滞，疮疹黑陷之证。

【原文】

牛李膏

治疮疹痘疱恶候，见于皮肤下不出，或出而不长及黑紫内陷，服之即顺，救危急候。愚小年病此，危恶殆极，父母已不忍视，遇今太医丞钱乙公，下此药得安，因恳求真法。然此方得于世甚久，唯于收时不知早晚，故无全效。今并收时载之，学者宜依此方。

牛李子九月后取，研，绢滤汁，不以多少于银石器中，熬成膏，可丸。每膏二两，细研，好麝香入半钱

上每二岁儿服一丸，如桐子大，浆水煎，杏胶汤化下。如疮疱紫黑内陷者，不过再服，当取下恶血及鱼子相似。其已黑陷于皮下者，即红大而

出，神验。

【提要】本节论述牛李膏的主治、组成和煎服法。

【精解】牛李子即鼠李，苦甘凉，入肝肾二经，可清热利湿，消积通便。本方用牛李子治水热互结于下焦，内见脘腹胀满不通，外见疮疹痘疮黑陷，急当泄热逐水通便；杏胶助牛李子润肠通便；麝香芳香走窜，因其辛温发散，可托痘疮外出。全方以泻下取效，邪气去则正气复，自能透疮而愈。

【原文】

玳瑁散

治疮疹热毒内攻，紫黑色，出不快。

生玳瑁_{水磨浓汁一合，獭猪心一个，从中取血一皂子大，同研}

上以紫草嫩茸，浓汁煎汤调，都作一服。

【提要】本节论述玳瑁散的主治、组成和煎服法。

【精解】玳瑁主入肝经，可清热解毒，凉肝定惊；紫草清热凉血，透疹消斑；猪心引药入心、入血，补心血，安心神。本方药味俱入心、肝，重用苦寒、咸寒，可治热毒内攻心肝，陷入血分，热盛生风，疮疹紫黑之证。玳瑁现为濒危物种，已不用。

【原文】

利毒丸

治疮疹欲出前，胃热发温壮，气粗腹满，大小便赤涩，睡中烦渴，口舌干，手足微冷，多睡，时嗽涎实，脉沉大滑数，便宜服之方。

大黄_{半两} 黄芩_{去心} 青黛_{各一钱} 腻粉_{抄一钱} 槟榔 生牵牛_{取末。各一钱半}
大青_{一钱} 龙脑_研 朱砂_{各半钱，研}

上杵研为细末，面糊为丸，如黄米大。每二岁儿服八丸，生姜蜜水下。不动，再服。量儿大小虚实加减。

【提要】本节论述利毒丸的主治、组成和服法。

【精解】本方主治阳明胃腑实热，热邪循经上扰，内闭心窍之证。方中重用苦寒泻下之品，大黄、腻粉泄热通腑，牵牛泻下逐水，通利二便，再兼槟榔行气利水，消腹中胀满；黄芩苦寒，清气分之热；大青、青黛咸寒，清血分热毒；龙脑辛香走窜，朱砂苦寒质重，均可开窍醒神。全方功在泻下阳明胃热，清气与凉血并用，再兼开窍与安神之品，宜用治小儿胃热壅盛，气血俱热，烦躁不安之证。

224

【原文】

如圣汤

治咽喉一切疼痛，及疮疹毒攻，咽喉肿痛有疮，不能下乳食方。

桔梗锉　甘草生用　恶实[1]微炒。各一两　麦门冬去心，半两

上为细末，每二岁儿服一钱，沸汤点，时时呷服，不以时。

【注释】

[1]恶实：牛蒡子。

【提要】本节论述如圣汤的主治、组成和服法。

【精解】本方中，桔梗、甘草组合即《伤寒论》桔梗汤，治"少阴病二三日，咽痛"，可清热解毒，利咽化痰；牛蒡子辛散苦泄，外能疏散风热，内能利咽祛痰；麦门冬入肺经，用此润肺生津，可防热邪深入而致咳喘，盖小儿肺常不足，外感风热常易伤肺。全方主以苦寒，辅以甘寒，利咽止痛之效佳。

【原文】

甘露饮

解胃热及疮疹已发，余热温壮，龈齿宣肿，牙痛不能嚼物，饥而不欲食，烦热，身面黄，及病疮疱，乳母俱可服之。

生干地黄切，焙　熟干地黄切，焙　天门冬去心　麦门冬去心　枇杷叶去毛　黄芩去心　石斛去根，锉　甘草炙，锉　枳实麸炒，去瓤　山茵陈叶各一两，去土

上为散，每服二钱，水一盏，煎至七分，去滓温服。不以时候，量力与服。

【提要】本节论述甘露饮的主治、组成和煎服法。

【精解】本方用治小儿邪热已去，肺胃阴伤之证。方中生地甘寒清润，熟地大滋真阴；天冬、麦冬润肺益胃，养阴生津；石斛甘凉清润，清胃热，滋肾阴；枇杷叶味苦性凉，主入肺胃，善降肺胃气逆；黄芩、茵陈清热燥湿，清肃余热；枳实清热泻火，破气消积，清胃中伏热；甘草甘缓补中，调和诸药。全方以甘寒为主，苦寒为辅，滋养肺胃，兼清余热，又具降气行气之功，治热病后津液干枯，余热未清，法从仲景竹叶石膏汤之意。

【原文】

神仙紫雪

治大人小儿一切热毒，胃热发斑，消痘疱麸疹，及伤寒热入胃发斑，并小儿惊痫涎厥，走马急疳、热疳、疳黄、疳瘦、喉痹肿痛，及疮疹毒攻

咽喉，水浆不下方。

黄金一百两　寒水石　石膏各三斤　犀角屑　羚羊角各十两，屑　玄参一斤
沉香锉　木香　丁香各五两　甘草八两　升麻六两，皆咬咀

上以水五斗，煮金至三斗，去金不用，入诸药，再煎至一斗，滤去
滓，投上好芒硝二斤半，微火煎，以柳木篦搅勿停手，候欲凝入盆中，更
下研朱砂、真麝香各三两，急搅匀候冷，贮于密器中，勿令见风。每服一
钱，温水化下。小儿半钱一字。咽喉危急病，捻少许干咽之，立效。

【提要】本节论述神仙紫雪的主治、组成和服法。

【精解】董氏将紫雪冠以"神仙"之名，应当是运用中得到了神效。在紫
雪的适应证方面，则比阎氏多疳证之类。

【原文】

调肝散

散肝脏邪热，解散斑疹余毒。服之疮疹不入眼目。

犀角屑一分　草龙胆半分　黄芪半两，锉炙　大黄一分，炒过　桑白皮一分，炙锉
钩藤钩子一分　麻黄一分，去根节　石膏别研　栝楼实各半两，去瓤皮　甘草一分炙

上为散，每服二钱，水一盏，煎至五分，去滓温服。量儿大小加减，
不以时候。

【提要】本节论述调肝散的主治、组成和煎服法。

【精解】论述见前阎氏方中。

【原文】

护目膏

治疹痘出后，即须爱护面目，勿令沾染。欲用胡荽酒喷时，先以此药
涂面上，然后方可以胡荽酒喷四肢，大人小儿有此，悉宜用之方。

黄柏一两，去皮锉　绿豆一两半，拣净　甘草四两，锉，生用

上为细末，以生油调为膏，从耳前、眼眶并厚涂目三五遍。上涂面后
可用胡荽酒微喷，勿喷面也。早用此方涂面，即面上不生疹痘。如用此方
涂迟，纵出亦少。

【提要】本节论述护目膏的主治、组成和用法。

【精解】即阎氏方中"黄柏膏"，改名"护目膏"以显特效。

【原文】

胡荽酒方

治斑痘欲令速出，宜用此。

胡荽三两

上细切，以酒二大盏，煎令沸，沃胡荽，便以物合定，不令气出，候冷去滓，微微从项以下喷背，及两脚、胸腹令遍，勿喷头面。仍将滓焙干，红绢袋子盛，缝合，令乳母及儿带之。余酒，乳母饮之妙。

【提要】本节论述胡荽酒的制备和用法。

【精解】即阎氏方中"胡荽酒"，但对"病人左右常令有胡荽"提出了更细致的操作，还提出乳母饮胡荽酒以治患儿的用法。

【原文】治疮疹阳毒入胃，便血日夜无节度，腹痛啼哭。牛黄散方。

郁金一两　牛黄一钱

上研为末，每二岁儿服半钱，以浆水半盏，煎至三分，和滓温服。大小以此增减之，日二服。

【提要】本节论述牛黄散的主治、组成和煎服法。

【精解】牛黄清热解毒，可清胃中火热；郁金辛散苦泄，性寒清热，功能行气，故能止腹痛，又入血分，可治热入血分所致便血。此方主证为阳明热邪壅盛，波及血分，方中清气、行气、凉血并用，病自得愈。

【原文】

蛇蜕散

治斑疹入眼，翳膜侵睛成珠子方。

马勃一两　皂荚子二七个　蛇蜕皮全者一条

上入小罐子内，封泥烧，不得出烟，存性，研为末，温水调下一钱，食后。

【提要】本节论述牛黄散的主治、组成、制备和服法。

【精解】即前阎氏"治疮疹入眼"方，但服法由温酒服改为温水服下。

【原文】

真珠散

治斑疱疮疹入眼，疼痛，翳膜、眼赤、羞明方。

栝楼根一两　蛇蜕皮全炙，一钱

上为末，用羊子肝一枚，劈开去筋膜，掺入药二钱，用麻缕缠定，以米泔内煮熟，任意与吃。如少小未能吃羊肝，以熟羊肝研和为丸，如黄米大，以生米泔下十丸。乳头上与亦可，日三服儿小未能食肝，与乳母食之佳。

【提要】本节论述真珠散的主治、组成和服法。

【精解】本方即董氏"治疮疹入眼成翳"方，命名为"真珠散"，并非方中有真珠（珍珠），而是形容其功效与珍珠等同。在服用方法上，除了阎氏提到的患儿食肝、乳母食肝外，还可将肝做成小丸用米泔水服下，及涂抹于乳头上令患儿服食。

后 序

【原文】余平生刻意方药，察脉按证虽有定法，而探源应变，自谓妙出意表。盖脉难以消息，求证不可言语取者，襁褓之婴，孩提之童，尤甚焉。故专一为业，垂四十年。因缘遭遇，供奉禁掖，累有薄效，误被恩宠。然小儿之疾，阴阳痫为最大，而医所覃思，经有备论。至于斑疹之候，蔑然危恶，与惊搐、伤寒、二痫大同而用药甚异，投剂小差，悖谬难整，而医者恬不为虑。比得告归里中，广川及之，出方一帙示予，予开卷而惊叹曰："是予平昔之所究心者，而子[1]乃不言传而得之。"予深嘉及之少年艺术之精，而有惬素所愿以授人者，于是辄书卷尾焉。

时元祐癸酉拾月丙申日翰林医官太医丞赐紫金鱼袋　钱乙题

【注释】

[1] 子：一本作"予"，据起秀堂本改。

【提要】本跋是钱乙亲为董汲《小儿斑疹备急方论》所题。

【精解】钱乙自谓平生在儿科最得意的成就为"察脉按证"，是因儿科的切脉与辨证最为棘手。钱乙提到自己博览儿科方药发现，像阴阳痫这样的疾病虽然重大，但论述的著作不少，而斑疹之危重不次于二痫，却鲜有人专门研究，直至见到同乡董汲的著作，发现董氏的思想与自己不谋而合，因此欣然为之作跋。

董氏小儿斑疹备急方论

方名索引

（按笔画排序）

230